21世纪普通高等院校系列规划教材

医院会计实务

YIYUAN KUAIJI SHIWU

主 编 李小华

西南财经大学出版社

中国·成都

图书在版编目(CIP)数据

医院会计实务/李小华主编. —成都:西南财经大学出版社,2019. 12
ISBN 978-7-5504-4280-1

Ⅰ.①医…　Ⅱ.①李…　Ⅲ.①医院—会计实务—高等学校—教材
Ⅳ.①R197. 322

中国版本图书馆 CIP 数据核字(2019)第 299006 号

医院会计实务

李小华　主编

责任编辑:林伶

封面设计:张姗姗

责任印制:朱曼丽

出版发行	西南财经大学出版社(四川省成都市光华村街 55 号)
网　　址	http://www.bookcj.com
电子邮件	bookcj@ foxmail.com
邮政编码	610074
电　　话	028-87353785
照　　排	四川胜翔数码印务设计有限公司
印　　刷	郫县犀浦印刷厂
成品尺寸	185mm×260mm
印　　张	15. 25
字　　数	331 千字
版　　次	2019 年 12 月第 1 版
印　　次	2019 年 12 月第 1 次印刷
印　　数	1— 2000 册
书　　号	ISBN 978-7-5504-4280-1
定　　价	39. 80 元

前　言

　　公立医院会计指用于确认、计量、记录和报告公立医院财务收支活动及其受托责任的履行状况的会计体系。公立医院会计是以货币为主要计量单位，对本医院提供诊疗服务及其辅助服务的经济过程中运用的经济资源及其结果，进行全面、系统、连续的反映和监督，以加强预决算管理和财务管理，提高资金使用效益的一项经济管理活动。

　　按照财政部的要求，自 2019 年 1 月 1 日起，全国公立医院在会计核算及财务报告时，要统一执行《政府会计制度——行政事业单位会计科目和报表》（财会〔2017〕25号）相关规定。同时，为了适应医疗卫生行业会计核算的特点，考虑行业的特殊性，财政部于 2018 年 8 月又颁布了《医院执行〈政府会计制度——行政事业单位会计科目和报表〉的补充规定和衔接规定》（财会〔2018〕24号）。在会计核算与财务报告中执行《政府会计制度——行政事业单位会计科目和报表》，是我国医院会计制度变革史上的一件大事，该制度完全不同于医院以往执行的《医院会计制度》（财会〔2010〕27号）。新制度要求在同一会计核算系统中既实现财务会计功能，也实现预算会计功能（即"双功能"）；要求财务会计采用权责发生制，预算会计采用收付实现制（即"双基础"）；要求依据财务会计科目编制财务会计分录，同时依据预算会计科目编制预算会计分录（即"双分录"）；要求财务会计核算形成财务报告，预算会计核算形成决算报告（即"双报告"）。新制度构建了财务会计和预算会计适度分离又相互衔接的会计核算新模式。

　　本书紧扣医院的特点，依据最新的医院财务会计制度及医院实际的经济业务编写，全面反映了医院日常会计的主要业务，是较为系统、全面、实用的一本教材和工具书，既适用于相关专业本专科学生学习，也适用于医院会计实务工作者业务培训。全书由川北医学院李小华博士担任主编，编写本书第 1 至 8 章，并负责全书统稿；川北医学院陈科宇、田仲菊担任副主编，田仲菊编写本书第 9 至 11 章，陈科宇编写本书第 12、13 章。

　　在成书过程中，编者参阅了部分同行的教材、专著和文章，吸收和借鉴了广大理论与实务工作者的相关研究成果。本书的出版得到了川北医学院的领导和同事、西南财经大学出版社领导和同仁的大力支持。在此，我们表示衷心的感谢。

　　由于编者水平有限，时间紧迫，书中难免还有疏漏和错误之处，恳请业界专家和广大读者批评指正！

编　者

2019 年 6 月

目　录

1　绪论 ……………………………………………………………………… (1)

1.1　公立医院会计概述 …………………………………………………… (1)

1.1.1　公立医院及公立医院会计核算体系 ……………………… (1)

1.1.2　中华人民共和国成立后医院会计制度发展的历程 ……… (2)

1.1.3　医院会计对象 ……………………………………………… (4)

1.1.4　医院会计要素 ……………………………………………… (4)

1.1.5　医院会计基本职能 ………………………………………… (6)

1.1.6　医院会计目标 ……………………………………………… (8)

1.2　医院会计的原则 ……………………………………………………… (9)

1.2.1　医院会计的基本原则 ……………………………………… (9)

1.2.2　医院会计核算的一般原则 ………………………………… (9)

1.2.3　医院会计的记账基础 ……………………………………… (12)

1.3　医院会计的准则体系与记账规则 …………………………………… (13)

1.3.1　医院会计的准则体系 ……………………………………… (13)

1.3.2　平行记账规则 ……………………………………………… (14)

1.4　医院的会计报表 ……………………………………………………… (18)

1.4.1　医院财务报表的种类 ……………………………………… (18)

1.4.2　医院预算会计报表的种类 ………………………………… (19)

1.4.3　医院成本报表的种类 ……………………………………… (19)

1.4.4　医院报表编制的注意事项 ………………………………… (19)

2　货币资金 ………………………………………………………………… (21)

2.1　货币资金概述 ………………………………………………………… (21)

2.1.1　货币资金的概念、性质与范围 …………………………… (21)

2.1.2　货币资金的内部控制制度 ………………………………… (21)

2.2　库存现金 ……………………………………………………………… (23)

2.2.1　库存现金的管理 …………………………………………… (23)

2.2.2　库存现金的会计核算 ……………………………………… (24)

2.3　银行存款 ……………………………………………………………… (27)

2.3.1　医院银行存款的管理 ……………………………………… (27)

    2.3.2　医院银行的结算方式 ································· (28)

    2.3.3　医院银行存款的会计核算 ····················· (28)

  2.4　零余额账户用款额度 ····························· (30)

    2.4.1　零余额账户用款额度概述 ····················· (30)

    2.4.2　零余额账户用款额度的会计核算 ············· (31)

  2.5　其他货币资金 ··································· (33)

    2.5.1　其他货币资金概述 ····························· (33)

    2.5.2　其他货币资金的会计核算 ····················· (33)

3　应收款项 ··· (35)

  3.1　财政应返还额度 ································· (35)

    3.1.1　财政应返还额度的概念 ························· (35)

    3.1.2　财政应返还额度的会计核算 ··················· (36)

  3.2　应收账款 ······································· (38)

    3.2.1　应收账款概述 ································· (38)

    3.2.2　应收账款的会计核算 ··························· (39)

  3.3　其他应收款 ····································· (43)

    3.3.1　其他应收款概述 ······························· (43)

    3.3.2　其他应收款的会计核算 ························· (43)

    3.3.3　其他应收款的核销 ····························· (44)

  3.4　预付账款 ······································· (45)

    3.4.1　预付账款概述 ································· (45)

    3.4.2　预付账款的会计核算 ··························· (46)

    3.4.3　预付账款的核销 ······························· (47)

4　存货 ··· (49)

  4.1　存货及其初始计量与确认 ························· (49)

    4.1.1　存货的概念及其分类 ··························· (49)

    4.1.2　存货管理的相关规定 ··························· (50)

    4.1.3　存货的确认条件 ······························· (50)

    4.1.4　存货的初始计量 ······························· (51)

  4.2　存货的发出计价 ································· (51)

    4.2.1　个别计价法 ··································· (52)

    4.2.2　先进先出法 ··································· (52)

    4.2.3　加权平均法 ··································· (52)

  4.3　存货的会计核算 ································· (53)

    4.3.1　库存物品的会计核算 ··························· (54)

　　　　4.3.2　加工物品的会计核算 ·············· (56)

　4.4　存货的清查盘点 ·················· (58)

　　　　4.4.1　期末存货盘点时数量的确定 ·············· (59)

　　　　4.4.2　存货清查的会计核算 ·············· (59)

5　投资 ·················· (60)

　5.1　投资的概述 ·················· (60)

　5.2　短期投资及会计核算 ·················· (60)

　　　　5.2.1　短期投资的定义及特点 ·············· (60)

　　　　5.2.2　短期投资的会计核算 ·············· (61)

　5.2　长期投资及会计核算 ·················· (63)

　　　　5.2.1　长期股权投资概述 ·············· (63)

　　　　5.2.2　长期股权投资的会计核算 ·············· (64)

　5.3　长期债券投资 ·················· (67)

　　　　5.3.1　长期债券投资概述 ·············· (67)

　　　　5.3.2　长期债券投资的会计核算 ·············· (68)

6　固定资产与在建工程的管理与核算 ·············· (70)

　6.1　固定资产的管理与核算 ·················· (70)

　　　　6.1.1　固定资产概述 ·············· (70)

　　　　6.1.2　固定资产的初始计量 ·············· (72)

　6.2　在建工程管理与核算 ·················· (80)

　　　　6.2.1　医院购买在建工程耗用物资的核算 ·············· (80)

　　　　6.2.2　在建工程支出的会计核算 ·············· (81)

　　　　6.2.3　医院在建工程竣工验收后的核算 ·············· (86)

　　　　6.2.4　产权不属于本医院的专用设施建设项目的核算 ·············· (87)

7　无形资产及其他资产 ·················· (88)

　7.1　无形资产 ·················· (88)

　　　　7.1.1　无形资产概述 ·············· (88)

　　　　7.1.2　无形资产的会计核算 ·············· (89)

　7.2　医院其他资产类会计科目及核算内容 ·············· (94)

　　　　7.2.1　受托代理资产 ·············· (94)

　　　　7.2.2　长期待摊费用 ·············· (95)

　　　　7.2.3　待处理财产损溢 ·············· (95)

8 负债 ··· (99)

8.1 负债概述 ··· (99)

8.1.1 负债的定义及特征 ·· (99)

8.1.2 医院负债的管理 ·· (100)

8.2 流动负债及会计核算 ··································· (100)

8.2.1 短期借款 ·· (100)

8.2.2 应缴财政款及会计核算 ································· (102)

8.2.3 其他应交税费 ·· (102)

8.2.4 应付职工薪酬 ·· (104)

8.2.5 应付票据及核算 ·· (106)

8.2.6 应付账款 ·· (107)

8.2.7 应付利息 ·· (109)

8.2.8 其他应付款 ·· (110)

8.2.9 预收账款 ·· (110)

8.3 长期负债及会计核算 ··································· (113)

8.3.1 长期借款 ·· (113)

8.3.2 长期应付款 ·· (114)

8.3.3 预提费用 ·· (115)

8.3.4 受托代理负债 ·· (115)

9 收入 ··· (116)

9.1 收入概述 ··· (116)

9.1.1 收入的定义 ·· (116)

9.1.2 收入的分类 ·· (116)

9.1.3 收入的确认 ·· (117)

9.1.4 收入的管理 ·· (117)

9.2 收入的会计核算 ·· (118)

9.2.1 财政拨款收入的会计核算 ······························ (118)

9.2.2 事业收入的会计核算 ····································· (120)

9.2.3 上级补助收入的会计核算 ······························ (123)

9.2.4 附属单位上缴收入的会计核算 ························· (124)

9.2.5 经营收入的会计核算 ····································· (125)

9.2.6 非同级财政拨款收入的会计核算 ····················· (125)

9.2.7 投资收益的会计核算 ····································· (125)

9.2.8 捐赠收入的会计核算 ····································· (127)

9.2.9 利息收入的会计核算 ····································· (127)

9.2.10 租金收入的会计核算 ···································· (128)

    9.2.11　其他收入的会计核算 ·· (129)

10　费用 ·· (131)

  10.1　费用概述 ·· (131)

    10.1.1　费用的定义 ··· (131)

    10.1.2　费用的分类 ··· (131)

    10.1.3　费用的管理要求 ·· (132)

  10.2　费用的会计核算 ·· (132)

    10.2.1　业务活动费用的会计核算 ··· (132)

    10.2.2　单位管理费用的会计核算 ··· (136)

    10.2.3　经营费用的会计核算 ··· (137)

    10.2.4　资产处置费用的会计核算 ··· (139)

    10.2.5　上缴上级费用的会计核算 ··· (140)

    10.2.6　对附属单位补助费用的会计核算 ··· (140)

    10.2.7　所得税费用的会计核算 ·· (141)

    10.2.8　其他费用的会计核算 ··· (141)

11　净资产 ·· (142)

  11.1　净资产概述 ··· (142)

    11.1.1　净资产的概念 ·· (142)

    11.1.2　净资产的分类 ·· (142)

  11.2　净资产的会计核算 ··· (143)

    11.2.1　本期盈余的会计核算 ··· (143)

    11.2.2　本年盈余分配的会计核算 ··· (145)

    11.2.3　累计盈余的会计核算 ··· (145)

    11.2.4　专用基金的会计核算 ··· (146)

    11.2.5　权益法调整的会计核算 ·· (147)

    11.2.6　无偿调拨净资产的会计核算 ··· (148)

    11.2.7　以前年度盈余调整的会计核算 ·· (149)

12　预算会计核算 ··· (150)

  12.1　预算收入 ··· (150)

    12.1.1　预算收入的定义与分类 ·· (150)

    12.1.2　预算收入的确认和管理 ·· (151)

    12.1.3　预算收入的会计核算 ··· (152)

  12.2　预算支出 ··· (156)

    12.2.1　预算支出的定义与分类 ·· (156)

　　　　12.2.2　预算支出的确认和管理 ·· (157)

　　　　12.2.3　预算支出的会计核算 ·· (158)

　　12.3　预算结余 ··· (162)

　　　　12.3.1　资金结存的会计核算 ·· (163)

　　　　12.3.2　结转结余资金的会计核算 ·· (165)

　　　　12.3.3　医院专用结余资金的会计核算 ··· (172)

　　　　12.3.4　其他结余 ··· (173)

　　　　12.3.5　非财政拨款结余分配 ·· (173)

13　医院会计报表 ··· (175)

　　13.1　会计报表的概述 ··· (175)

　　　　13.1.1　医院会计报表的概念 ·· (175)

　　　　13.1.2　会计报表的编制要求 ·· (176)

　　　　13.1.3　医院会计报表的分类 ·· (176)

　　　　13.1.4　医院会计报表具体名称 ·· (177)

　　　　13.1.5　年终清理 ··· (177)

　　13.2　医院财务报表 ··· (178)

　　　　13.2.1　资产负债表 ··· (178)

　　　　13.2.2　收入费用表 ··· (187)

　　　　13.2.3　净资产变动表 ··· (194)

　　　　13.2.4　现金流量表 ··· (196)

　　　　13.2.5　医疗活动收入费用明细表 ·· (201)

　　13.3　预算会计报表 ··· (204)

　　　　13.3.1　预算收入支出表 ·· (204)

　　　　13.3.2　预算结转结余变动表 ·· (209)

　　　　13.3.3　财政拨款预算收入支出表 ·· (214)

　　13.4　附注 ··· (216)

　　　　13.4.1　附注的主要内容 ·· (216)

　　　　13.4.2　会计报表重要项目说明 ·· (216)

　　　　13.4.3　本年盈余与预算结余的差异情况说明 ····································· (226)

　　　　13.4.4　其他重要事项说明 ·· (228)

　　13.5　医院成本报表 ··· (228)

　　　　13.5.1　医院各科室直接成本表 ·· (228)

　　　　13.5.2　医院临床服务类科室全成本表 ··· (229)

　　　　13.5.3　医院临床服务类科室全成本构成分析表 ··································· (230)

　　13.6　会计报表的审核与分析 ··· (232)

　　　　13.6.1　会计报表的审核 ·· (232)

　　　　13.5.2　会计报表分析 ··· (232)

1 绪论

学习目标：

1. 掌握医院会计的会计要素，医院会计的对象、目标、职能、原则。

2. 理解医院会计的基本原则和核算的一般原则及医院会计体系。

3. 了解医院会计的发展历程，医院财务报表的分类、医院预算会计报表的分类及医院报表编制的注意事项。

1.1 公立医院会计概述

1.1.1 公立医院及公立医院会计核算体系

公立医院是与社会办医院相对应的一个概念，是指由政府举办的纳入财政预算管理的医院。2015 年 3 月国务院办公厅发布了《全国医疗服务体系规划纲要》（国发办〔2015〕14 号），该纲要将医院分为公立医院和社会办医院，其中公立医院包括政府办医院（县、市、省办医院和部门办医院）、其他公立医院（军队、国有与集体企业等举办医院）。公立医院在财政上享受国家扶持、税收上不承担纳税义务、诊疗服务价格上要受到政府物价部门管制、资产处置时须呈报上级主管部门审批、资产最终归属社会公益、诊疗服务时要承担社会责任（履行贫困人口、无医疗保险、无基本生活能力等人员的医疗服务责任）。中华人民共和国财政部 2018 年 8 月 27 日发布的《关于印发医院执行〈政府会计制度——行政事业单位会计科目和报表〉的补充规定和衔接规定的通知》（财会〔2018〕24 号）中的公立医院包括中华人民共和国境内各级各类独立核算的公立医院，含综合医院、中医院、中西医结合医院、民族医院、专科医院、门诊部（所）、疗养院等，不包括城市社区卫生服务中心（站）、乡镇卫生院等基层医疗卫生机构。因此，本教材中的会计主体——医院指我国政府举办的公立医院，具体指我国政府举办的综合医院、中医院、中西医结合医院、民族医院、专科医院、门诊部（所）、疗养院。

公立医院会计指用于确认、计量、记录和报告公立医院财务收支活动及其受托责任的履行状况的会计体系。公立医院会计是以货币为主要计量单位，对本医院提供诊疗服务及其辅助服务的经济过程中运用的经济资源及其结果，进行全面、系统、连续的反映和监督，以加强预决算管理和财务管理，提高资金使用效益的一项经济管理活动。

公立医院会计核算体系指公立医院会计在履行核算与监督职能过程中应遵守的一系列法律法规与规章制度。公立医院会计核算与监督过程中应遵循的法律法规与规章制度包括《中华人民共和国会计法》《中华人民共和国预算法》《政府会计准则——基本准则》《政府会计制度——行政事业单位会计科目和报表》《关于印发医院执行〈政府会计制度——行政事业单位会计科目和报表〉的补充规定和衔接规定的通知》《医院财务制度》《行政事业单位内部控制规范（试行）》等。

1.1.2　中华人民共和国成立后医院会计制度发展的历程

中华人民共和国成立后，伴随着我国由计划经济体制逐步发展为市场经济体制，行政事业单位的会计制度也经历了不同的发展阶段。为逐步适应社会主义市场经济体制发展要求，适应行政事业单位改革发展需要，加强医院资产核算与管理，优化资源配置，提高医院资源的使用效益与效率，我国医院会计制度也经历了由初步形成到成熟完善的不同阶段。

第一阶段，预算会计阶段（1949－1983年）

从中华人民共和国成立初期到1983年，医院作为履行政府职能的重要组成部分，会计核算遵守的制度规范与其他行政事业单位的制度规范差别不大，医院预算可以看作各级总预算分配给卫生事业中的一项指标，医院会计核算执行的是预算会计。在记账方法上，1965年之前，预算会计和企业会计都实行"借贷记账法"，1965年财政部在全国预算会上要求实行"收付记账法"。在核算制度依据上，1950年财政部规定政府部门实行以财政总预算会计和单位预算会计为主体的预算会计制度体系；1954年制定了《单位会计制度》，实行"全额管理，差额补助，年终结余一律上缴财政"的经费管理办法；1960年起财政部要求实行"全额管理，定项补助，预算包干"的管理办法；到20世纪80年代初期，随着经济体制由计划转向市场，医院逐步开始实行"全额管理，定额补助，结余留用"的经费管理办法，会计核算办法也由之前的收付实现制改为权责发生制。至此，医院会计制度改革拉开序幕。

该时期医院会计核算的理论出发点认为事业单位不产生盈利，资金运动属于国民经济再分配的范畴。医院会计的特点表现为：会计核算基础是收付实现制，无成本核算，医院日常积累薄弱；记账方法上以"收""付"为记账符号，不能概括复杂的经济活动；会计科目固定划分为资金来源、资金运用、资金结存，账簿仅起到记录流水的作用；医院会计核算遵照行政事业单位的预算会计核算体系，没有独立的核算体系。

第二阶段，医院会计核算雏形阶段（1983－1988年）

1983年5月，财政部会同原卫生部出台了《医院会计总账科目》《医院会计收支科目》和《医院收支情况表》（卫计〔83〕106号），将医院会计科目分为资金来源、资金运用和资金结存三类，设置23个总账科目和收支明细科目。至此，标志着医院会计独立核算体系初步建立。医院会计的特点表现为：医院会计科目单设，医院会计核算与管理规范初步建立，科目中的预收款、药品进销差价等科目，彰显了医院会计核算特色；取消了预算内外科目界限，对医院收支情况制定了统一报表，将医院基建投资与支出分账核算，为医院财务管理奠定了基础；开设专用基金科目，为医院持续发展提供了积累来源。但该时期医院会计的科目设置合理性仍较欠缺，收付实现制难以全面反映医院当期的经营成果。

第三阶段，医院会计核算高速发展阶段（1989—2019 年）

伴随着我国医疗卫生体制改革的不断深入，医院会计制度得以不断完善和发展。1988 年财政部、原卫生部颁布了《医院会计制度》并于 1989 年 1 月 1 日起实施，该制度是对 1983 年颁布的医院会计制度的全面颠覆，在医院会计制度发展史上具有里程碑式的意义：将会计核算基础调整为权责发生制。该制度将医院会计核算的总账科目再一次调整为 46 个，统一设置了 7 种会计报表；将医院收支业务活动划分为医疗收支活动、药品收支活动和制剂收支活动三个各类别；增设了"一般修购费"和"大型维护费"，增强了医院的自我发展机制。但仍存在会计制度总体设计上缺乏成本预算以及对外投资核算；部分具体业务核算科目设置不合理，如"病人结转费"的处理违背了权责发生制的要求，没有考虑坏账损失与财务费用、管理费用，核算过于复杂等。

1998 年，财政部、原卫生部根据财政部最新的"两准则一制度"颁布了《医院会计制度》《医院财务制度》并于 1999 年 1 月 1 日起实施。该制度的特点：确定了医院会计要素，对医院各种经济资源的来源、占用参照企业会计制度进行了重新分类，并依据此将会计总账科目调整为 43 个；确立了"资产＝负债＋净资产"会计恒等式的地位；对多达几十项的具体业务提供了具体的可供操作的业务规范。但存在修购基金计提与列支不规范、医院会计报表信息不完整、药品收支口径不一致违反配比原则、医院投资核算不能反映真实财务状况等问题。

2010 年 12 月，为贯彻新的医改精神，国家财政部、原国家卫生部制定了新的《医院会计制度》并于 2012 年 1 月 1 日起在全国施行，这是医院会计制度发展的又一次飞跃：进一步规范了会计核算，提高了会计信息质量，如增设了"零余额账户用款额度"等科目，与财政收支分类科目体系保持一致，使部门预算、决算、核算趋于统一；对固定资产进行折旧核算；将基建项目核算纳入医院核算体系；对收支会计科目进行了重新调整，强化了医院的医疗卫生和社会服务功能的会计核算；进一步完善了医院财务报告体系。但在实践中，医院的财务会计报告与预算会计报告分离导致预决算中存在系列问题、医院设备后续支出资本化估计困难、医院预计负债科目使用不规范等问题。

第四阶段，医院会计制度走向成熟阶段（2019 年）

为了适应权责发生制政府综合财务报告制度改革需要，规范行政事业单位会计核算，提高会计信息质量，根据《中华人民共和国会计法》《中华人民共和国预算法》《政府会计准则——基本准则》等法律、行政法规和规章，财政部于 2017 年 10 月发布了《政府会计制度——行政事业单位会计科目和报表》并于 2019 年 1 月 1 日起施行，鼓励行政事业单位提前执行。同时规定，执行《政府会计制度——行政事业单位会计科目和报表》的单位，不再执行《行政单位会计制度》《事业单位会计准则》《事业单位会计制度》《医院会计制度》《基层医疗卫生机构会计制度》等制度。2018 年 8 月 27 日，财政部发布了《关于印发医院执行〈政府会计制度——行政事业单位会计科目和报表〉的补充规定和衔接规定的通知》（财会〔2018〕24 号），为医院推进新的会计制度指明了具体的方向。新的医院会计核算制度有效地满足了医院经济管理的需求，推进了医院经济管理水平的综合提升。至此，我国的医院会计核算制度实现了同国内外先进水平的初步对接。

1.1.3 医院会计对象

会计的对象是指会计所核算、管理和监督的内容，即会计工作的客体。医院会计对象指医院会计核算、管理和监督的客体，或者医院会计核算、管理和监督的内容。

会计需要以货币为主要计量单位，对一定会计主体的经济活动进行核算、管理和监督，凡是特定主体能够以货币表现的经济活动，都是会计核算、管理和监督的内容，也就是会计的对象。以货币表现的经济活动通常又称为价值运动或资金运动。因此，我们可以将医院会计的对象概括为医院会计主体发生的资金运动，即医院从事诊疗服务及其辅助服务活动过程中发生的、可以用货币表现的经济活动。一般来讲，医院的资金运动表现为医院向社会公众提供诊疗服务及其辅助服务过程中的消耗，并通过财政拨款或服务收费等形式得到补偿的资金运动。

1.1.4 医院会计要素

会计要素是会计内容的具体化，是对会计对象的进一步分类。会计要素的确定有利于设置会计科目，有利于对核算内容进行确认、计量、报告，有利于准确设计会计报表的种类、格式和列示方式。医院财务会计要素分为财务会计的基本要素和预算会计的基本要素。医院财务会计的基本要素按照性质不同，分为资产、负债、净资产、收入和费用。医院预算会计的基本要素按照性质不同，分为预算收入、预算支出和预算结余。

1.1.4.1 医院财务会计的基本要素

1. 资产

资产指由过去的经济业务或者事项形成的，由医院占有或使用、拥有或控制的，预期能给医院带来经济利益流入的经济资源。医院资产具有以下三个特点：

第一，资产是由会计主体——医院过去的经济业务或事项形成的。这里的资产必须是现实的资产，它是形成于医院过去发生的经济业务和事项，而不是预期、计划的资产。也就是说，资产的存在必须以实际发生的经济交易事项为依据，因为预期的资产并未反映医院真实的财务状况。

第二，资产应是被医院拥有或控制的资源。资产只有被医院控制，医院才能获得或支配资产。美籍著名会计学家井尻雄士在1967年出版的《会计计量基础》中指出：会计并不计量所有的经济资源，而仅计量在某一企业控制之下的经济资源。对于医院而言，只有为医院占有或使用、拥有或控制的经济资源才能纳入医院资产的范畴。

第三，资产预期会给医院带来经济利益。经济利益流入表现为现金及现金等价物的流入，或现金及现金等价物流出的减少。如果某一个项目预期不能给医院带来经济利益，那么就不能将其确认为医院的资产。

根据划分标准不同，医院资产有不同的分类：

（1）根据流动性分类

根据资产的流动性，医院资产可以分为流动资产和非流动资产。资产的流动性是指资产的变现能力。流动资产是指可以在一年内（含一年）变现或者耗用的资产，医院的流动资产包括货币资金、应收款项、预付款项、存货等。非流动资产是指流动资产以外的其他资产，包括长期投资、固定资产、无形资产、长期待摊费用、待处理财产损溢等。

（2）根据是否存在实物形态分类

医院资产按其有无实物形态，可以划分为有形资产和无形资产。有形资产是指有实物形态的资产，如库存物资、固定资产；无形资产是指不具有实物形态而能为医院提供某种权利的资产，包括专利权、著作权、版权、土地使用权、非专利技术、商誉、医院购入的不构成相关硬件不可缺少组成部分的应用软件及其他财产权利等。

（3）根据货币性分类

按货币性分类，医院资产可以分为货币性资产和非货币性资产。货币性资产是指货币资金及将以固定或可确定金额的货币收取的资产；非货币性资产是指除货币性资产以外的各项资产。

2. 负债

医院负债是指因医院过去的经济业务或事项形成的、预期会导致经济资源流出医院的现时义务。医院负债具有以下三个特征：

第一，负债是由过去的经济业务或事项形成的。负债是医院这一会计主体在过去已经发生（而非预期、计划的）的经济业务或事项所产生的结果，未来发生的经济业务或者事项形成的义务，不应当确认为负债，也就是说负债的存在必须以实际发生的经济交易事项为依据。

第二，负债是医院承担的现时义务。现时义务指医院在现行条件下已经承担的义务，未来发生的经济业务或事项形成的义务不属于现时义务，不应当确认为负债。

第三，负债的清偿预期会导致经济利益流出医院。清偿负债导致经济利益的牺牲形式多样，如向其他主体交付资产偿付，或提供劳务偿付等。

负债按其流动性划分，可以分为流动负债和非流动负债。负债的流动性是指负债偿还期的长短。流动负债是指偿还期在一年以内（含一年）的短期借款、应付票据、应付账款、预收医疗款、预提费用、应付职工薪酬和应付社会保障费等。非流动负债是指偿还期在一年以上（不含一年）的长期借款、长期应付款等。

3. 净资产

医院净资产是指医院资产减去负债后的余额。医院净资产增加时，其表现形式为资产增加或负债减少；医院净资产减少时，表现为资产的减少或负债的增加。

医院的净资产包括累计盈余、专用基金、权益法调整、本期盈余、本年盈余分配、无偿调拨净资产、以前年度盈余调整。累计盈余包括财政项目盈余、医疗盈余、科教盈余、新旧转换盈余。专用基金包括职工福利基金、医疗风险基金。本期盈余包括财政项目盈余、医疗盈余、科教盈余。本年盈余分配包括提取职工福利基金和转入累计盈余。

4. 收入

医院收入是指报告期内医院开展诊疗服务及其他活动依法取得的非偿还性资金。医院收入是能导致医院净资产增加或者含有经济利益的经济资源的流入。收入具有以下两个特征：

第一，收入是医院开展诊疗服务及辅助服务、其他活动所形成的。收入的增加将导致净资产的增加，进而导致资产增加或负债减少，或两者兼而有之，最终导致医院经济利益的流入。

第二，收入是非偿还性的经济利益的流入。为第三方等代收的款项，最终需要支付给相关方，不属于非偿还性的资金，不能作为医院的收入。

医院的收入包括事业收入（医疗收入、科教收入）、财政拨款收入、非同级财政拨款收入、经营活动收入、投资收益、上级补助收入、附属单位上缴收入、租金收入、利息收入、捐赠收入等。

5. 费用

医院费用是指医院在报告期内开展诊疗服务及其他活动过程中发生的资产、资金耗费和损失。医院费用是能导致医院净资产减少的、含有经济利益的经济资源的流出。费用具有以下两个特征：

第一，费用是在医院开展诊疗服务及辅助服务、其他活动中发生的。

第二，费用表现为资产减少、资金耗费或损失。费用的增加将导致净资产的减少，进而导致资产减少或负债增加，或两者兼而有之，最终导致医院经济利益流出。

医院的费用包括业务活动费用、资产处置费用、其他费用、上缴上级费用、对附属单位补助费用、经营费用、单位管理费用等。

1.1.4.2 医院预算会计的基本要素

医院预算会计的会计要素为三个，分别为预算收入、预算支出和预算结余。

预算收入指医院在预算年度内依法取得的并纳入预算管理的现金流入。预算收入一般在实际收到时予以确认，以实际收到的金额计量。

预算支出指医院在预算年度内依法发生并纳入预算管理的现金流出。预算支出一般在实际支付时予以确认，以实际支付的金额计量。

预算结余指医院在预算年度内预算收入扣除预算支出后的资金余额，以及历史滚存的资金余额。预算结余包括结余资金和结转资金，结余资金是指年度预算执行终了，预算收入实际完成数扣除预算支出和结转资金后的剩余的资金。结余资金是指预算安排项目的支出年终尚未执行完毕或者因故未执行，且下年需要按原用途继续使用的资金。

1.1.5 医院会计基本职能

会计的基本职能一般被解释为会计在经济管理方面所具有的内在功能，或被描述为会计在企业、事业单位进行各项业务活动中所具有的对财产物资和业务收支活动进行管理的功能。从广义上看，医院会计的基本职能与会计基本职能保持一致，即具有反映职能和监督职能，但从具体内容上看，医院会计的基本职能又具有自身的特征。

1. 医院会计的反映职能

医院会计的反映职能，指运用货币计量，通过一定的会计方法，遵照公认的会计制度与准则的要求，正确、全面、及时、系统地将医院发生的财务会计事项表现出来，并通过科学的分类方法，将不同性质的会计事项分门别类地、集中地表现出来，以达到揭示会计事项本质、为医院的经济管理提供可靠的经济信息的目的。例如，在医院开展诊疗服务及其辅助服务中，会计人员根据相关会计制度和准则，运用借贷记账法，对诊疗收入的取得、费用的支出等进行全面、连续、系统的核算、记录、分类和汇总，并通过财务会计报表或其他形式向信息使用者报告、传递信息。

医院会计反映职能的内容包括医院这一主体已经发生的经济活动，凡属于该会计主体的资产、负债、净资产、收入、费用，都应该在会计系统中予以反映。医院会计既要记录、反映医院的收入、支出及其收支结余等经营状况信息，又要为医院经营管理者、政府等各利益相关者提供有关医院的财务状况信息。医院会计反映职能，不仅要如实反映已经发生的经济业务，随着市场经济的不断发展和社会经济活动的日趋复杂，还要对医院的经济前景、运营状况、经济收益进行有效的预测，进而提供有价值的决策信息。

2. 医院会计的监督职能

医院会计的监督职能，是指按照经济管理的一般规律，根据法律、法规和规章制度的要求，运用会计对经济活动、单位预算执行情况反映的价值指标，按照一定的目标和要求，指导和调节经济活动的功能。医院会计监督是在医院会计全面反映医院经济活动的同时，对经济业务是否符合经济法规制度进行评价与控制。医院会计监督的内容可概括为核算医院诊疗服务及辅助服务的经济活动的合法性与真实性、医院会计核算资料的可靠性与真实性、医院财产的安全性与完整性、相关财经法律法规和财经规章制度的执行情况。医院会计监督的具体内容：一是对业务收入的监督。医院业务收入主要来源于诊疗收入、检查收入、药品收入。在监督中应着重监督收费手续是否齐全，是否超项目、超标准收费，药占比是否过大，等等。二是对药品、设备、卫生材料、低值易耗等物品的购买、领用和消耗等环节的监督。三是对财产物资方面的监督。对财产物资的监督包括财产物资保管是否得当，有无损坏、浪费、丢失，固定资产的使用率是否达到预期要求。四是对资产处置、资产调度的监督。五是对医院发生的重大经济事项是否合法合规及其合理性的监督，如大型基建项目实施、大型设备的购置等是否建立科学、合理的决策程序，采购程序是否符合规定。六是对劳务分配的监督。对医务人员的工资、奖金、劳务费分配情况进行监督的同时，监督其所得是否按照规定依法纳税等。

医院会计监督的职能贯穿于医院会计核算的全过程。通过实施医院会计监督职能，提升会计信息的真实性和可靠性，为医院发展决策提供有价值的信息；进一步明确资产保值增值的目标，促进医院经营活动高效运行；促进法律法规的贯彻执行，确保医院经济活动在法律允许的范围内运行，降低经营风险，提升医院的管理水平和内部控制水平。

1.1.6 医院会计目标

会计目标指会计主体对外提供会计信息的目的。会计目标会影响到会计主体的报表设计体系，提供信息的质量和范围，进而影响会计要素的确认、计量以及会计政策的选择。

1.1.6.1 医院会计的基本目标

会计的基本目标，通常包括三个方面的内容：一是为谁提供会计信息，二是会计信息使用者需要什么样的信息，三是财务报告能提供哪些信息。

医院会计信息的使用者具体可以概括为社会公众、政府主管部门（各级卫生管理部门）、政府、银行、管理者等。

医院财务会计报告使用者的信息需求可概括为以下几类：一是遵循授权和履约的情况。医院按照政府主管部门授权以及向上级财政部门申报的预算来使用和管理资源，主管部门、上级财政部门等要比较预算和实际执行的结果，以此来了解医院受托责任的履行情况，了解管理层是否按照授权来管理使用医院资源，并在此基础上评价医院的经济效益和社会效益。二是资产的保值增值情况。借贷资本提供者要了解医院的经营状况、资产保值增值状况等，来判断借出资本本金的安全性、利息收取的保证程度等；医院管理决策者要了解经营状况，为下一步的经营决策提供依据。三是履行社会责任的情况。

医院财务报告能够提供的信息包括：财务资源的来源、使用及结余分配情况；借贷资金的筹集、使用情况，以及满足负债和承诺能力的相关信息；医院的资产状况；医院的费用、成本的支出及分类状况等业绩信息；医院货币资金的使用、结存状况，等等。

由此可以看出，医院会计的基本目标是提供医院管理层履行受托责任的信息，提供有助于信息使用者对医院资源分配做出决策的信息，提供信息使用者评价医院的财务状况、经营业绩和现金流量的信息，提供有助于预测持续经营所需资源、持续经营所产生的资源以及风险和不确定性的信息。

1.1.6.2 医院会计的具体目标

为了保证医院会计基本目标的实现，还需要将基本目标细分为具体目标，医院会计具体要实现的目标包括：①对医院资金运动进行连续、全面、系统的反映，提供关于医院财务资源的来源、分配及使用信息，为报告使用者进行监督管理、编制和批复下一年度预算提供参考和依据；②提供医院业务活动收支种类、规模和发展状况，业务收支活动现金流量获取状况，为报表使用者评价业务活动绩效、组织收入、控制支出、调度资金提供决策依据；③对医院的现金流入、流出及结存情况进行核算与报告，对固定资产使用、无形资产利用等情况进行核算和报告，提供医院有关融资与偿债能力的信息，为报表使用者提供资产投资、债务融资等决策信息；④提供医院执行国家法律法规、政策方针、规章制度等信息资料，保证各项法律法规和规章制度的执行，保证财务按照正确的方向收支。

1.2 医院会计的原则

1.2.1 医院会计的基本原则

会计基本原则，又称会计核算的基本前提或会计假设，是对会计核算所处的时间、空间环境所做的合理设定。医院会计核算的基本前提是进行医院会计核算时必须明确的前提条件，同企业会计基本原则一样，医院会计基本原则包括会计主体、持续经营、会计分期和货币计量四项。

会计主体，指会计工作服务的单位或组织。会计主体的作用在于界定不同会计主体进行会计核算的范围，从财务会计的角度来看，会计主体是一个独立核算的经济实体，特别是一个需要单独反映经营成果与财务状况、编制独立的财务报告的实体。由此可见，医院会计的主体是我国独立核算的各级各类公立医疗机构，包括综合医院、中医院、中西医结合医院、民族医院、专科医院、门诊部（所）、疗养院等。

持续营运，又称继续经营，是指会计主体的经营活动将按照既定的目标持续下去，在可以预见的将来，不会面临破产与财产清算。财务会计的一系列方法都以会计主体的持续经营为前提。只有在持续经营的前提下，组织的资产才能按历史成本计价，固定资产才可以按其使用年限计提折旧。如果组织不具备持续经营的前提条件，而是已经或即将停止营业、进行清算，则需要处理其全部资产，清理其全部债权债务。因此，医院会计核算以医院持续、正常的诊疗服务及其辅助活动为前提条件。

会计期间，又称会计分期，是指为了定期反映企事业单位的经营管理活动情况及其结果，需要将一个企业的持续经营活动划分为若干个均等的期间。会计期间通常为一年，称为会计年度。根据我国《政府会计制度——基本准则》规定，医院应以日历年度作为会计年度，即以公历 1 月 1 日至 12 月 31 日为一会计年度。医院为了及时提供会计信息，满足不同方面对会计信息的需求，还可以将会计年度划分为若干较短的期间，如月、季度。

货币计量，指会计主体在会计核算过程中采用货币作为统一计量单位来记账、算账、报账。会计提供信息要以货币为主要计量单位。在组织的经济业务涉及多种货币的情况下，需要确定某一种货币作为记账本位币，涉及非记账本位币的业务，需要采用某种汇率折算为记账本位币登记入账。按照《政府会计准则——基本准则》的规定，医院会计核算应以人民币为记账本位币。发生外币收支的应折算为人民币，同时登记外币金额。

1.2.2 医院会计核算的一般原则

会计的一般原则，指对会计核算进行指导的基础性规范，是对会计工作及由此产生的会计信息的基本要求，是我国会计核算工作应当遵循的最基本的原则性规范。会计核算的一般原则包括两个方面的内容：①对会计工作及会计信息的质量要求，主要有可靠性原则、可比性原则、相关性原则、全面性原则、及时性原则、可理解性原则、实质重于形式原则等；②对资产、负债、收入、费用等各要素的确认、计量方面的原则，主要有历史成本计价原则、配比原则，划分收益性支出和资本性支出原则、谨慎原则和专款专用原则。

1.2.2.1 对会计工作和会计信息质量的要求

1. 可靠性

可靠性指医院应当以实际发生的经济业务和以合法的凭证为依据，进行会计计量、编报财务报告，客观真实地反映医院的资产状况、现金流量和财务收支状况及其结果。根据可靠性的要求，会计核算的对象应该是医院实际已经发生的经济业务，并有合法的凭证作依据，利用符合经济业务特点的方法或标准进行核算。可靠性是会计的本质属性，包括真实性、可验证性和中立性三个方面。会计信息的真实性是可靠性的核心，会计信息要与实际经济业务活动相符，但是由于客观条件的限制约束及主观专业判断的存在，会计信息的真实性具有相对性；可验证性是会计信息可靠性的另一方面，其要求会计反映的经济业务等由其他人员通过检查相同的证据、数据和记录，能够得出相同或相近的结论以保证不同的利益相关者能信赖会计信息；中立性要求会计反映的信息公允，不存在企图取得预定结果或诱发特定行为的偏向，不以人的意志为转移，不通过刻意选择信息披露影响利益相关者的判断和决策。

2. 可比性

可比性，又称统一性原则，是指医院会计核算应当按照统一规定的会计处理方法进行，同行业不同单位的会计指标应当口径一致，相互可比。可比性原则要求的内容：一是会计处理在同一行业内、医院之间应采取统一的方式和方法，统一按行业会计制度进行；二是同一医院在不同地点、不同时间，发生的相同类型的经济业务，应采用统一的方式、方法处理，以保证医院内部各类业务事项的可比性。会计信息拥有可比性，是提高会计信息可利用程度的一个很重要的条件。

3. 相关性

相关性，又称有用性，指医院提供的会计信息，应当与反映医院管理者受托责任履行情况以及报告使用者决策或者监督、管理的需要相关，有助于报告使用者对医院过去、现在或者未来的情况进行评价或者预测。会计信息主要服务于会计报告的使用者，随着医院的内外环境的变化，医院的会计信息也必须随之变动。因此，医院必须按有用性原则进行会计处理，并为信息使用者提供有用的会计信息。

4. 全面性

全面性指医院应当将发生的各项经济业务或者事项统一纳入会计核算，确保会计信息能够全面反映医院的预算执行情况和财务状况、运行情况、现金流量等。不全面的信息不能达到可靠质量的要求，全面性原则要求医院在重要性和成本效益原则下对有利或不利的信息均进行反应，不能按照主观判断进行取舍、随意遗漏或减少披露。

5. 及时性

及时性是指对医院已经发生的各项经济业务应当及时进行会计核算，不得提前或者延后。及时性包括两个方面：一是医院的会计处理应当及时，即会计事项的账务处理，应当在当期内进行，不能延至下一会计期间或提前至上一会计期间；二是会计报表应在会计期间结束后，按规定日期呈报给上级主管部门、财政部门、出资者及其各方利益关系人，不得影响有关各方使用报表。及时性原则是保证会计信息使用者及时利用会计信息的必要条件，但医院不得为满足及时性原则而提前结账和赶制会计报表，否则将违背真实性原则。

6. 可理解性

可理解性是指医院会计记录和会计报告应当清晰明了，便于会计信息使用者理解和运用。提供会计信息的目的在于使用，要使用会计信息就必须理解、明了会计信息所说明的问题。因此，要求医院所提供的会计信息简明、易懂、明了地反映医院的财务状况、现金流量和业务运营成果。

7. 实质重于形式

实质重于形式是指医院应当按照交易或事项的经济实质进行会计核算，而不应当仅仅以它们的法律形式作为会计核算的依据。在实际工作中，交易或事项的外在形式或人为形式并不能完全真实地反映其实质内容。所以会计信息拟反映的交易或事项，必须根据交易或事项的实质和经济现实，而非根据它们的法律形式进行核算。

1.2.2.2　对会计要素确认、计量方面的要求

1. 历史成本计价原则

历史成本计价原则指对医院会计要素的记录，应以经济业务发生时的取得成本为标准进行计量计价的原则。按照会计要素的这一计量要求，资产的取得、耗费和转换都应按照取得资产时的实际支出进行计量计价和记录；负债的取得和偿还都按照取得负债的实际支出进行计量计价和记录。资产减负债得到的净资产自然也是历史成本计价的，有别于报表日的重置价值、变现价值和市价。历史成本计价原则要求当物价变动时，除国家另有规定外，不得调整其账面价值。按实际采购成本计价，能防止随意性，使会计信息真实可靠，便于了解和比较。历史成本原则主要用以确定财产物资的入账金额。

2. 收支配比原则

收支配比原则要求医院提供诊疗服务及辅助服务产生的耗费要与其相关收益相匹配，即将某一会计期间的费用或归集于某些对象上的费用与相关的收入或产出相匹配的原则。收支配比原则作为会计要素的确认要求，用于净资产确定。收支配比原则的依据是受益原则，即谁受益，费用归谁负担。受益原则承认得失之间存在因果关系，须按照原则区分有因果联系的直接成本和没有直接联系的间接成本。直接费用与收入进行直接配比来确定本期损益；间接费用则通过判断来采用适当合理的标准。在实际工作中收支配比原则有两层含义：一是因果配合，将收入或产出与其对应的成本相配比；二是时间配合，将一定时期的收入或产出与同时期的成本费用相配合。

在核算医疗成本时采用这一核算原则，能够准确分析投入与产出之间的关系，准确计算出一个时期或某一病例成本。医疗成本的计量必须在确定成本对象之后合理、准确地应用收支配比原则，将医疗费用与收益相配合、将科研费用与新知识产出或技

术改进相配合。

3. 划分收益性支出与资本性支出原则

收益性支出不同于资本性支出，前者全部由当年的营业收入补偿，后者先记作资产，通过计提折旧或摊销分年摊入各年成本费用。区分收益性支出和资本性支出，是为了正确计算各年损益和反映资产价值。如把收益性支出作为资本性支出，结果是少计了当期费用，多计了资产价值，虚增了利润；反之，则多计了当期费用，少计了资产价值，虚减利润。区分收益性支出和资本性支出原则要求会计核算应当合理区分收效性支出与资本性支出。凡支出的效益仅与本会计期间相关的，应当作为收益性支出，计入本会计期间成本；凡是支出的效益与几个会计期间相关的，应当作为资本性支出，并在产生效益的几个会计期间内均衡地摊销，分别计入几个会计期间的成本。划分收益性支出与资本性支出的重要意义在于正确确定哪些支出应计入当期成本，哪些支出不能计入当期成本，使会计报表反映的数据真实可靠。

4. 谨慎原则

谨慎性原则即稳健性原则，是指医院会计在处理某些经济业务时，如果存在有几种不同的会计处理方法和程序可供选择，在不影响合理选择的前提下，应当尽可能选用对所有者权益产生影响最小的方法和程序进行会计处理的原则，合理核算可能发生的损失和费用，即所谓"宁可预计可能的损失，不可预计可能的收益"。例如，医院进行资产核算和计价时，应当定期或至少每年年度终了时全面检查各项资产，合理预计可能发生的损失计提减值准备。

5. 专款专用原则

专款专用原则指医院在进行会计核算和资金使用时，对于国家指定用途的各类专项资金，应当根据指定用途使用，不能挪作他用的原则。医院必须按资金取得时规定的不同用途使用资金，专款专用并专设账户；会计报表应单独反映其取得、使用情况，从而保证专用资金的使用效果。专款专用原则是预算会计特有的会计原则，充分体现了非营利组织按出资人意愿使用资金的思想。医院在进行医疗成本核算的过程中一定要遵循此项原则，保证国家利益的顺利实现。

1.2.3　医院会计的记账基础

在经济活动过程中，各种各样的会计事项会频繁发生，在这些会计事项中，有属于本期的，有跨期间的。如医院发生的收入与费用，可能存在本期付出了费用也收到了货币资金，也可能本期付出了费用未收到货币资金，还可能本期未付出费用收到了货币资金，这就形成了本期实际得到的收入可能与本期支付的费用有关，也可能与本期支付的费用无关；同样，本期支付的费用可能与本期收入有关，也可能与本期收入无关。如何把收入和费用在时间上加以配比，就出现了处理会计业务的出发点，即会计的记账基础问题。由此可见，医院会计的记账基础即会计处理时，以何种标准确认、计量、报告会计要素的基础。我国实行适度分离的双体系政府会计体系，根据《政府会计准则——基本准则》相关规定，医院会计在记账时，财务会计采用权责发生制，预算会计采用收付实现制。

权责发生制，是指以取得收取款项的权利或支付款项的义务为标志来确定本期收入和费用的会计核算基础。凡是当期已经实现的收入和已经发生的或应当负担的费用，不论款项是否收付，都应当作为当期的收入和费用；凡是不属于当期的收入和费用，即使款项已在当期收付，也不应当作为当期的收入和费用。

收付实现制，是指以现金的实际收付为标志来确定本期收入和支出的会计核算基础。凡在当期实际收到的现金收入和支出，均应作为当期的收入和支出；凡是不属于当期的现金收入和支出，均不应当作为当期的收入和支出。

1.3 医院会计的准则体系与记账规则

1.3.1 医院会计的准则体系

根据财政部 2017 年颁布的《关于印发〈政府会计制度——行政事业单位会计科目和报表〉的通知》（财会〔2017〕25 号）相关规定，医院不再执行《医院会计制度》，执行《政府会计制度》。2015 年以来，财政部相继出台了《政府会计准则——基本准则》《政府会计准则第 1 号——存货》等九项政府会计具体准则、《〈政府会计准则第 3 号——固定资产〉应用指南》等准则应用指南、《政府会计制度——行政事业单位会计科目和报表》。以上准则、制度共同形成了政府会计体系，分三个层次：

第一层次是政府会计基本准则，在该体系中起统驭作用。由财政部 2015 年 10 月 23 日颁布，基本准则是政府会计体系的主导，对政府会计的一般要求和主要方面做出原则性的规定，为制定具体准则和会计制度提供依据。

第二层次是政府会计准则的具体准则及应用指南。财政部于 2016—2018 年陆续发布了 9 项具体准则，具体准则规定了对政府及事业单位（包括医院）发生的经济业务或事项的处理，是对经济业务会计核算处理时的具体规定。具体准则的操作性强，是在具体经济事项和业务活动的时候，对具体的会计处理和一些特殊的经济事项的会计处理给出的依据。应用指南是对具体准则的实际应用做出的操作性规定，对准则的一个补充。比如我们现在固定资产的应用指南，规定了折旧年限、折旧方法、折旧计提的原则以及折旧原则的披露信息，应用指南是在我们实践操作过程当中要统一的一些规则。

第三个层次是政府会计制度及行业补充规定。2017 年财政部发布了《政府会计制度——行政事业单位会计科目和报表》，会计制度规定政府会计科目及其使用说明、财务报告格式及其编制说明等，是对具体的会计事项进行会计处理，对会计处理的方法和原则以及会计语言如何去表达的规定，便于会计人员的日常核算。2018 年，财政部颁布了《关于医院执行〈政府会计制度——行政事业单位会计科目和报表〉的补充规定》和《关于医院执行〈政府会计制度——行政事业单位会计科目和报表〉的衔接规定》，为新制度在医院的有效贯彻实施提供了具体的操作规则，对医院业务和事项从会计确认计量、账务处理等方面进行了明确和规范。

1.3.2 平行记账规则

根据《政府会计准则——基本准则》相关规定，政府会计由财务会计和预算会计构成，医院会计执行政府会计制度，政府会计的平行记账规则也是医院会计的平行记账规则。医院会计采用借贷记账法登记医院发生的经济业务时，首先要按照权责发生制核算财务会计，再考虑这笔业务是否纳入预算管理，是否涉及现金业务，如果满足了这两个条件，我们就要将此业务按照收付实现制进行预算会计核算，即对发生业务进行平行记账。

1.3.2.1 平行记账规则产生的背景

1. 平行记账规则是实现权责发生制政府综合财务报告制度改革总目标的制度安排

《国务院关于批转财政部权责发生制政府综合财务报告制度改革方案的通知》（国发〔2014〕63号）提出改革目标就是要"建立健全政府财务报告编制办法，适度分离政府财务会计与预算会计、政府财务报告与决算报告功能"。为了实现这一目标，在工作任务中提出要"建立健全政府会计核算体系。推进财务会计与预算会计适度分离并相互衔接，在完善预算会计功能基础上，增强政府财务会计功能，夯实政府财务报告核算基础"。该方案将"推进财务会计系统与预算会计系统适度分离并相互衔接"作为实现政府综合财务报告制度改革总目标的关键性技术安排，是"平行记账"产生的背景之一。

2. 平行记账规则是搭建政府会计新体系的基础性内容

政府会计体系由政府会计准则的基本准则、具体准则、操作指南和政府会计制度以及行业补充规定构成，财务会计与预算会计平行记账贯穿于整个政府会计准则体系的始终。政府会计基本准则从总体上确立了"预算会计和财务会计"在政府会计记账时的地位，并对相关内容做出了原则性的规定。如《政府会计准则——基本准则》（财政部令第78号）"第三条 政府会计由预算会计和财务会计构成。预算会计实行收付实现制，国务院另有规定的，依照其规定。财务会计实行权责发生制。""第十八条 政府预算会计要素包括预算收入、预算支出与预算结余"；"第二十六条 政府财务会计要素包括资产、负债、净资产、收入和费用"。

在政府会计准则的具体准则、应用指南所有举例说明中，对同一项业务或事项，在表格中列出财务会计分录的同时，涉及预算会计的，要平行列出相对应的预算会计分录，财务会计与预算会计平行记账的规则贯穿于整个具体准则和应用指南的始终。《政府会计制度——行政事业单位会计科目和报表》第一部分第五条、第六条、第八条对"平行记账"在账务处理、报表编制等方面应遵循的基本原理予以了明确。财政部颁布的《关于医院执行〈政府会计制度——行政事业单位会计科目和报表〉的补充规定》对医院执行政府会计时的账务处理、报表编制应遵循"平行记账规则"也做出了明确规定。

纵观整个政府会计体系，并未出现"平行记账"的文字表述与概念定义，但财政部会计司有关负责人就该制度相关问题回答记者提问时，明确提出了"平行记账"——对纳入部门预算管理的现金收支进行"平行记账",对于纳入部门预算管理的现金收支业务,在进行财务会计核算的同时也应当进行预算会计核算。在答记者问中有关负责人对"适度分离"和"相互衔接"两个概念进行阐述时指出。"适度分离"对应的理论体系是"双功能""双基础""双报告""相互衔接"对应的理论体系是"平行记账"和"钩稽关系"。因此,我们将"平行记账"与政府会计制度联系在一起,平行记账思维要贯穿于政府会计核算的始终。

1.3.2.2 平行记账规则的具体应用

1. 会计主体经济业务要纳入部门预算管理现金收支的业务界定

"平行记账"规则在账务处理与报表编制中的具体应用,首先要分清会计主体发生的经济业务中,哪些是"纳入部门预算管理的现金收支"的业务。我们通过对一些基本概念的辨析来理解会计主体发生的经济业务中要纳入部门预算管理的现金收支的范围。

第一个关键的概念是"部门预算"。部门预算制度是市场经济国家财政管理的基本形式,也是编制政府预算的一种制度和方法,由政府各个部门编制,是反映政府各部门所有收入和支出情况的政府预算,通俗地讲,部门预算就是一个部门编制一个预算。

第二个关键概念是"预算会计"。《政府会计准则——基本准则》第五十八条指出,预算会计是指以收付实现制为基础对政府会计主体预算执行过程中发生的全部收入和全部支出进行会计核算,主要反映和监督预算收支执行情况的会计。

因此在会计主体经济业务活动中,收支业务涉及现金(包括库存现金、银行存款、其他货币资金)的,都需要进行平行记账。从会计核算科目来看,凡是涉及"资金结存"科目的所有会计核算业务,预算会计和财务会计都需要进行平行记账。从资金性质看,平行记账的资金范围包含各类财政资金、纳入预算管理的资金和未纳入预算管理的资金等。

2. 会计主体经济业务中应平行记账的特殊业务

在平行记账规则中,除了"纳入预算管理、涉及现金业务"的收支业务要进行平行记账外,还有一些特殊业务也要进行平行记账,需要我们重点把握。①年末,按规定从本年度非财政拨款结余或经营结余提取专用基金业务,应进行平行记账。②按照规定从科研项目预算收入中提取项目管理费或间接费时,应进行平行记账。③行政支出/事业支出/经营支出/上缴上级支出/其他支出的期末或年末结转业务,应进行平行记账。④财政拨款预算收入/事业预算收入/上级补助预算收入/附属单位上缴预算收入/经营预算收入/非同级财政拨款预算收入/投资预算收益/其他预算收入的期末或年末结转业务,应进行平行记账。

3. 平行记账科目的对应关系

按照平行记账的原理,资产、负债、净资产、收入(预算收入)、费用(支出)等各类业务凡涉及纳入部门预算管理的现金收支的业务,在进行财务会计核算的同时进行预算会计核算。不涉及纳入预算管理现金收支的资产业务只需进行财务会计核算。即:预算会计"资金结存"科目与财务会计"银行存款""库存现金""其他货币资金"

"零余额账户用款额度""财政应返还额度"等科目有一定的对应关系。预算会计的预算收入类、支出类科目分别与财务会计的收入类、费用类科目存在一定的对应关系，表 1-1、表 1-2 列出了收支活动中财务会计与预算会计的平行记账参考的对应关系。

表 1-1　收入类会计科目与预算收入类科目对照参考表

财务会计			预算会计			科目对应说明
科目编号	科目名称	适用范围	科目编号	科目名称	适用范围	
	收入类			预算收入类		
4001	财政拨款收入		6001	财政拨款预算收入		
4101	事业收入	事业	6101	事业预算收入	事业	
4201	上级补助收入	事业	6201	上级补助预算收入	事业	
4301	附属单位上缴收入	事业	6301	附属单位上缴收入	事业	
4401	经营收入	事业	6401	经营预算收入	事业	
4601	非同级财政拨款收入		6601	非同级财政拨款预算收入		
4602	投资收益	事业	6602	投资预算收益	事业	
4603	捐赠收入		6609	其他预算收入		
4604	利息收入					
4605	租金收入					
4609	其他收入					
2001/23/01/2501	短期借款/应付票据/长期借款	事业	6601	债务预算收入	事业	借入短期借款，银行承兑汇票到期，本单位无力支付票款时；借入长期借款时；财务会计涉及的科目不是收入类科目

表 1-2　费用类会计科目与预算支出科目对照参考表

财务会计			预算会计			科目对应说明
科目编号	科目名称	适用范围	科目编号	科目名称	适用范围	
5001	业务活动费用		7101	行政支出	行政	
			7201	事业支出	事业	
5101	单位管理费用	事业	7201	事业支出	事业	请关注"公共部门会计准则"
5201	经营费用	事业	7301	经营支出	事业	

表1-2(续)

财务会计			预算会计			科目对应说明
科目编号	科目名称	适用范围	科目编号	科目名称	适用范围	
5301	资产处置费用	事业	7901	其他支出	事业	处置资产过程中发生相关费用
5401	上缴上级费用		7401	上缴上级支出		
5501	对附属单位补助费用	事业	7501	对附属单位补助支出	事业	
5901	其他费用		7901	其他支出		
5801	所得税费用	事业		非财政拨款结余——累计结余		预算会计科目不是支出类科目
2001/2501	短期借款/长期借款		7701	债务还本支出	事业	按照借款本金偿还各项短期或长期借款时;财务会计科目不是费用类科目
111/10501/1502	短期投资/长期股权投资/长期债券投资	事业	7601	投资支出	事业	以货币资金对外投资,出售对外转让或到期收回本年度以货币资金取得的对外投资时;财务会计科目不是费用类科目

4. 分析预算会计与财务会计核算差异

为了反映单位财务会计和预算会计因核算基础和核算范围不同所产生的本年盈余数与本年预算结余数之间的差异,会计主体应当按照重要性原则,对本年度发生的各类影响收入(预算收入)和费用(预算支出)的业务进行适度归并和分析,编制《本年盈余与预算结余的差异情况说明》。在编制的过程中,会计主体要熟悉具体的平行记账业务,有哪些经济业务、财务会计记账、预算会计不记账,原因具体是什么。同时通过平衡关系,也要稽核验证具体的平行记账是否正确。具体公式如下:

本年预算结余+当期确认为收入但没有确认为预算收入+当期确认为预算支出但没有确认为费用-当期确认为预算收入但没有确认为收入-当期确认为费用但没有确认为预算支出=本年盈余

同时,会计主体应披露将年度预算收入支出表中"本年预算收支差额"调节为年度收入费用表中"本期盈余"的信息。有关披露格式见表1-3。

表 1-3 会计主体披露信息

项 目	金额
一、本年预算结余(本年预算收支差额)	
二、差异调节	——
重要事项的差异	

表1-3(续)

项　目	金额
加：1. 当期确认为收入但没有确认为预算收入	
（1）应收款项、预收账款确认的收入	
（2）接受非货币性资产捐赠确认的收入	
2. 当期确认为预算支出但没有确认为费用	
（1）支付应付款项、预付账款的支出	
（2）为取得存货、政府储备物资等计入物资成本的支出	
（3）为购建固定资产等的资本性支出	
（4）偿还借款本息支出	
减：1. 当期确认为预算收入但没有确认为收入	

1.4　医院的会计报表

医院应至少按照年度编制财务报表和预算会计报表。

1.4.1　医院财务报表的种类

医院财务报表是反映医院某一特定日期的财务状况、运行状况和现金流量等的书面文件，由会计报表及其附注组成。医院财务报表编制以权责发生制为基础。根据反映的内容不同，医院的财务报表划分为以下几种：

一是资产负债表。资产负债表是反映医院在某一特定日期的财务状况的报表。资产负债表应按资产、负债和净资产分类分项列示。

二是收入费用表。收入费用表是反映医院在某一会计期间内的收入、费用及当期盈余情况的报表。收入费用表应按照收入、费用的构成和盈余情况分类分项列示。

三是净资产变动表。净资产变动表是反映医院在某一会计年度内净资产项目的变动情况的报表。净资产变动表应当按照累计盈余、权益法调整等分别列示。

四是现金流量表。现金流量表是反映医院某一会计年度内现金流入流出信息的报表。医院可根据情况选择是否编制现金流量表，若编制，应采用直接法编制。现金流量表应按日常活动、投资活动、筹资活动的现金流量分别列示。

五是附注。附注指对在会计报表中列示的项目进行的进一步说明，以及对未能在会计报表中列示的进行的说明。附注是财务报表的重要组成部分。附注主要包括的内容：医院的基本情况、医院会计报表编制的基础、遵循政府会计准则及制度的声明、重要的会计政策、会计估计及其变更情况的说明、会计报表的重要项目说明、本年盈余与预算结余的差异情况说明、需要说明的其他事项。

根据编报的时间不同，医院会计报表可以分为年报表、月报表。

1.4.2　医院预算会计报表的种类

医院预算会计报表是反映医院预算执行情况的书面文件。医院预算会计报表编制以收付实现制为基础。根据反映的经济类内容不同，医院预算会计报表分为以下几种：

一是预算收入支出表。预算收入支出表是反映医院在某一会计年度内各项预算收入、预算支出和预算收支差额的情况的报表。预算收入支出表应当按照本年预算收入、本年预算支出、本年收支预算差额分类分项列示。

二是预算结转结余变动表。预算结转结余变动表是反映医院在某一会计年度内预算结转结余的变动情况的报表。预算结转结余变动表应当按照年初预算结转结余、年初余额调整、本年变动金额和年末预算结转结余分类分项列示。

三是财政拨款预算收入支出表。财政拨款预算收入支出表是反映医院本年财政拨款预算资金收入、支出及相关变动的具体情况的报表。

1.4.3　医院成本报表的种类

医院成本报表是用以反映医院运营费用与运营成本的构成及其增减变动情况，考核各项费用与成本计划执行结果的会计报表。医院成本报表主要以科室、诊次和床日为成本核算对象，主要包括：

一是各科室直接成本表。各科室直接成本表反映在将医院的单位管理费用（行政后勤类科室成本）和医疗技术、医疗辅助科室成本分摊至临床服务类科室成本前各科室的直接成本情况。直接成本是指科室开展医疗服务活动发生的能够直接计入或采用一定方法计算后直接计入科室成本的各种费用。各科室直接成本需要按成本项目分别列示。

二是临床服务类科室全成本表。临床服务类科室全成本表反映的是医院根据《医院财务制度》规定的原则和程序，将单位管理费用、医疗辅助类科室直接成本、医疗技术类科室直接成本逐步分摊转移到临床服务类科室后，各临床服务类科室的全成本情况。临床服务类科室全成本包括科室直接成本和分摊转移的间接成本。

三是临床服务类科室全成本构成分析表。临床服务类科室全成本构成分析表反映的是各临床服务类科室的全成本中各项成本所占的比例情况，以及各临床服务类科室的床日成本、诊次成本情况。

1.4.4　医院报表编制的注意事项

1.4.4.1　医院要按相关准则制度规定确认会计要素，编制财务报表

医院应当以持续运行为前提，根据实际发生的经济业务或事项，按照政府会计准则制度的规定对相关会计要素进行确认和计量，在此基础上编制财务报表。政府会计主体不应以附注披露代替确认和计量，也不能通过充分披露相关会计政策来纠正不恰当的确认和计量。如果按照政府会计准则制度及行业特殊规定披露的信息不足以让财务报表使用者了解特定经济业务或事项对医院财务状况和运行情况的影响，政府会计主体还应当披露其他必要的相关信息。

1.4.4.2 不同期间的财务报表项目应保持一致，不得随意变更

财务报表项目的列报应当在各个会计期间保持一致，不得随意变更，但政府会计准则制度和财政部发布的其他有关规定（以下简称政府会计准则制度等）要求变更财务报表项目的除外。性质或功能不同的项目，应当在财务报表中单独列报，但不具有重要性的项目除外。性质或功能类似的项目，其所属类别具有重要性的，应当按其类别在财务报表中单独列报。某些项目的重要性程度不足以在资产负债表、收入费用表等报表中单独列示，但对理解报表具有重要作用的，应当在附注中单独披露。

1.4.4.3 财务报表列报应遵循重要性原则

财务报表某些项目的省略、错报等，能够合理预期将影响报表主要使用者据此做出决策的，该项目具有重要性。重要性应当根据政府会计主体所处的具体环境，从项目的性质和金额两方面予以判断。关于各项目重要性的判断标准一经确定，不得随意变更。判断项目性质的重要性，应当考虑该项目在性质上是否显著影响政府会计主体的财务状况和运行情况等因素；判断项目金额的重要性，应当考虑该项目金额占资产总额、负债总额、净资产总额、收入总额、费用总额、盈余总额等直接相关项目金额的比重或所属报表单列项目金额的比重。

1.4.4.4 医院应当按年编制财务报表

在一般情况下，医院应当按年编制财务报表。当期财务报表的列报，至少应当提供所有列报项目上一个可比会计期间的比较数据，以及与理解当期财务报表相关的说明。年度财务报表涵盖的期间短于一年的，应当披露年度财务报表的涵盖期间、短于一年的原因以及报表数据不具可比性的事实。

2　货币资金

学习目标：

1. 掌握医院库存现金、银行存款、零余额用款额度和其他货币资金的会计核算过程。

2. 理解医院货币资金内部控制的要求及主要内容。

3. 了解医院现金管理、银行存款管理的要点。

2.1　货币资金概述

2.1.1　货币资金的概念、性质与范围

2.1.1.1　货币资金的概念与性质

医院的货币资金指存在于医院的经营活动中可以立即投入流通，用以购买所需设备物资、支付各种款项和费用、偿还债务的交换媒介，是以货币形态表现的资产。

从流动性强弱来看，货币资金是医院资产中流动性最强的，并且是唯一能够直接转化为其他任何形态资产的流动性资产。货币资金是最能够代表医院现实购买力水平的资产，也是分析和判断医院偿债能力、支付能力大小的重要指标。持有货币资金是医院开展医疗服务活动的基本条件，医院必须拥有一定数量的货币资金，用以购买设备物资、发放职工薪酬、支付各类费用等，以确保诊疗服务、辅助服务、科学研究、临床教学等活动的正常进行。

2.1.1.2　货币资金的范围

根据货币资金的存放地点及其用途不同，医院的货币资金分为库存现金、银行存款、零余额账户用款额度和其他货币资金。

2.1.2　货币资金的内部控制制度

2.1.2.1　货币资金内部控制制度的基本要求

由于货币资金是流动性最强的资产，医院必须加强对货币资金的管理，建立良好的货币资金内部控制制度，保障货币资金的安全运行。货币资金内部控制制度的基本要求包括：不相容职务相分离，授权审批，收支及时入账且实行收支两条线管理，建立严密的清查核对制度，保证账实相符，建立严格的现金管理与检查制度等。

2.1.2.2 货币资金内部控制制度的主要内容

根据规模大小和货币资金收支量的多少，医院的货币资金内部控制制度可能存在差异，就一般意义上讲，货币资金内部控制制度应包含以下五项主要内容：

（1）货币资金收支业务的全过程应分工完成、各负其责；

（2）货币资金收支业务的会计处理程序制度化；

（3）货币资金收支业务与会计记账分开处理；

（4）货币资金收入与货币资金支出分开处理；

（5）内部稽核人员对货币资金实施制度化的检查。

2.1.2.3 货币资金内部控制的主要方法

1. 不相容职务分离控制

医院应当建立货币资金业务的岗位责任制，明确相关部门和岗位的职责权限，确保办理货币资金的不相容岗位相互分离、相互制约和监督。医院不得由一人办理货币资金业务全过程。不相容岗位分离的基本要求是实行钱账分管，使负责货币资金收付业务的岗位和人员与记录货币资金收付业务的岗位和人员相分离。出纳人员不得兼任稽核、会计档案保管和对收入、支出、费用、债权债务账目的登记工作。

2. 授权批准控制

医院应当对货币资金业务建立严格的授权审批制度，明确审批人对货币资金业务的授权批准方式、权限、程序、责任和相关控制措施，规定经办人办理货币资金业务的职责范围及工作要求。审批人应当根据货币资金授权批准制度的规定，在授权范围内进行审批，不得超越审批权限。经办人应当在职责范围内，按照审批人的批准意见办理货币资金业务。对于审批人员超越授权范围审批的货币资金业务，经办人有权拒绝办理，并及时向审批人的上级授权部门报告。

3. 会计系统控制

在办理货币资金的会计核算业务时，要严格审核步骤：

第一，原始凭证审核。审核发票、收据等原始凭证是否符合国家票证管理要求，有无监制章、单位财务专用章或发票专用章；数量、单价、金额是否正确；大小写金额是否相符；经办人、验收人、批准人手续是否齐全。

第二，记账凭证审核。审核记账凭证金额是否正确，与原始凭证金额是否相符；会计科目使用是否正确，填制内容是否完整，签章是否齐全。

第三，会计账簿审核。现金日记账是否每日记账并结出余额，与总账余额是否相符；账实是否相符，现金库存数是否超出库存限额；银行存款日记账与总账余额是否相符；银行存款日记账是否定期与银行对账单核对相符；银行存款调节表是否由专人复核。

4. 支付程序控制

医院应当按规定程序办理货币支付业务，包括：

第一，支付申请。有关部门或个人用款时，应当提前向审批人提交货币资金支付申请，注明款项的用途、金额、预算、支付方式等内容，并附有效经济合同或相关证明。

第二，支付审批。审批人根据其职责、权限和相应程序对支付申请进行审批。对不符合规定的货币资金支付申请，审批人应当拒绝批准。

第三，支付复核。复核人应当对批准后的货币资金支付申请进行复核，复核货币资金支付申请的批准范围、权限、程序是否正确，手续及相关单证是否齐备，金额计算是否准确，支付方式、支付单位是否妥当等。复核无误后，交由出纳人员办理支付手续。

第四，办理支付。出纳人员应当根据复核无误的支付申请，按规定办理货币资金支付手续，及时登记现金和银行存款日记账。

5. 大额资金集体签批控制

对于大额的、重要的货币资金支付业务，应实行集体决策审批与会签，并建立责任追究制度，防止贪污、侵占、挪用货币资金等不法行为。

6. 特别说明

严禁未经授权的机构和人员办理货币资金业务或直接接触货币资金。

2.2 库存现金

医院的库存现金指存于医院内部，用于日常零星开支的货币资金。在医院所有资产中，库存现金最易直接转化为其他形态的资产，流动性最强，是通用的流通支付手段。

2.2.1 库存现金的管理

医院应严格执行国家有关库存现金管理的规定。根据国务院颁布的《现金管理暂行条实例》等相关规定，库存现金管理主要包括如下内容：

2.2.1.1 医院库存现金的适用范围

根据《现金管理暂行条实例》规定，医院库存现金的使用范围主要包括：支付给职工的工资、各种工资性津贴；支付给个人的劳务报酬（包括稿费、讲课费及其他专门工作报酬）；支付给个人的各种奖励金（包括根据国家规定颁发给个人的各种科学技术、文化艺术、体育等各种奖励金）；各种劳保、福利费用以及国家规定的对个人的其他现金支出；向个人购买农副产品和其他物资支付的价款；出差人员必须随身携带的差旅费；转账结算起点内的零星支出；中国人民银行确定的需要支付现金的其他支出。不属于现金开支的业务应当通过银行办理转账结算。

2.2.1.2 医院库存现金的限额管理

医院为满足日常零星开支的业务需要，可保持一定限额的库存现金，医院就库存现金的数量提出申请，经开户行审批，核定限额。原则上以 3 天至 5 天的日常零星开支所需核定库存现金为限额。库存现金限额一经核定，就必须按规定的限额控制库存现金，超过库存限额的现金必须在当天缴存银行，以保证现金安全。因医院业务量变化需调整库存现金时，应向开户行申请报批。

2.2.1.3 医院库存现金的日常管理。

（1）按规定办理现金收支，不得"坐支"现金。按照相关规定，医院收入的现金必须当日送存开户银行，不能直接支用，不许随意支用，当日送存确有困难的，向开户行提出申请，由开户银行确定送存时间；支付现金，可以从本单位库存现金中支付，也可从开户银行提取，但不得从本单位的现金收入中直接支付（即坐支），因特殊情况需要坐支现金的，要事先报经开户银行审查批准，由开户银行核定坐支范围和限额。坐支单位必须在现金账上如实反映坐支金额，并按月向开户银行报送坐支金额和使用情况。

（2）坚持钱账分管、相互牵制。医院的收付、结算、审核、登记等工作不得由一人兼任。医院应配备专职出纳员管理库存现金的收支业务，会计人员不得兼职出纳工作，出纳人员不得兼任稽核，会计档案保管和收入、支出、费用、债权债务账目的登记工作。

（3）坚持现金清查盘点制度。出纳人员应做到日清月结，账实相符，对长短款现金应及时查明原因，进行报批处理。现金日记账定期与现金总账核对，做到账账相符。医院应定期和不定期对库存现金进行核查。

（4）其他规定。医院办理现金收支必须以合法的原始凭证为依据；库存现金不能借给私人；不准白条抵库；不准将医院库存现金存于私人账户；不准私设小金库保存账外库存现金；收付现金要及时记账；库存现金清查有长短款要及时处理。

2.2.2 库存现金的会计核算

为了核算医院库存现金的收入、支出和结存情况，应设置"库存现金"科目进行总分类核算，本科目应当设置"受托代理资产"明细科目，核算医院受托代理、代管的现金。本科目属资产类科目，库存现金增加记借方，减少记贷方，期末余额在借方，反映医院实际持有的库存现金数。

为了全面、详细地反映现金的收入、支出及结存情况，医院应设置现金日记账，由现金出纳人员根据收、付款凭证，按照业务发生的先后顺序逐日顺时逐笔进行登记。每日终了，应计算出当日的现金收入及支出的合计额和结余额，并将结余额与实际库存额核对，做到账款相符。月份终了，现金日记账余额应与"库存现金"总账余额进行核对，做到账账相符。

库存现金的主要账务包括库存现金收支、库存现金清查及账务处理。

2.2.2.1 库存现金收支

1. 从银行等金融机构提取现金

从银行等金融机构提取现金时，按照实际提取的金额，借记"库存现金"，贷记"银行存款"科目。

实例：NS医院开出现金支票从银行提取备用金 10 000 元，财务部根据现金支票存根填制记账凭证，相关会计分录如下：

借：库存现金　　　　　　　　　　　　　　　　　　　　　　　　　10 000
　　贷：银行存款　　　　　　　　　　　　　　　　　　　　　　　　　10 000

2. 开展医疗服务等业务收到现金,将现金存入银行等金融机构

医院因开展诊疗服务等业务收到现金时,借记"库存现金",贷记"事业收入"等科目,根据预算会计相应科目,借记"资金结存—货币资金",贷记"事业预算收入"等;将现金存入银行等金融机构时,按实际存入金额借记"银行存款",贷记"库存现金"。

实例:NS医院门诊收入日报表反映20×9年4月15日收入中收现金额为51 000元,相关财务会计分录如下:

借:库存现金		51 000
贷:事业收入—医疗收入—门诊收入		51 000

同时,填制预算会计分录:

借:资金结存—货币资金		51 000
贷:事业预算收入		51 000

收到银行审核盖章的现金交款单时,填制财务会计分录如下:

借:银行存款		51 000
贷:库存现金		51 000

3. 从单位零余额账户提取现金

根据规定从零余额账户中提取现金时,按实际提取金额借记"库存现金",贷记"零余额账户用款额度"科目。

实例:NS医院普外科某科研项目组为承担科研任务的研究生报销劳务费5 000元,科研项目资金为财政资金,开现金支票从零余额账户提取现金5 000元,财会部门根据现金支票存根、科研劳务费发放表等相关原始凭证填制记账凭证,其财务会计分录如下:

借:库存现金		5 000
贷:零余额账户用款额度		5 000
借:业务活动费—科教经费		5 000
贷:库存现金		5 000

同时,填制预算会计分录:

借:事业支出		5 000
贷:资金结存—货币资金		5 000

4. 借出现金

因医院内部职工出差等原因借出现金时,按照借出金额借记"其他应收款",贷记"库存现金"。

实例:职工李某因出差借支现金5 000元,根据现金支票存根和李某借支差旅费的相关审批手续填制记账凭证,相关财务会计分录如下:

借:其他应收款—差旅费		5 000
贷:库存现金		5 000

5. 收回现金

因医院内部职工出差等原因报账和收回剩余现金时,按照收回剩余金额借记"库存现金"科目,同时按照报销金额借记"业务活动费用""单位管理费用"等科目,按

二者之和贷记"其他应收款"。根据预算会计相关科目，按实际报销金额，借记"事业支出"等，贷记"资金结存—货币资金"。

实例：李某（管理部门职工）出差回单位报账，财务部根据差旅费报销管理规定进行审核后可报销 4 000 元，并收回剩余现金 1 000 元，填制记账凭证的会计分录如下：

借：单位管理费用   4 000

     库存现金   1 000

  贷：其他应收款——差旅费   5 000

同时，填制预算会计分录：

借：事业支出   4 000

  贷：资金结存—货币资金   4 000

6. 其他原因收到现金

因其他原因收到现金时，按照收入金额借记"库存现金"，贷记"预收账款""其他应付款"等相关科目。根据预算会计相关科目，借记"资金结存—货币资金"，贷记"事业预算收入"等。

实例：物资管理部门交来体温计损坏赔偿金 500 元，财会部门根据缴款通知收款并开具非经营性收据，填制会计凭证，其会计分录如下：

借：库存现金   500

  贷：其他收入   500

同时，填制预算会计分录：

借：资金结存—货币资金   500

  贷：其他预算收入   500

7. 其他原因支出现金

因其他原因支出现金时，按照支出金额借记"业务活动费用""单位管理费用"等科目，贷记"库存现金"科目。根据预算会计相关科目，借记"事业支出"等，贷记"资金结存—货币资金"。

2.2.2.2　库存现金清查及账务处理

为了准确反映库存现金余额，确保现金安全，出纳每天应对现金进行清查盘点，医院内审人员也应定期不定期进行突击抽查清点，将现金实有数和账面数进行核对，保证账实相符。清查盘点、抽查清点现金时，出纳人员应在场。盘点和清点后，发现库存现金溢余或短缺时，应通过"待处理财产损溢"科目进行核算，待查明原因后，及时请领导审批并进行相应的账务处理，具体处理原则为：

每日账款核对中发现现金短缺或溢余，属于现金短缺，按照实际短缺的金额，借记"待处理财产损溢"，贷记"库存现金"科目，同时根据预算会计相关科目，借记"其他支出"，贷记"资金结存—货币资金"；属于现金溢余，按照实际溢余的金额，借记"库存现金"科目，贷记"待处理财产损溢"，同时根据预算会计相关科目，借记"资金结存—货币资金"，贷记"其他预算收入"。

如为现金短缺，属于应由责任人赔偿或向有关人员追回的，借记"其他应收款"科目，贷记"待处理财产损溢"，收到追汇款时，借记"库存现金"，贷记"其他应收款"，同时根据预算会计相关科目，借记"资金结存—货币资金"，贷记"其他支出"；属于无法查明原因的，报经批准核销时，借记"资产处置费用"科目，贷记"待处理财产损溢"。

如为现金溢余，属于应支付给有关人员或单位的，借记"待处理财产损溢"，贷记"其他应付款"科目，实际支付时，借记"其他应付款"，贷记"库存现金"，同时根据预算会计相关科目，借记"其他支出"，贷记"资金结存—货币资金"；属于无法查明原因的，报经批准后，借记"待处理财产损溢"，贷记"其他收入"科目。

2.3　银行存款

2.3.1　医院银行存款的管理

银行存款是医院存放于银行或其他金融机构，以备业务需要随时支用的货币资金。医院应当严格按照国家有关支付结算办法的规定办理银行存款收支业务，按照有关规定核算银行存款的各项收支业务。按照国家有关规定，凡是独立核算单位都必须在当地银行开设账户，按除有关规定可以通过现金进行款项收支之外，都应通过银行存款进行收支结算，医院超过限额的现金也必须存入银行。医院银行存款的管理包括开户管理和结算管理两方面。

2.3.1.1　银行存款开户的管理

医院在银行开设人民币存款账户，必须遵守中国人民银行《人民币银行结算账户管理办法》《人民币银行结算账户管理办法实施细则》的各项规定。医院依据不同的用途，可以在银行开设基本存款账户、一般存款账户、专用存款账户和临时存款账户等。医院只能选择一家银行的一个营业机构开立一个基本存款账户，用于办理日常转账结算和现金收付。根据业务需要，经批准可在其他银行的一个营业机构开立一个一般账户，该账户可办理转账结算和存入现金，但不能支取现金。因基本建设项目等特定用途需要，可开立专用存款账户对基建资金进行核算，但医院的收入不得转入专用存款账户，支出也不得从该专用账户支取。医院的银行账户只能供本单位使用，不允许出租、出借或转让本单位的银行账户给其他单位和个人使用。

2.3.1.2　银行存款结算的管理

现金开支范围以外的各项款项的收付，都必须通过银行办理转账结算。医院应当严格按照国家有关支付结算办法的规定办理银行存款收支业务，银行账户必须有足额的资金保证支付，加强支票管理，不得签发空头支票或者签发与其预留银行印鉴不符的支票，不得签发没有资金保证的票据或远期支票，套取银行信用。医院不得利用银行结算账户进行偷逃税款、逃避债务和套取现金。医院各种收支款凭证，必须如实填写款项来源与用途，不得弄虚作假，不得签发、取得和转让没有真实交易和债权债务的票据，套取银行和他人的资金。医院应认真贯彻执行国家的政策、法令，严格遵守银行的各项结算制度和现金管理制度，接受银行监督。医院应重视和银行的对账工作，认真及时核对银行对账单，保证账账相符、账款相符，如有不符，应及时查对清楚。

2.3.2 医院银行的结算方式

中国人民银行总行发布的《支付结算办法》规定，现行结算方式包括：支票、银行汇票、银行本票、商业汇票、汇兑、委托收款、托收承付七种。医院可以选择上述方式进行结算。

2.3.3 医院银行存款的会计核算

医院应设置"银行存款"科目，核算、反映医院存入银行或其他金融机构的各种存款。该科目属资产类科目，"银行存款"增加记借方，减少记贷方，本科目期末借方余额，反映医院实际存放在银行或其他金融机构的款项。

医院应当按照开户行或其他金融机构、存款种类和币种等，分别设置"银行存款日记账"。"银行存款日记账"由出纳人员根据记账凭证后所附的支票存根、进账单等原始凭证，按照业务的发生顺序逐笔登记，每日终了应结出余额。"银行存款日记账"应定期与"银行对账单"核对，至少每月核对一次。月度终了，医院银行存款账面余额与银行对账单余额之间如有差额，必须逐笔查明原因并及时进行相应处理。

出纳人员要按月编制"银行存款余额调节表"，即将医院的"银行存款日记账"余额和"银行对账单"余额，各自加上对方已收而自己未收的未达账项，减去对方已付而自己未付的未达账项以后，检查双方余额是否相符。经调节后的双方余额如相等，则表明双方账簿记录正确，否则应与开户银行联系查明原因。

银行存款的主要账务处理包括银行存款收支、外币业务期末处理。

2.3.3.1 银行存款收支

(1) 将款项存入银行或其他金融机构时，按照实际存入金额，借记"银行存款"，贷记"库存现金""应收账款""财政拨款收入""事业收入""经营收入""其他收入"等相关科目。

实例：20×9年4月22日，NS医院收到门诊诊疗服务款100万元，财务部根据银行回单填制会计凭证，其会计分录如下：

借：银行存款		1 000 000
贷：事业收入—医疗收入—门急诊收入		1 000 000
借：资金结存—货币资金		1 000 000
贷：事业预算收入		1 000 000

(2) 从银行提取现金和转账支出存款时，借记"库存现金""应付账款""业务活动费""单位管理费用""经营费用"等相关科目，贷记"银行存款"。同时根据预算会计相关科目，借记"事业支出"，贷记"资金结存—货币资金"。

实例：20×9年5月NS医院支付赊欠某公司的购药款100 000元，财务部根据付款凭证填制会计凭证，填制会计分录如下：

借：应付账款 100 000

    贷：银行存款 100 000

同时，填制预算会计分录：

借：事业支出 100 000

    贷：资金结存—货币资金 100 000

（3）以银行存款对外捐赠的，按实际捐赠金额，借记"其他费用"科目，贷记"银行存款"。收到受托代理、代管的银行存款，按实际收到的金额，借记"银行存款—受托代理资产"，贷记"受托代理负债"；支付受托代理、代管的银行存款，按实际支付的金额，借记"受托代理负债"，贷记"银行存款—受托代理资产"。

2.3.3.2 外币业务期末处理

有外币存款的医院，应当在"银行存款"科目下分别就人民币和各种外币设置"银行存款日记账"，进行明细核算。医院发生外币业务时，应当按照业务发生当日（或当期期初）的即期汇率，将外币金额折算为人民币记账，并登记外币的金额和汇率，汇率有直接汇率和间接汇率两种表示方法。期末（月末、季末或年末），各种外币账户的外币余额应当按照期末即期汇率折合为人民币，作为外币账户期末人民币余额。期末即期汇率折合的人民币金额与原账面人民币金额之间的差额，作为汇兑损益计入当期费用。外币业务平行记账的会计处理见表2-1。

表2-1 外币业务平行记账的会计处理

期间	业务活动	财务会计分录	预算会计分录

业务发生日	购买医疗用、行政办公用设备、耗材等	借：固定资产/库存物资等
		  贷：银行存款/应付账款（外币账户）
			借：事业支出/行政支出等
			  贷：资金结存—货币资金

	销售药品、提供医疗诊疗服务等	借：银行存款（外币账户）等
		  贷：事业收入等
			借：资金结存—货币资金
			  贷：事业预算收入等

期末（一般为年末，也可为月末或季末）	计算出汇兑收益	借：银行存款等
		  贷：业务活动费等
			借：资金结存—货币资金等
			  贷：事业支出/行政支出等

	计算出汇兑损失	借：业务活动费等
		  贷：银行存款等
			借：事业支出/行政支出
			  贷：资金结存—货币资金

（1）以外币购入医疗、行政等所使用的库存物资、设备等，按照购入当日（或当期期初）的即期汇率将支付的外币或应支付的外币折算为人民币金额，借记"固定资产""库存物资"等相关科目，贷记"银行存款""应付账款"等科目的外币账户。按照预算会计相关科目，借记"事业支出"等，贷记"资金结存—货币资金"。

（2）销售药品、提供诊疗服务等业务活动时，以外币收取相关款项等，按照收入确认当日的即期汇率将收取的外币或应收取的外币折算为人民币金额，借记"银行存款""应收账款"等科目的外币账户，贷记"事业收入"等相关科目。按照预算会计相关科目，借记"资金结存—货币资金"，贷记"事业预算收入"等。

（3）会计期末，将各外币账户按期末汇率调整后的人民币余额与原账面人民币余额的差额，作为汇兑损益。产生汇兑收益时，借记"银行存款""应付账款"等科目，贷记"业务活动费""单位管理费"等科目；按照预算会计相关科目，借记"资金结存—货币资金"，贷记"事业支出"等。产生汇兑损失时，借记"业务活动费""单位管理费"等科目，贷记"银行存款""应付账款"等科目。按照预算会计相关科目，借记"事业支出"等，贷记"资金结存—货币资金"。

实例：NS 医院 20×9 年 11 月 8 日从美国 M 公司购入一台免关税的教学用设备，价款为 100 000 美元，当日美元兑人民币的即期汇率为 1 美元＝6.5 元人民币，11 月 31 日的汇率为 1 美元＝6.45 元人民币。假设月初美元账户为 200 000 美元，折合人民币余额为 1 320 000 元；医院根据相关政策办理了免税手续，无须支付任何税款；记账本位币为人民币，对外币交易业务采用交易日的即期汇率折算，月末计算汇兑损益。财务部根据相关凭据填制会计凭证，其会计分录如下：

购进教学用设备时：

借：固定资产 650 000
　贷：银行存款—美元户 650 000

同时，做预算会计凭证：

借：事业支出 650 000
　贷：资金结存—货币资金 650 000

月末计算汇兑损益时（假定支付之后）：

计算汇兑损益前，银行存款账户美元户余额为：1 320 000－650 000＝670 000（元）；月末该账户折合人民币余额为：（200 000－100 000）×6.45＝654 000（元），11 月汇兑损失为：670 000－645 000＝25 000（元）

借：业务活动费等 25 000
　贷：银行存款 25 000

同时，做预算会计凭证：

借：事业支出 25 000
　贷：资金结存—货币资金 25 000

2.4　零余额账户用款额度

2.4.1　零余额账户用款额度概述

医院的零余额账户用款度指医院根据财政部门批复的用款计划收到和支用的零余额账户用款额度。

零余额账户是指财政部门和预算单位在办理授权支付款项业务时，由代理银行根据财政预算批复拨款凭证支付令，通过预算单位零余额账户将资金支付到供应商或收款人账户。支付的资金由代理银行在每天规定的时间内与人民银行通过国库单一账户进行清算，将当天支付的所有资金从人民银行国库划到上述各账户，当天轧账后，各账户的余额均为零。

2.4.2 零余额账户用款额度的会计核算

为核算实行国库授权支付的、医院根据财政部门批复的用款计划收到的零余额账户用款额度，医院应当设置"零余额账户用款额度"科目，"零余额账户用款额度"增加记借方，减少记贷方，期末余额在借方，反映医院尚未支用的零余额账户用款额度。年度终了，零余额账户用款额度须注销清零，本科目年末无余额。"零余额账户用款额度"的主要账务处理包括零余额账户用款额度收支、零余额账户用款额度年初年末的账务调整。

2.4.2.1 收到额度

在财政授权支付方式下，医院收到授权支付到账额度时，根据实际收到的"授权支付到账通知书"所列实际金额，借记"零余额账户用款额度"，贷记"财政拨款收入"。按照预算会计相关科目，借记"资金结存—货币资金"，贷记"财政拨款预算收入"。见表2-2。

表 2-2 财政授权支付方式下零余额账户用款额度收款平行记账分录

业务活动	财务会计分录	预算会计分录
财政授权支付方式下，医院收到"授权支付到账通知书"	借：零余额账户用款额度 贷：财政收入	借：资金结存—货币资金 贷：财政拨款预算收入

实例：20×9年4月15日，NS医院收到财政授权支付额度到账通知书，收到财政拨款金额 2 000 000 元。财务部门根据"授权支付到账通知书"，填制记账凭证，做财务会计分录：

借：零余额账户用款额度 2 000 000
　　贷：财政拨款收入 2 000 000
同时，做预算会计分录：
借：资金结存—货币资金 2 000 000
　　贷：财政拨款预算收入 2 000 000

2.4.2.2 支用额度

医院购建固定资产，购买设备、耗材、服务等发生的支出，按照实际支付金额，借记"在建工程""固定资产""库存物品""业务活动费用"等科目，贷记"零余额账户用款额度"。从零余额账户提取现金时，借记"库存现金"，贷记"零余额账户用款额度"。按照预算会计相关科目，借记"事业支出"等，贷记"资金结存—货币资金"。见表2-3。

表 2-3　财政授权支付方式下零余额账户用款额度支付平行记账分录

业务活动	财务会计分录	预算会计分录
支用零余额账户的额度	借：业务活动费用/库存物品/库存现金 　贷：零余额账户用款额度	借：行政支出/事业支出等 　贷：资金结存—货币资金

实例：20×9年4月23日财政授权支付购买医用耗材一批共计8 000元，财务部根据"授权支付到账通知书"，填制记账凭证，做财务会计分录：

借：库存物品　　　　　　　　　　　　　　　　　　　　　　　　8 000
　贷：零余额账户用款额度　　　　　　　　　　　　　　　　　　　8 000
同时，做预算会计分录：
借：事业支出　　　　　　　　　　　　　　　　　　　　　　　　8 000
　贷：资金结存—货币资金　　　　　　　　　　　　　　　　　　　8 000

2.4.2.3　支付额度退回

因购货退回等发生财政授权支付额度退回的，退回额度属于本年度的，按实际退回的金额，借记"零余额用款额度"，贷记"在建工程""固定资产""库存物品"等科目。退回属于以前年度支付的款项，按实际退回的金额，借记"零余额用款额度"，贷记"以前年度盈余调整""库存物品"等科目。根据预算会计相关科目，做预算会计分录。见表2-4。

表 2-4　财政授权支付方式下零余额账户用款额度退回平行记账分录

业务活动	财务会计分录	预算会计分录
购买设备物资，退回属于本年度支付的款项	借：零余额账户用款额度 　贷：库存物品等	借：资金结存—货币资金 　贷：行政支出/事业支出等
购买设备物资，退回属于以前年度支付的款项	借：零余额账户用款额度 　贷：以前年度盈余调整/库存物品等	借：资金结存—货币资金 　贷：财政拨款结余—年初余额调整

2.4.2.4　零余额账户用款额度年终年初调整

年末，根据代理银行提供的对账单作注销额度的相关账务处理，借记"财政应返还额度—财政授权支付"科目，贷记"零余额账户用款额度"。本年度财政授权支付预算指标数大于零余额账户用款额度下达数的，根据未下达的用款额度，借记"财政应返还额度—财政授权支付"科目，贷记"财政拨款收入"科目。根据预算会计相关科目，做预算会计分录。

下年年初，根据代理银行提供的上年度注销额度恢复到账通知书作恢复额度的相关账务处理，借记"零余额账户用款额度"，贷记"财政应返还额度—财政授权支付"科目。单位收到财政部门批复的上年未下达零余额账户用款额度，借记"零余额账户用款额度"，贷记"财政应返还额度—财政授权支付"科目。根据预算会计相关科目，做预算会计分录。

账务处理见表2-5。

表 2-5 财政授权支付方式下零余额账户用款额度调整平行记账分录

业务活动		财务会计分录	预算会计分录
年末额度注销	注销财政授权支付额度	借：财政应返还额度—财政授权支付 贷：零余额账户用款额度	借：资金结存—财政应返还额度 贷：资金结存—零余额账户用款额度
	财政授权支付额度大于零余额账户额度	借：财政应返还额度—财政授权支付 贷：财政拨款收入	借：资金结存—财政应返还额度 贷：财政拨款预算收入
下年初恢复额度	恢复财政授权支付额度	借：零余额账户用款额度 贷：财政应返还额度—财政授权支付	借：资金结存—零余额账户用款额度 贷：资金结存—财政应返还额度—财政授权支付
	收到上年度未下达零余额账户额度	借：零余额账户用款额度 贷：财政应返还额度—财政授权支付	借：资金结存—零余额账户用款额度 贷：资金结存—财政应返还额度—财政授权支付

2.5 其他货币资金

2.5.1 其他货币资金概述

医院的其他货币资金指除现金、银行存款和零余额账户用款额度以外的外埠存款、银行汇票存款、银行本票存款、信用证存款等货币资金。

银行汇票存款是指医院为取得银行汇票按规定存入银行的款项；银行本票存款是指医院为取得本票，按照规定存入银行的款项；信用证存款是指医院为开立信用证，按照规定存入银行的款项。医院应加强对其他货币资金的管理，及时办理结算，对于逾期尚未办理结算的银行汇票、银行本票等其他货币资金，应按规定及时转回。

2.5.2 其他货币资金的会计核算

为核算、反映医院各种其他货币资金的收入、支出和结存情况，医院应设置"其他货币资金"总账科目，根据实际需要本科目应下设"外埠存款""银行本票存款""银行汇票存款""信用证存款""信用卡存款"等明细科目。本科目属于资产类科目，增加记借方，减少记贷方，期末余额在借方，反映医院实际持有的其他货币资金。其他货币资金的账务处理见表 2-6。

表 2-6 其他货币资金业务账务处理汇总表

业务活动	账务处理
设立异地账户，或将款项缴存银行取得银行本票、汇票、信用证和信用卡等	进行财务会计核算处理： 借：其他货币资金—外埠存款/银行本票存款/银行汇票存款/信用卡存款/信用证存款 　贷：银行存款

表2-6(续)

业务活动	账务处理
使用其他货币资金购买设备、物资或支付费用等	进行财务会计核算处理： 借：库存物品/业务活动费等 　贷：其他货币资金—外埠存款/银行本票存款/银行汇票存款/信用卡存款/信用证存款
	进行预算会计核算处理： 借：事业支出/行政支出等 　贷：资金结存—其他货币资金
将多余的外埠存款转回本地银行；将银行本票等余款退回银行存款账户	进行财务会计核算处理： 借：银行存款 　贷：其他货币资金—外埠存款/银行本票存款/银行汇票存款/信用卡存款/信用证存款

2.5.2.1　医院形成其他货币资金

医院按有关规定须在异地开设银行账户，将款项委托当地银行汇往异地开立账户时，借记"其他货币资金—外部存款"等，贷记"银行存款"；将款项交存银行取得银行本票、银行汇票、信用证、信用卡等，按照取得的银行本票、银行汇票、信用证、信用卡金额，借记"其他货币资金—银行本票存款""其他货币资金—银行汇票存款""其他货币资金—信用证存款""其他货币资金—信用卡存款"等科目，贷记"银行存款"。

2.5.2.2　医院使用其他货币资金进行支付

使用外埠存款、银行本票、银行汇票、信用证、信用卡等发生支付，按照实际支付金额，借记"库存物品""固定资产"等相关科目，贷记"其他货币资金—外埠存款""其他货币资金—银行本票存款""其他货币资金—银行汇票存款""其他货币资金—信用证存款""其他货币资金—信用卡存款"等科目。

2.5.2.3　余款退回

将多余外埠存款转回本地银行，或将有余款或因本票、汇票超过付款期等原因的其他货币资金退回银行存款账户，按照实际转回或退款金额，借记"银行存款"，贷记"其他货币资金—外埠存款""其他货币资金—银行本票存款""其他货币资金—银行汇票存款""其他货币资金—信用证存款""其他货币资金—信用卡存款"等科目。

3 应收款项

学习目标：

1. 掌握：应收账款的会计核算，坏账准备的计提、坏账准备的核销及账务处理、坏账核销后收回的账务处理，其他应收款会计核算，预付账款的会计核算。

2. 理解：应收账款、其他应收款及预付账款的含义。

3. 了解：其他应收款的管理，财政直接支付、财政授权支付的含义及会计核算。

3.1 财政应返还额度

3.1.1 财政应返还额度的概念

医院财政应返还额度是指实行国库集中支付的医院应收财政返还的资金额度。医院应设置"财政应返还额度"科目，核算应收财政返还的资金额度，包括可以使用的以前年度财政直接支付资金额度和财政应返还的财政授权支付资金额度。

由于财政性资金的支付实行财政直接支付和财政授权支付两种方式，因此财政应返还额度设置"财政直接支付"和"财政授权支付"两个明细科目，进行明细核算。财政应返还额度属于资产类科目，期末为借方余额，反映医院应收财政返还的资金额度。财政应返还额度科目核算的会计核算如表 3-1 所示。

表 3-1 财政应返还额度科目的会计核算及平行记账

业务活动	财政直接支付	财政授权支付	
年末国库集中支付尚未使用的资金额度	根据本年度财政直接支付预算指标数大于当年财政直接支付实际发生数的差额，确认收入，做财务会计分录： 借：财政应返还额度—财政直接支付 　贷：财政拨款收入 同时做预算会计分录： 借：资金结存—财政应返还额度 　贷：财政拨款预算收入	年末，用款额度已下达到银行，根据代理银行提供的对账单，作银行注销额度的相关账务处理。	财务会计的分录为： 借：财政应返还额度—财政授权支付 　贷：零余额账户用款额度 预算会计的分录为： 借：资金结存—财政应返还额度 　贷：资金结存—零余额账户用款额度
		年末，预算已批复，但部分预算批复尚未下达到零余额账户用款额度，将财政授权支付预算指标大于零余额账户下达额度部分确认为应收财政应返还额度，并确认收入。	财务会计分录为： 借：财政应返还额度—财政授权支付 　贷：财政拨款收入 预算会计分录： 借：资金结存—财政应返还额度 　贷：财政拨款预算收入

表3-1(续)

业务活动	财政直接支付	财政授权支付	
下年年初恢复以前年度财政资金额度	不做账务处理	恢复上年已下达到零余额账户的注销额度,根据代理银行提供的额度恢复到账通知书作额度恢复	财务会计分录: 借:零余额账户用款额度 　贷:财政应返还额度—财政授权支付 预算会计分录: 借:资金结存—零余额账户用款额度 　贷:资金结存—财政应返还额度
		恢复已批复预算未下达到零余额账户的注销额度,收到财政部门批复的上年未下达零余额账户用款额度	财务会计分录: 借:零余额账户用款额度 　贷:财政应返还额度—财政授权支付 预算会计分录: 借:资金结存—零余额账户用款额度 　贷:资金结存—财政应返还额度
使用以前年度的财政资金额度	借:库存物品/固定资产/业务活动费等 　贷:财政应返还额度—财政直接支付 预算会计分录: 借:行政支出 　贷:资金结存—财政应返还额度	财务会计分录: 借:库存物品/固定资产/业务活动费等 　贷:零余额账户用款额度 预算会计分录 借:行政支出/事业支出 　贷:资金结存-零余额账户用款额度	

3.1.2 财政应返还额度的会计核算

3.1.2.1 财政直接支付

财政直接支付是国库集中支付的一种方式,是指预算单位按照部门预算和用款计划确定的资金用途,提出支付申请,经财政国库执行机构审核后开出支付令,送代理银行,通过国库单一账户体系中的财政零余额账户或预算外资金支付专户,直接将财政性资金支付到收款人或收款单位账户。

实行财政直接支付,年末应将已批复预算尚未实现支付的额度确认为收入,医院根据本年度财政直接支付预算指标数大于当年财政直接支付实际发生数的差额,借记"财政应返还额度—财政直接支付",贷记"财政拨款收入"科目;按照预算会计相关科目,借记"资金结存—财政应返还额度",贷记"财政拨款预算收入"。下年年初,财政部门恢复额度时,无须做账务处理。单位使用以前年度财政直接支付额度支付款项时,借记"固定资产""业务活动费用""单位管理费用"等科目,贷记"财政应返还额度—财政直接支付"科目;根据预算会计相关科目,借记"事业支出"等,贷记

"资金结存—财政应返还额度"。

实例：20×9 年年末结算时，NS 医院本年度财政直接支付预算指标数为 5 000 000 元，当年财政直接支付实际支出数为 4 000 000 元，NS 医院年末编制会计分录如下：

借：财政应返还额度—财政直接支付   1 000 000

  贷：财拨款收入   1 000 000

同时，做预算会计分录：

借：资金结存—财政应返还额度   1 000 000

  贷：财政拨款预算收入   1 000 000

下一年，NS 医院使用 20×9 年度财政直接支付额度 30 000 元购买办公用品，编制会计分录如下：

借：库存物品   30 000

  贷：财政应返还额度—财政直接支付   30 000

同时，做预算会计分录：

借：事业支出—   30 000

  贷：资金结存—财政应返还额度   30 000

3.1.2.2 财政授权支付

财政授权支付是国库集中支付的另一种方式，是指预算单位按照部门预算和用款计划确定资金用途，根据财政部门授权，自行开具支付令送代理银行，通过国库单一账户体系中的单位零余额账户或特设专户，将财政性资金支付到收款人或用款单位账户。财政授权支付的支出范围是指除财政直接支付支出以外的全部支出。

实行财政授权支付，年终结余资金账务处理时，借方登记单位零余额账户注销额度数，贷方登记下年度恢复额度数。

年末，如果财政授权支付预算全部下达到零余额账户用款额度，医院根据代理银行提供的对账单作注销额度的相关账务处理，借记"财政应返还额度—财政授权支付"，贷记"零余额账户用款额度"科目；如果财政授权支付预算已批复，但部分预算批复尚未下达到零余额账户用款额度，应将未下达额度部分确认为收入，单位本年度财政授权支付预算指标数大于零余额账户用款额度下达数的，根据未下达的用款额度，借记"财政应返还额度—财政授权支付"，贷记"财政拨款收入"科目。

下年年初，医院恢复上年已下达到零余额账户的注销额度，根据代理银行提供的上年度注销额度恢复到账通知书作恢复额度的相关账务处理，借记"零余额账户用款额度"科目，贷记"财政应返还额度—财政授权支付"；医院恢复已批复财政授权支付预算未下达到零余额账户的注销额度，根据收到财政部门批复的上年未下达零余额账户用款额度，借记"财政应返还额度—财政授权支付"科目，贷记"零余额账户用款额度"科目。

实例：2018 年年末，经结算，NS 医院本年度财政授权支付预算指标数为 10 000 000 元，零余额账户用款额度下达数为 9 000 000 元，NS 医院根据未下达的用款额度，编制会计分录如下：

借：财政应返还额度—财政授权支付   1 000 000

  贷：财政拨款收入   1 000 000

同时，做预算会计分录：

借：资金结存—财政应返还额度   1 000 000

  贷：财政拨款预算收入   1 000 000

2019 年 2 月 1 日，NS 医院收到财政部门上年年未下达的 1 000 000 元用款额度的批复，编制会计分录如下：

借：零余额账户用款额度   1 000 000

  贷：财政应返还额度—财政授权支付   1 000 000

同时，做预算会计分录：

借：资金结存—零余额账户用款额度   1 000 000

  贷：资金结存—财政应返还额度   1 000 000

2019 年 3 月 15 日，NS 医院使用该财政授权支付额度 30 000 元购买办公用品，编制会计分录如下：

借：库存物品   30 000

  贷：零余额账户用款额度   30 000

同时做预算会计分录：

借：事业支出   30 000

  贷：资金结存—货零余额账户用款额度   30 000

3.2 应收账款

3.2.1 应收账款概述

应收账款指会计主体在对外销售产品、提供劳务、让渡资产使用权（或所有权）以及开展有偿服务等业务活动中应当向客户收取而尚未收取的款项，不包括借出款、备用金、向职工收取的各种垫付款项等。医院应收账款指医院因提供诊疗服务及辅助服务、销售药品等业务活动应向病人等收取而未收取的医疗款项。根据《关于医院执行〈政府会计制度——行政事业单位会计科目和报表〉的补充规定》，医院应收账款包括应收在院病人医疗款、应收医疗款和其他应收账款。

医院应设置"应收账款"总分类科目，核算提供诊疗服务及辅助服务等业务活动应收取的款项。该科目属于资产类科目，科目借方反映当期医院应收账款的增加，贷方反映当期医院应收账款的减少，期末科目余额在借方，反映医院尚未收到的应收账款。应收账款应当按照债务单位（或个人）进行明细核算。

医院应当根据《关于医院执行〈政府会计制度——行政事业单位会计科目和报表〉的补充规定》，在"应收账款"科目下设置"应收在院病人医疗款""应收医疗款""其他应收账款"三个明细科目。"应收在院病人医疗款"核算医院因提供医疗服务而应向在院病人收取的医疗款；"应收医疗款"核算医院因提供医疗服务而应向医疗保险机构、门急诊病人、出院病人等收取的医疗款，应当按照医疗保险机构、门急诊病人、出院病人等进行明细核算；"其他应收账款"核算医院除应收在院病人医疗款、应收医疗款以外的其他应收账款，如医院因提供科研教学等服务、按合同或协议约定应向接受服务单位收取的款项等。"应收账款"明细科目设置及核算内容见表 3-2。

表 3-2 "应收账款"下设明细科目设置及核算内容

一级明细科目	二级明细科目	三级明细科目	核算内容
121201 应收在院病人医疗款	自设	自设	因提供医疗服务而应向在院病人收取的医疗款
121202 应收医疗款	12120201 应收医保款	门急诊	医院因提供门急诊医疗服务而应向医疗保险机构收取的医疗款
		住院	医院因提供住院医疗服务而应向医疗保险机构收取的医疗款
	12120202 门急诊病人欠费	自设	门急诊病人应付未付医疗款
	12120203 出院病人欠费	自设	出院病人应付未付的医疗款
121203 其他应收账款	自设	自设	医院除应收在院病人医疗款、应收医疗款以外的其他应收账款

3.2.2 应收账款的会计核算

鉴于各个地方政府对是否纳入国库集中支付的收入范围界定不同，本教材区别应收账款收回后是否需上缴财政、纳入国库集中支付管理，分别进行会计核算示例，具体会计处理如表 3-3 所示。

表 3-3 医院应收账款会计处理核算汇总表

业务活动收入是否需上缴财政	发生应收账款	收回应收账款
需上缴财政	借：应收账款—应收在院病人医疗款/应收医疗款/其他应收账款 　　贷：应缴财政款	收回时： 借：银行存款 　　贷：应收账款—应收在院病人医疗款/应收医疗款/其他应收账款 上缴时： 借：应缴财政款 　　贷：银行存款

表3-3（续）

业务活动收入是否需上缴财政	发生应收账款	收回应收账款
不需上缴财政	借：应收账款—应收在院病人医疗款/应收医疗款/其他应收账款 　　贷：事业收入	财务会计分录： 借：银行存款 　贷：应收账款—应收在院病人医疗款/应收医疗款/其他应收账款 预算会计分录： 借：资金结存—货币资金 　贷：事业预算收入等

3.2.2.1　需上缴财政的收入形成应收账款的核算

1. 按期收回

医院发生应收账款时，按应收未收的金额，借记"应收账款—应收在院病人医疗款/应收医疗款/其他应收款"，贷记"应缴财政拨款"。收回应收账款时，借记"银行存款"，贷记"应收账款—应收在院病人医疗款/应收医疗款/其他应收款"；上缴时，借记"应缴财政款"，贷记"银行存款"。

实例：20×9年4月4日，NS医院住院结账处向财务部门送交当日"住院病人收入汇总日报表"，列示：医疗收入——住院收入共970 000元，其中床位收入50 000元、诊察收入10 000元、药品收入50 0000元、检查收入100 000元、化验收入100 000元、治疗收入100 000元、手术收入100 000元、护理收入10 000元，财务部门根据有关凭证，编制会计分录：

借：应收账款—应收在院病人医疗款	970 000
贷：事业收入—医疗收入—住院收入—床位收入	50 000
—诊察收入	10 000
—药品收入	500 000
—检查收入	100 000
—化验收入	100 000
—治疗收入	100 000
—手术收入	100 000
—护理收入	10 000

收回应收账款时，财务会计处理为：

借：银行存款	970 000
贷：应收账款—应收在院病人医疗款	970 000

上缴时：

借：应缴财政款	970 000
贷：银行存款	970 000

2. 形成坏账

医院应于每年年末，对于无法收回的应上缴财政的应收账款进行全面检查。对于超过规定年限、确认无法收回的应收账款，按规定报经批准后予以核销。按核销金额，借记"应缴财政款"科目，贷记"应收账款——应收在院病人医疗款/应收医疗款/其他应收账款"，核销的应收账款应在备查账簿中保留登记。已核销的应收账款在以后期间又收回的，按实际收回金额，借记"银行存款"等，贷记"应缴财政款"科目。

3.2.2.2 应收账款收回后不需上缴财政

1. 按期收回

医院发生应收账款时，按应收未收的金额，借记"应收账款——应收在院病人医疗款/应收医疗款/其他应收账款"，贷记"事业收入""其他收入"等；收回应收账款时，按实际收到金额，借记"银行存款"，贷记"应收账款——应收在院病人医疗款/应收医疗款/其他应收款"。按预算会计相关科目，借记"资金结存——货币资金"等，贷记"事业预算收入"等。

实例：20×9 年 4 月 4 日，NS 医院住院结账处向财务部门送交当日"住院病人收入汇总日报表"，列示：医疗收入——住院收入共 970 000 元，其中床位收入 50 000 元、诊察收入 10 000 元、药品收入 500 000 元、检查收入 100 000 元、化验收入 100 000 元、治疗收入 100 000 元、手术收入 100 000 元、护理收入 10 000 元，假设该医院收入不需上缴财政，未实行国库集中支付管理，财务部门根据有关凭证，编制会计分录：

```
借：应收账款——应收在院病人医疗款                                      970 000
    贷：事业收入——医疗收入——住院收入——床位收入                        50 000
                                        —诊察收入                      10 000
                                        —药品收入                     500 000
                                        —检查收入                     100 000
                                        —化验收入                     100 000
                                        —治疗收入                     100 000
                                        —手术收入                     100 000
                                        —护理收入                      10 000
```

收回应收账款时，财务会计处理为：

```
借：银行存款                                                          970 000
    贷：应收账款——应收在院病人医疗款                                   970 000
```

同时，登记预算会计分录：

```
借：资金结存——货币资金                                               970 000
    贷：事业预算收入                                                   970 000
```

2. 形成坏账

医院为在院病人提供诊疗服务形成的应收账款，通过"应收账款——应收在院病人医疗款"进行核算，病人出院结算后尚有未能收回的门诊与住院诊疗费，应将其转入"应收账款——应收医疗款"进行核算。每年年末，医院应对"应收账款——应收医疗款"

"应收账款—其他应收账款"进行全面检查，如有无法收回的迹象发生，应计提坏账准备；若应收账款确定无法收回，应按相关规定报经批准后，予以核销。

（1）坏账准备的计提

医院应对收回后不需上缴财政的应收账款和其他应收款进行全面检查，分析其可收回性，对预计可能产生的坏账损失计提坏账准备、确认坏账损失。可以采用应收账款余额百分比法、账龄分析法、个别认定法等方法计提坏账准备。医院应设置"坏账准备—应收账款坏账准备"科目，核算医院按规定对"应收账款——应收医疗款""应收账款——其他应收账款"提取的坏账准备。

坏账准备计提方法一经确定，不得随意变更。如需变更，应当按照规定报经批准，并在财务报表附注中予以说明。当期应补提或冲减的坏账准备金额的计算公式如下：

当期应补提或冲减的坏账准备＝按照期末应收账款计算应计提的坏账准备金额—"坏账准备"科目期末贷方余额（或＋"坏账准备"科目期末借方余额）

如果应计提坏账准备金额大于"坏账准备—应收账款坏账准备"科目期末贷方余额，当期计提应收账款坏账准备，借记"其他费用"，贷记"坏账准备—应收账款坏账准备"；如果应计提坏账准备金额小于"应收账款坏账准备"科目期末贷方余额，当期冲减坏账准备，借记"坏账准备—应收账款坏账准备"，贷记"其他费用"。

（2）坏账核销

医院的应收账款是否发生了坏账，可按下列条件之一进行判断：一是债务人依法宣告破产、关闭、解散、被撤销，或者被依法注销、吊销营业执照，其清算财产不足清偿的应收款项；二是债务人死亡，或者依法被宣告失踪、死亡，其财产或者遗产不足清偿的应收款项；三是因自然灾害、战争等不可抗力导致无法收回的应收款项；四是债务人逾期未履行偿债义务，经人民法院裁决，确实无法清偿的应收款项；五是债务人逾期3年以上未清偿，且有确凿证据证明已无力清偿的应收款项；六是法定机构批准可核销的应收款项。

医院对确实无法收回的应收账款，按规定报经批准，按无法收回的金额，借记"坏账准备—应收账款坏账准备"，贷记"应收账款—应收医疗款/其他应收账款"。核销的"应收账款—应收医疗款/其他应收账款"应在备查簿中保留登记。

（3）收回已核销的坏账准备

医院已核销的应收账款在以后期间又收回的，按实际收回金额，做财务会计分录的账务处理，借记"应收账款—应收医疗款/其他应收账款"，贷记"坏账准备—应收账款坏账准备"；同时，做预算会计账务处理，借记"资金结余—货币资金"等，贷记"非财政拨款结余"等。

实例：NS医院收到病员A交来的2015年住院欠费2 000元，该笔款项已于2019年报上级主管部门批准核销了。财务部门根据相关资料，编制会计财务会计分录如下：

借：应收账款—应收医疗款—出院病人欠费　　　　　　　　　　　　2 000

　　贷：坏账准备—应收账款坏账准备　　　　　　　　　　　　　　　　2 000

同时，做会计分录：

借：库存现金　　　　　　　　　　　　　　　　　　　　　　　　　　　　　2 000
　　贷：应收账款—应收医疗款—出院病人欠费　　　　　　　　　　　　　　　2 000
同时，制做预算会计分录：
借：资金结余—货币资金　　　　　　　　　　　　　　　　　　　　　　　　2 000
　　贷：非财政拨款结余　　　　　　　　　　　　　　　　　　　　　　　　2 000

3.3　其他应收款

3.3.1　其他应收款概述

其他应收款是指医院除财政应返还额度、应收在院病人医疗款、应收医疗款、其他应收账款、预付账款以外的其他各项应收、暂付款项，包括应向职工收取的各种垫付款项、对职能科室或个人拨付的备用金、应收的各种赔款押金、应收上级补助和附属医院单位上缴款项等。

医院应按其他应收款的项目分类以及不同的债务人设置明细账，进行明细核算。本科目为资产类科目，借方反映其他应收款金额的增加，贷方反映其他应收款金额的减少，期末为借方余额，反映医院尚未收回的其他应收款额。

3.3.2　其他应收款的会计核算

医院设置"其他应收款"科目，核算医院除财政应返还额度、应收在院病人医疗款、应收医疗款、其他应收账款、预付账款以外的其他各项应收、暂付款项。

医院因业务需要发生的各种应收、暂付款项等，按实际发生的金额，借记"其他应收款"，贷记"银行存款""库存现金""零余额账户用款额度"等科目。报销费用时，借记"业务活动费"等，贷记"其他应收款"；按预算会计相关科目，借记"事业支出"等，贷记"资金结存—货币资金"等。收回或转销其他应收款时，借记"库存现金""银行存款""库存物品""业务活动费用"等科目，贷记"其他应收款"。

实例：NS医院神经内科职工李某因出差需借差旅费5 000元，审批后到财务部门办理借款，财务部门编制会计分录如下：

借：其他应收款—差旅费（李某）　　　　　　　　　　　　　　　　　　　5 000
　　贷：银行存款　　　　　　　　　　　　　　　　　　　　　　　　　　5 000
李某出差后回医院报销差旅费5 000元，归还借款。

借：业务活动费　　　　　　　　　　　　　　　　　　　　　　　　　　　5 000
　　贷：其他应收款—差旅费（李某）　　　　　　　　　　　　　　　　　　5 000
同时，做预算会计分录：
借：事业支出　　　　　　　　　　　　　　　　　　　　　　　　　　　　5 000
　　贷：资金结存—货币资金　　　　　　　　　　　　　　　　　　　　　5 000
实行公务卡结算的医院，偿还尚未报销的医院公务卡欠款金额时，按实际偿还款项，借记"其他应收款"，贷记"银行存款""零余额账户用款额度"。持卡人报销消费公务卡金额时，按实际报销金额，借记"业务活动费""单位管理费"，贷记"其他应收款"。

实例：NS医院办公室职工李某持公务卡购买办公用品一批，公务卡还款日4月27日发票未到，财务部门代还公务卡消费金额10 000元，5月6日，发票到达，李某到财务部办理报销手续，财务部门编制会计分录如下：

4月27日财务部代还公务卡，相关账务处理为：

借：其他应收款—代还公务卡 10 000

　　贷：零余额账户用款额度 10 000

5月6日，李某到财务办理报销手续，相关账务处理为：

借：单位管理费 10 000

　　贷：其他应收款—代还公务卡 10 000

同时，做预算会计分录：

借：事业支出 10 000

　　贷：资金结存—货币资金 10 000

实行备用金制度的医院，财会部门核定发放备用金时，按实际发放金额，借记"其他应收款—备用金"，贷记"库存现金""银行存款"科目；根据报销数用现金补足备用金定额时，借记"业务活动费用""单位管理费用"，贷记"库存现金""银行存款"等科目，报销数和拨补数都不再通过本科目核算，等到收回备用金时，再借记"库存现金"等科目，贷记"其他应收款—备用金"。

实例：NS医院采购员李某报销自己经手购买的办公用品，并将该款项补足备用金。财会部门根据发票、入库单等审核应报销1 000元，编制会计分录如下：

借：库存材料——办公用品 1 000

　　贷：库存现金 1 000

同时，做预算会计分录：

借：事业支出 1 000

　　贷：资金结存—货币资金 1 000

20×9年8月10日，李某因工作调动，收回备用金2 000元，财务部门编制会计分录如下：

借：库存现金 2 000

　　贷：其他应收款——备用金（李某） 2 000

3.3.3　其他应收款的核销

医院应于年度终了对其他应收款进行全面检查，如有无法收回的迹象发生，应计提坏账准备；若应收账款确定无法收回，应按相关规定报经批准后，予以核销。

坏账准备的计提。医院应分析其他应收款的可收回性，对预计可能产生的坏账损失计提坏账准备、确认坏账损失。可以采用其他应收款余额百分比法、账龄分析法、个别认定法等方法计提坏账准备。医院应设置"坏账准备—其他应收款坏账准备"科目,核算医院按规定对其他应收款提取的坏账准备。坏账准备计提方法一经确定,不得随意变更。如需变更,应当按照规定报经批准,并在财务报表附注中予以说明。

当期应补提或冲减的坏账准备金额＝按照期末其他应收款计算应计提的坏账准备金额－"坏账准备"科目期末贷方余额(或＋"坏账准备"科目期末借方余额)。如果应计提坏账准备金额大于"坏账准备—其他应收款坏账准备"科目期末贷方余额,当期计提其他应收款坏账准备,借记"其他费用",贷记"坏账准备—其他应收款坏账准备";如果应计提坏账准备金额小于"其他应收款坏账准备"科目期末贷方余额,当期冲减坏账准备,借记"坏账准备—其他应收款坏账准备",贷记"其他费用"。

坏账核销。医院对确实无法收回的其他应收款,按规定报经批准,按无法收回的金额,借记"坏账准备—其他应收款坏账准备",贷记"其他应收款"。核销的其他应收款应在备查簿中保留登记。

收回已核销的其他应收款。医院已核销的其他应收款在以后期间又收回的,按实际收回金额,做财务会计分录的账务处理,借记"其他应收款",贷记"坏账准备—其他应收款坏账准备",借记"银行存款"等,贷记"其他应收款";同时,做预算会计账务处理,借记"资金结余—货币资金"等,贷记"非财政拨款结余"等。

3.4 预付账款

3.4.1 预付账款概述

医院预付账款是指医院预付给商品供应单位或者服务提供单位的款项,如预付的材料、商品采购货款、必须预先发放的在以后收回的物品预购定金等。对医院来说,预付账款是一项流动资产。

医院预付账款的管理要点主要有:

第一,建立健全相关管理制度。

(1)建立健全预付账款管理责任制度。医院财会部门中资产管理人员负责设备预付账款的管理工作,材料核算人员负责材料预付账款的管理工作,供应部门负责预付账款的清查催收工作。通过加强对预付账款的管理,加速资金周转,提高资金使用效益。

(2)建立预付账款的控制制度。发生预付款项时必须签订合同,合同经各有关部门会签后,上交一份至财务部备查。同时为了节约货币资金的支出,供应部门应按照经科室主任、医院总会计师审批后的购货合同的规定,办理预付账款支付手续,严格控制各种预付款项的额度。未签订购货合同的业务不得发生预付账款,外委工程不准发生预付账款。

(3)建立预付账款台账管理制度。医院财会部门应与客户协商,要求客户建立预付账款台账,详细反映各客户预付账款的增减变动等信息。对各种预付款项,应按照购货协议或合同的规定，按单位或个人名称、债务单位、个人或供应单位名称设置有关的明细账并详细记载。同时将购货合同、签证单和台账一同保管，形成完整的档案。

（4）建立健全预付账款清理责任制度。按照供货合同或提供劳务合同的协议，指定专人做好结算和催收工作，制订工作计划，按期定额回收，防止意外和损失发生。财会部门对所发生的预付账款如有确凿证据表明其不符合预付账款的性质，或因供货单位破产、撤销等原因已无望再收回所购货物的，应将其转入其他应收款。

（5）建立财务人员培训制度。医院财务人员要不断接受继续教育，熟练系统地掌握会计理论知识和预付账款的运用技巧，不做错账。

（6）建立医院负责人的责任制度。医院负责人应对本医院采购与预付款内部控制的建立健全和有效实施以及采购与预付款业务的真实性、合法性负责。

（7）建立预付账款和定金的授权标准制度，加强对预付账款和定金的管理。

第二，财务负责人和内部审计部门应定期对"预付账款"进行实质性测试。重点审查预付账款支付的正确性、时效性和合法性，获取或编制预付账款明细表，复核加计正确，并与报表数、总账数和明细账合计数核对，同时请单位协助，在预付账款明细表上标出截至检查日已收到货物并冲销预付账款的项目，抽查复核其真实性和正确性。对预付账款进行分析性复核：将期末预付账款余额与上期期末余额进行比较，分析其波动原因；了解预付账款惯例以及收回货物的平均天数，分析预付账款的账龄，如有确凿证据表明其不符合预付账款性质，或者因供货单位破产、撤销等原因已无望再收到所购货物的，是否将原计入预付账款的金额转入其他应收款并按规定计提相应的坏账准备；计算预付账款与业务活动费的比率，并与以前各期比较，分析异常变动的原因；将预付账款余额的增减幅度与业务活动费的增减幅度比较，分析异常变动的原因；应检查预付账款是否存在贷方余额，如果有，应查明原因，必要时重新分类调整；应检查预付账款长期挂账的原因；审阅"预付账款"明细账，从摘要、对应账户的记录中发现线索，再进一步查阅记账凭证和原始凭证等相关资料；应检查企业是否利用预付账款业务往来为他人进行非法结算以获取回扣或以此来转移资金、私设小金库；审查预付账款业务合同是否真实合法，有无以虚假或不合理合同串通舞弊，虚列预付账款，是否利用预付账款列支非法支出，查证预付账款明细账的账龄长短及相关的凭证，如账龄过长，则有利用"预付账款"转移资金或进行其他舞弊行为的可能性。

3.4.2 预付账款的会计核算

医院应设置"预付账款"科目，核算其按照购货、服务合同或协议规定预付给供应单位（或个人）的款项，以及按照合同规定向承包工程的施工企业预付的备料款和工程款。本科目应当按照供应单位（或个人）及具体项目进行明细核算；对于基本建设项目发生的预付账款，还应当在本科目所属基建项目明细科目下设置"预付备料款""预付工程款""其他预付款"等明细科目，进行明细核算。"预付账款"属于资产类科目，借方反映医院预付账款的增加，贷方反映医院预付账款的减少，期末余额在借方，反映医院实际预付但尚未结算的款项。见表3-4。

表 3-4　预付账款科目会计核算平行记账表

业务活动	财务会计分录	预算会计分录
发生预付账款	借：预付账款 　贷：零余额账户用款额度/银行存款	借：行政支出/事业支出 　贷：财政拨款预算收入/ 资金结存—货币资金等
预付账款核销	借：其他应收款 　贷：预付账款	
收到预付账款购买的物资	借：业务活动费用/单位管理费用/固定资产等 　贷：预付账款	

根据购货协议、合同等预付款项。因采购设备等进行预付款时，按照实际预付的金额，借记"预付账款"，贷记"银行存款""零余额账户用款额度"等科目。按预算会计相关科目，借记"事业支出"，贷记"资金结存—货币资金"等。

实例：NS 医院 20×9 年 5 月 7 日与 A 生物科技有限公司签约采购三台设备，总计货款 500 000 元，合同签订后预付合同金额的 30%，20×9 年 5 月 8 日，NS 医院向 A 生物科技有限公司预付合同款项，编制会计分录如下：

借：预付账款—A 生物科技有限公司　　　　　　　　　　　　　　　150 000
　贷：银行存款　　　　　　　　　　　　　　　　　　　　　　　　150 000

同时，做预算会计分录：

借：事业支出　　　　　　　　　　　　　　　　　　　　　　　　　150 000
　贷：资金结存—货币资金　　　　　　　　　　　　　　　　　　　 15 000

医院收到所购资产或服务时，按照购入资产或服务的成本，借记"库存物品""固定资产""业务活动费用"等相关科目；按照相关预付账款的账面余额，贷记"预付账款"；按照实际补付的金额，贷记"零余额账户用款额度""银行存款"等科目。按照预算会计相关科目，根据实际补付的金额，借记"事业支出"等，贷记"资金结存—货币资金"等。

医院根据工程进度结算工程价款及备料款时，按照结算金额，借记"在建工程"科目，按照相关预付账款的账面余额，贷记"预付账款"，按照实际补付的金额，贷记"零余额账户用款额度""银行存款"等科目。

3.4.3　预付账款的核销

医院应当于每年年度终了，对预付账款进行检查，如发现确有收不回来的预付账款，应先将预付账款转入其他应收款科目，再按相关规定处理。

实例：NS 医院 20×9 年 12 月 31 日进行决算前账务清理时，发现年初预付 B 公司试剂款 10 000 元一直未来销账。经与采购部门联系，核实 B 公司已于 9 月份破产注销，预付款已无法收回。编制会计分录如下：

借：其他应收款—B 公司　　　　　　　　　　　　　　　　　　　　10 000

贷：预付账款—B公司　　　　　　　　　　　　　　　　　　　　　　10 000

转入其他应收款后的账务处理，参见"其他应收款"科目及"坏账准备—其他应收款坏账准备"。

4　存货

学习目标：

1. 掌握：存货的确认条件和初始计量，医院存货的会计核算。

2. 理解：存货发出计价的方法，医院存货的清查及会计核算。

3. 了解：存货的概念及分类，医院存货包含的具体内容；医院存货的相关管理规定。

4.1　存货及其初始计量与确认

4.1.1　存货的概念及其分类

医院存货是指医院在日常业务活动中持有以备出售给病人用于治疗，或者为了治疗出售仍处于在加工（包括自制和委托外单位加工）过程中的，或者将在提供医疗服务或日常管理中耗用的药品、卫生材料、低值易耗品和其他材料。医院的存货通常在1年内或1个会计期间内在提供诊疗服务的过程中被耗用，或者出售转化为现金、银行存款或其他货币资金、应收账款等，具有较强的流动性，属于流动资产。

医院提供诊疗服务，有的存货以医疗成本的形式被耗用，有的存货以医院管理费用的形式被耗用，有的存货仍以原有形态存在。因此，存货的会计核算信息是否真实、可靠，不仅影响资产的价值是否准确，同时也影响医院净资产的确定是否正确。

列示于资产负债表上的存货，都是为了医院提供诊疗服务及辅助服务而存储的流动资产，不是为了该目的而存储的资产，不能列为存货。医院随买随用的零星办公用品在购进时直接列作费用，不纳入存货的核算与管理范围。医院按政府要求购买、储备和使用的政府储备物资，应列示为"政府储备物资"，不属于存货核算和管理范畴。医院在基本建设过程中为在建工程购买和使用的材料物资，应列示为"工程物资"，也不属于存货核算和管理的范围。

医院应以所有权的归属而不是存放地点来界定医院的存货范围，在存货盘存日，不管存货存放于医院内还是医院外，只要其产权归属于医院，都应作为医院的存货，如医院委托外单位加工的药剂、药品等。而产权不属于医院的物资，即使其存放地点在医院，也不属于医院的存货。受托存储保管的物资和受托转赠的物资，应列示为"受托代理资产"，不属于存货核算和管理的范围。

医院的存货具体通常包括以下内容：

（1）药品，指医院为了开展医疗活动而储存的各类药品，一般分为西药、中成药、中草药等。

（2）卫生材料，指医院为提供诊疗服务而持有已备出售给病人的或将在医疗服务中耗用的材料。卫生材料可进一步按种类分为化验材料、放射材料等。医院可按自身的实际情况进行划分和管理。

（3）低值易耗品，指单位价值在规定限额以下或使用年限比较短（般在一年以内或一个会计周期以内）的物品。低值易耗品在使用过程中可以多次使用不改变其实物形态，在使用时也需维修，报废时可能也有残值。

（4）在加工物资，指医院自制或委托外单位加工而尚未完工的各种药品、卫生材料等物资。

（5）其他材料，如办公用品、劳保用品等。

4.1.2　存货管理的相关规定

医院加强存货管理，应注意如下方面：

第一，设立专门的存货管理机构对存货进行管理。医院应设立专门的部门，配备专门（专职或兼职）的人员，开展存货购买计划申报、实施采购、保管等工作。财务部门应对存货管理工作进行指导与监督，协助存货管理部门管理好存货。

第二，要建立和完善存货管理制度。医院应根据单位的实际情况，建立和完善存货计划、审批、采购、验收、保管、领用等责任制度，明确各岗位的工作职责，且要注意不相容职务的岗位相分离。

第三，要强化存货的库存管理，加强存货盘点，保证存货的安全完整。医院应建立存货定期和不定期盘点制度，年终必须进行全面盘点清查工作，保证账实相符。对盘盈、盘亏、变质、毁损等情况，应当及时查明原因，根据管理权限报经批准后处理。

第四，要建立和完善存货的账务管理，创造条件实现存货的定额消耗。医院存货管理部门应建立健全药品、材料、低值易耗品的管理制度，按品种、类别进行核算；财务部门应当在明细账下，按品名、规格等设置数量金额明细账。为促使各职能部门、科室合理储备、节约使用存货，医院应逐步建立存货定额储备、定额消耗等制度。

第五，加强实物管理，合理确定存货摊销方法。医院的存货实物领用益采用先进先出法，以减少存货的过期、变质；医院存货除按数量金额进行明细账管理外，低值易耗品领用实行一次性摊销，个别价值较高或领用报废相对集中的可采用五五摊销法。低值易耗品报废收回的残余价值，应按国有资产管理的相关规定处理。

4.1.3　存货的确认条件

同时满足下列条件，医院应当确认为存货：

4.1.3.1　与该存货相关的经济利益很可能流入医院

医院在确认存货时，需要判断与该项存货相关的经济利益是否很可能流入医院。在实务中，主要通过判断与该项存货所有权相关的风险和报酬是否转移到了医院来确定。其中，与存货所有权相关的风险，是指经营情况发生变化造成的相关收益的变动，以及存货滞销、毁损等原因造成的损失；与存货所有权相关的报酬，是指在初步该项存货或其经过进一步加工取得的其他存货时获得的收入，以及处置该项存货实现的利润等。在通常情况下，取得存货的所有权是与存货相关的经济利益很可能流入本单位的一个重要标志。

4.1.3.2 该存货的成本或价值能够可靠地计量

作为医院资产的组成部分，要确认存货，必须能够对其成本进行可靠计量。存货的成本能够可靠地计量必须以取得确凿、可靠的证据为依据，并且具有可验证性。如果存货成本不能可靠地计量，则不能确认为一项存货。例如，医院预计发生的药品制剂费用，由于并未实际发生，不能可靠地确定其成本，因此不能计入药剂的成本。

4.1.4 存货的初始计量

医院取得存货应当按照实际成本进行初始计量，存货的成本包括采购成本、加工成本和使存货达到可使用状态所发生的其他成本。医院存货的主要取得方式及初始成本确定见表 4-1。

表 4-1 不同取得方式下的医院存货实际成本

取得方式	实际成本的确定
购买取得	成本包括购买价、相关税费、运输费、装卸费、保险费以及其他使得存货达到目前场所和状态所发生的支出。
自行加工	成本包括直接材料费用、发生的直接人工费用和按照一定方法分配的与存货加工有关的间接费用。
委托加工	成本包括委托加工前的存货成本、委托加工成本以及使存货达到目前场所和状态所发生的归属于存货成本的其他支出。
置换换入	按照换出资产的评估价值，加上支付的补价或减去收到的补价，加上为换入存货发生的其他相关支出确定。
盘盈取得	按规定经过资产评估的，其成本按照评估价值确定；未经资产评估的，其成本按照重置成本确定。

医院发生的下列各项支出应确认为当期费用，不计入存货成本：

(1) 非正常消耗的直接材料、直接人工和间接费用。

(2) 仓储费（不包括加工过程中未达到下一个加工阶段必需的费用）。

(3) 不能归属于使存货达到目前场所和状态所发生的其他支出。

4.2 存货的发出计价

医院发出存货需要确定存货的数量和单价。存货发出的数量可以通过清点和盘点来确定。由于实际业务中，医院每次采购存货时单价可能不一样，因此，医院应当根据各类存货的性质、对存货管理的要求，合理地选择发出存货的计价方法，以确定当期发出存货的实际成本。对于性质和用途相似的存货，应当采用相同的成本计算方法来确定发出存货的成本。按照现行制度规定，医院按实际成本核算存货时，领用或发出存货可以根据实际情况，采用个别计价法、先进先出法或者加权平均法确定发出存货的实际成本。

4.2.1 个别计价法

个别计价法也称个别认定法、分批实际法，是把每一种存货的实际成本作为计算发出存货成本和期末成本的基础。个别计价法假设发出存货的成本流转与实物流转相一致，发出存货时按照各种存货，逐一辨认各个发出存货和期末存货所属的购进批别或生产批别，分别按其购入或生产时所确定的单位成本作为计算各批发出存货和期末存货成本。个别计价法的优点是计算发出存货的成本和期末存货的成本比较合理、准确。缺点是实务操作中工作量繁重，困难较大。该方法适用对不能替代使用的存货、为特定项目专门购入或制造的存货、单位成本较高的存货等的计价。在现代信息技术条件下，可以通过条码技术识别等手段，实现存货个别计价，提高工作效率。

4.2.2 先进先出法

先进先出法是以先购进的材料先消耗为假定前提，并根据这一假定对领用材料及期末结存进行计价的一种方法。这种方法的具体做法是：材料入库时逐笔登记每一批材料的数量、单价和金额；发出时先按存货的期初余额的单价计算发出的存货的成本，领发完毕后，再按第一批入库的存货的单价计算，依此从前向后类推，计算发出存货和结余存货的成本。使用该方法，期末结存材料的账面价值反映的是较后购进材料的实际成本。

4.2.3 加权平均法

加权平均法又称全月一次加权平均法，是指以当月全部进货成本加上月初存货成本作为权数，去除当月全部进货数量加上月初存货数量，计算出存货的加权平均单位成本，以此为基础计算当月发出存货的成本和期末存货的成本的一种方法。

存货的加权平均单位成本＝（月初结存货成本＋本月购入存货成本）÷（月初结存存货数量＋本月购入存货数量）

月末库存存货成本＝月末库存存货数量×存货加权平均单位成本

本期发出存货的成本＝本期发出存货的数量×存货加权平均单位成本

或者，本期发出存货的成本＝期初存货成本＋本期收入存货成本－期末存货成本

加权平均法的优点是计算方法简单，计价结果也比较均衡。但由于只在月末计算，不能随时计算、登记存货和结存成本，不利于对存货价格变动大的存货的成本计价，适合对价格变动幅度不大的存货的计价。

实例：NS医院20×9年4月购买某A药品的明细账如表4-2所示。

表 4-2 购买某药品明细账

材料类别：A 药品　　　　　　　　　　　　　　　　　　　　计量单位：盒

编号：××××　　　　　　　　　　　　　　　　　　　　　最高库存：××

| 20×9年 | | 凭证 | 摘要 | 购入 | | | 发出 | | | 结存 | | |
月	日	编号		数量	单价	总额	数量	单价	总额	数量	单价	总额
4	1		期初							50	20	1 000
4	5		购入	20	25	500						
4	6		发出				50 10	20 25	1 000 250			
4	19		购入	30	23	690						
4	25		发出				10 10	25 23	250 230			
4	30		合计	50		1190	80		1730	20		

（1）使用先进先出法，医院 4 月 6 日、4 月 30 日购买 A 药品的成本分别是多少？

答：4 月 6 日发出 A 药品价格总额为 1 250 元，会计分录为：

借：业务活动费　　　　　　　　　　　　　　　　　　　　　　　　1 250

　　贷：库存物品　　　　　　　　　　　　　　　　　　　　　　　1 250

4 月 30 日存货的价值为 460 元。

（2）在加权平均法下，医院发出 A 药品、期末 A 药品的成本分别是多少？

本月 A 药品加权平均单价＝（1000＋500＋690）÷（50＋20＋30）＝21.9（元）

4 月 6 日发出 A 药品的成本＝60×21.9＝1 314（元）

会计分录为：

借：业务活动费　　　　　　　　　　　　　　　　　　　　　　　　1 314

　　贷：库存物品　　　　　　　　　　　　　　　　　　　　　　　1 314

4 月 30 日库存 A 药品的成本＝20×21.9＝438（元）

从以上案例可以看出，两种方法计算的发出药品成本和结存成本不一致，因此，存货计价方法要保持连贯性，一经确定，不得随意更改。

4.3　存货的会计核算

通常，医院通过外购或自制两种途径获得存货，医院存货的会计核算也主要涉及"库存物品"和"加工物品"两个总分类会计科目。"库存物品"科目核算医院为开展诊疗服务及辅助活动而耗用或出售的各种药品、卫生材料、低值易耗品和其他材料的实际成本，以及达不到固定资产标准的用具、装具、动植物等的实际成本。"加工物品"科目核算医院自制或委托外单位加工的各种药品、卫生材料等物品的实际成本。

4.3.1 库存物品的会计核算

医院应按照提供诊疗服务及辅助服务等过程中使用的存货的类别，在"库存物品"科目下设置"药品""卫生材料""低值易耗品""其他材料"和"成本差异"一级明细科目，分类核算医院在开展诊疗服务及其他辅助活动而出售或耗用的各种药品、卫生材料、低值易耗品和其他材料的实际成本，以及材料成本差异。

在"药品"一级明细科目下，可以按药品的存放地点设置"药库""药房"等二级明细科目，再分别设置"西药""中草药""中成药"等三级明细科目对其进行明细核算。

医院应在"卫生材料"科目下设置"血库材料""医用气体""影像材料""化验材料""其他卫生材料""明细科目，分别核算不同类别卫生材料的成本。

医院存储的低值易耗品种类繁多，单位价值不高，可以根据管理需要，在"低值易耗品"科目下设置"在库""在用"和"摊销"三个二级明细科目，对低值易耗品进行明细分类核算。

医院可以根据管理需要，在"其他材料"下设置相应的二级明细科目，对其他材料进行明细分类核算。

4.3.1.1 外购库存物品的初始入账

医院外购物品，应按实际取得成本入账，取得成本包括购买价、相关税费、运输费、装卸费、保险费以及其他使得存货达到目前场所和状态所发生的支出。

值得注意的是，医院为取得库存物品单独发生的运杂费等，能够直接计入业务成本的，计入业务活动费用，借记"业务活动费用"科目，贷记"库存现金""银行存款"等科目；不能直接计入业务成本的，计入单位管理费用，借记"单位管理费用"科目，贷记"库存现金""银行存款"等科目。

医院外购物品入库验收后，按确定的成本，借记"库存物品—药品""库存物品—卫生材料""库存物品—低值易耗品""库存物品—其他材料"科目，贷记"零余额账户用款额度""银行存款"等科目。按照预算会计相关科目，借记"事业支出"等，贷记"资金结存—货币资金"等。具体会计处理如表4-3所示。

表 4-3 医院外购库存物品的会计核算

业务活动	财务会计分录	预算会计分录
外购库存物品	借：库存物品—药品/卫生材料/低值易耗品/其他材料 应交税金—应交增值税（进项税） 　贷：零余额账户用款额度/银行存货	借：事业支出等 　贷：财政拨款预算收入 /资金结存—货币资金等

实例：20×9年5月1日，NS医院购买一批低值易耗品，取得的增值税专用发票上注明的价款为100 000元，增值税额为17 000元，款项由银行转账支付，发票等结算凭证已经收到，材料已经验收入库。做财务会计分录如下：

借：库存物资—低值易耗品—在库　　　　　　　　　　　　　　117 000

　　贷：银行存款　　　　　　　　　　　　　　　　　　　　117 000

　　同时，做预算会计分录：

　　借：事业支出　　　　　　　　　　　　　　　　　　　　117 000

　　　　贷：资金结存—货币资金　　　　　　　　　　　　　117 000

4.3.1.2　库存物品发出时的会计核算

　　医院开展诊疗服务及辅助服务，出售或领用库存物品时，应根据实际情况采用先进先出法、个别计价法和加权平均法等成本计价方法确定的成本金额，结转库存物品的实际成本。成本计价方法一经确定，不能随意变更。

　　1. 医院出售药品的成本会计核算

　　药房从药库领用药品，按照领取药品的成本，借记"库存物品—药品—药房"，贷记"库存物品—药品—药库"；药房出售药品后，按发出药品的实际成本进行结转，借记"业务活动费用"等，贷记"库存物资—药品—药房"。

　　实例：20×9 年 5 月 16 日，NS 医院药房从药库领西药价格 50 000 元，中成药价格 20 000 元，财务部门根据出库单等有关凭证，做财务会计分录如下：

　　借：库存物品—药品—药房—西药　　　　　　　　　　　50 000

　　　　　　　　　　　　　　　　—中成药　　　　　　　　20 000

　　　　贷：库存物资—药品—药库—西药　　　　　　　　　50 000

　　　　　　　　　　　　　　　　　—中成药　　　　　　　200 000

　　20×9 年 5 月 31 日，NS 医院确认实现西药销售 45 000 元，中成药销售 17 000 元，NS 医院采用的是先进先出法结转本期发出药品的实际成本，做财务会计分录如下：

　　借：业务活动费　　　　　　　　　　　　　　　　　　　62 000

　　　　贷：库存物资—药品—药房—西药　　　　　　　　　45 000

　　　　　　　　　　　　　　　　　—中成药　　　　　　　18 000

　　2. 出售、领用卫生材料的会计核算

　　医院为提供医疗服务而持有以备出售给病人的卫生材料、管理部门材料领用或加工领用材料，在确认卫生材料收入或加工领用时，按发出材料的实际成本，借记"业务活动费""加工物品"等，贷记"库存物品—卫生材料"。

　　实例：20×9 年 5 月 31 日，根据发出材料汇总表及领料单等相关凭据，应结转发出影像材料成本 75 000 元。会计处理如下：

　　借：业务活动费　　　　　　　　　　　　　　　　　　　75 000

　　　　贷：库存物品—卫生材料—影像材料　　　　　　　　75 000

　　3. 医院出售、领用低值易耗品的会计核算

　　对于低值易耗品，采用一次转销法摊销低值易耗品的，其成本在领用时按账面价值一次性结转；但对价值较高的或领用报废相对集中的低值易耗品，可采用五五摊销法。五五摊销的低值易耗品，具体处理为领用时先摊销其账面价值的 50%，使用完毕，摊销其账面价值的剩余 50%。借记"业务活动费用""单位管理费用"等，贷记"库存物品—低值易耗品"。

4. 出售、领用其他材料的会计核算

出售或领用其他材料时，借记"业务活动费用""单位管理费用"等，贷记"库存物品—其他材料"。

5. 对外捐赠物品的会计核算

医院经批准对外捐赠库存物品，发出时库存物品的账面余额和对外捐赠过程中发生的归属于医院的相关费用，借记"资产处置费用"，按库存物品账面余额，贷记"库存物资"；按对外捐赠发生的相关费用，贷记"银行存款"等科目。按照预算会计相关科目，根据发生的相关捐赠费用，借记"其他支出"，贷记"资金结存—货币资金"等。

实例：20×9年7月，NS医院向贫困县卫生院捐出药品一批，金额50 000元，发生捐赠费用200元，用现金支付。财会部门根据有关凭据，做财务会计分录如下：

借：资产处置费用　　　　　　　　　　　　　　　　　　　　　　　50 200
　　贷：库存物资—药品—药房—西药　　　　　　　　　　　　　　　50 000
　　　　库存现金　　　　　　　　　　　　　　　　　　　　　　　　　200

同时，做预算会计分录：

借：其他支出　　　　　　　　　　　　　　　　　　　　　　　　　　200
　　贷：资金结存—货币资金　　　　　　　　　　　　　　　　　　　　200

4.3.2　加工物品的会计核算

在医院的存货中，部分药剂或材料可能由医院自身加工或委托加工而得，根据新制度的规定，以该类方式获得的存货通过"加工物品"科目核算。因此，医院应设置"加工物品"核算单位自制或委托外单位加工的各种物品的实际成本。同时，应设置"自制物品""委托加工物品"两个一级明细科目，并按照物品类别、品种、项目等设置明细账，进行明细核算。本科目属于资产类科目，期末余额在借方，反映医院自制或委托外单位加工但尚未完工的各种物品的实际成本。

4.3.2.1　自制物品的会计核算

自制物品的成本由直接材料、直接人工和间接费用构成。其中，直接材料指加工过程中直接用于物品制作耗费的材料；直接人工是指在加工过程中，直接从事加工工作的制造人员的人工费；间接费用主要是指自制多种物品而发生的费用，以及加工制造用的相关折旧费、办公费、水电费、维修费等。医院应在"自制物品"一级明细科目下设置"直接材料""直接人工""其他直接费用"等二级科目，归集自制物品发生的直接材料费、直接人工费等直接费用。当该类费用发生时，借记"加工物品—自制物品—直接材料/直接人工/其他直接费用"，贷记"库存物品""应付职工薪酬""银行存款"等科目。对于自制物品发生的间接费用，则在"自制物品"一级明细科目下设置"间接费用"二级明细科目予以归集，期末再按照受益对象及规定的标准和方法进行分配，如按制造人员工资、制造工时、机器工时、耗用材料的数量或成本，直接费用（直接材料和直接人工）或药品、材料产量等进行分配。医院可以根据自己的具体情况自行选择分配方法。分配方法一经确定，不得随意变更。如发生间接费用，借记

"加工物品—自制物品—间接费用"，归集为自制物资所发生的间接费用，贷记"银行存款""固定资产累计折旧"等科目。会计处理过程如表4-4。

表 4-4　自制物品的会计核算

业务活动	财务会计分录	预算会计分录
自制物品领用材料	借：加工物品—自制物品—直接材料 　　贷：库存物品	无
发生直接人工费	借：加工物品—自制物品—直接人工 　　贷：应付职工薪酬	支付职工薪酬时： 借：其他支出 　　贷：资金结存—银行存款等
发生其他直接费用	借：加工物品—自制物品—其他直接费用 　　贷：银行存款等	借：其他支出 　　贷：资金结存—银行存款等
发生间接费用	借：加工物品—自制物品—间接费用 　　贷：零余额账户用款额度/应付职工薪酬/ 固定资产累计折旧等	涉及资金支付时： 借：其他支出 　　贷：资金结存—银行存款等
自制物品完工验收	借：库存物品 　　贷：加工物品—自制物品	无

自制物品已经制造完成并验收入库，按所发生的实际成本，包括所耗用的直接材料费用、发生的直接人工费用、其他直接费用和分配的间接费用，借记"库存物品"，贷记"加工物品—自制物品"。

实例：20×9年4月10日，NS医院制剂室领西药R，价值50 000元，白布100米，价值500元，进行制剂加工。财务部门根据有关凭证，会计处理如下：

借：加工物品—自制物品—直接材料（药品R）　　　　　　　　　　50 000

　　　　　　　　　　—其他材料（白布）　　　　　　　　　　　　　500

　　贷：库存物品　　　　　　　　　　　　　　　　　　　　　　50 500

制剂室将已制完成的药品交医院药库，并同时完成验收工作。财务部门根据相关凭据，会计处理如下：

借：库存物资　　　　　　　　　　　　　　　　　　　　　　　　50 500

　　贷：在加工物品—自制物品　　　　　　　　　　　　　　　　50 500

根据医院补充规定的相关要求，医院对按自主定价或备案价核算的自制制剂，在已经制造完成并验收入库时，按照自主定价或备案价，借记"库存物品—药品"科目，按照所发生的实际成本，贷记"加工物品"科目；按照借贷方之间的差额，借记或贷记"库存物品—成本差异"科目。

医院开展业务活动等领用或发出自制制剂，按照自主定价或备案价加上或减去成本差异后的金额，借记"业务活动费用""单位管理费用"等科目，按照自主定价或备案价，贷记"库存物品—药品"科目；按照领用或发出自制制剂应负担的成本差异，借记或贷记"库存物品—成本差异"科目。

4.3.2.2 委托加工物品的会计核算

委托加工物资是指医院委托外单位加工成新的材料、低值易耗品等物资。委托加工物资的成本应当包括加工中实际耗用物资的成本、支付的加工费。委托加工物资核算一般不存在间接费用，多种物资一起支付加工费，都能通过加工对象进行区分，或按加工材料的数量、金额进行分配，会计核算相对简单。医院应设置"委托加工物品"一级明细科目，核算支付委托加工物品的费用、领用的材料等。发给外单位加工的材料等，按照其实际成本，借记"加工物品—委托加工物品"，贷记"库存物品"；支付加工费、运输费等费用，按照实际支付的金额，借记"加工物品—委托加工物品"，贷记"零余额账户用款额度""银行存款"等科目，同时，按照预算会计相关科目，借记"事业支出"等，贷记"资金结存—货币资金"等。委托加工完成的材料等验收入库，按照加工前发出材料的成本和加工、运输成本等，借记"库存物品"等科目，贷记"加工物品—委托加工物品"。本科目期末为借方余额，反映单位自制或委托外单位加工但尚未完工的各种物品的实际成本。会计处理过程如表4-5。

表4-5 委托加工物品的会计核算

业务活动	财务会计分录	预算会计分录
委托加工物品成本核算	借：加工物品—委托加工物品 贷：库存物品/银行存款等	借：事业支出 贷：资金结存—货币资金等
委托加工物品完工入库	借：库存物品 贷：加工物品—委托加工物品	无

实例：20×9年5月5日，NS医院委托A公司加工卫生材料一批，发生材料成本10 000元，应支付加工费用2 000元，会计处理如下：

借：加工物品—委托加工物品（卫生材料）　　　　　　　　　　　12 000
　　贷：库存物品　　　　　　　　　　　　　　　　　　　　　　10 000
　　　　银行存款　　　　　　　　　　　　　　　　　　　　　　2 000
同时，做预算会计分录：
借：事业支出　　　　　　　　　　　　　　　　　　　　　　　　2 000
　　贷：资金结存—货币资金　　　　　　　　　　　　　　　　　2 000
5月20日，委托加工完成，验收入库，按实际发生的加工成本转入"库存物资"。
借：库存物品　　　　　　　　　　　　　　　　　　　　　　　　12 000
　　贷：加工物品—委托加工物品　　　　　　　　　　　　　　　12 000

4.4　存货的清查盘点

在日常出入库及保管过程中，各种原因都可能造成医院实际结存存货数量与账面数量不符。为真实、准确、完整地反映医院的资产状况，根据存货管理的规定和内部控制的要求，医院应不定期和定期进行存货盘点，存货盘点可以抽点，也可以全面盘点。但每年年末医院必须进行全面的盘点清查，保证账实相符。对发生的盘盈、盘亏、变质、毁损等物品，应及时查明原因，根据管理权限报经批准后进行账务处理，以保证账实相符。

4.4.1　期末存货盘点时数量的确定

医院存货期末数量的确定，是计算期末存货计价的基础。确定存货的实物数量有实地盘存制和永续盘存制两种方法。

永续盘存制亦称"账面盘存制"，指医院在存货出入库管理过程中，对各项存货分设明细账，根据会计凭证连续记载其增减变化并随时结出余额的一种管理制度。永续盘存制能从账簿资料中及时反映出存货的结存数额，可以及时掌握存货增减变动情况和余额，以便加强对存货的管理。该方法的优点在于能加强对库存品的管理，同时通过明细账卡的结存数量，通过盘点与实存数量进行核对，以便及时组织对库存品的购销或处理，加速资金周转。但永续盘存制下存货明细账的会计核算工作量较大。从加强存货的管理、提供管理所需会计信息的角度出发，除特殊情况采用实地盘存制外，应尽量采用永续盘存制。

实地盘存制又称定期盘存制，指医院在存货管理过程中，平时根据有关会计凭证，只登记存货的增加数，不登记减少数，月末或一定时期可根据期末盘点资料，弄清各种财物的实有数额，然后再根据"期初结存＋本期增加数＝本期实存数＋本期减少数"的公式，倒算出本期减少数额，即"以存计耗"，并记入有关明细账中的一种存货盘存管理制度。实地盘存制的优点是核算工作比较简单，工作量较小。但实地盘存制手续不够严密，不能通过账簿随时反映和监督各项财产物资的收、发、结存情况。该方法适用于核算那些价值低和数量不稳定且损耗大的存货。

4.4.2　存货清查的会计核算

医院清查存货，对发生的盘盈、盘亏、变质、毁损等物品，应先记入"待处理财产损溢"科目，待查明原因，根据管理权限报经批准后及时进行账务处理，后续账务处理过程参见"待处理财产损溢"科目。

对盘盈的存货，其成本按照下列顺序进行确定：有凭据的按照注明的金额确定成本；没有相关凭据但按照规定经过评估的，其成本按评估价值确定；没有凭据也没有评估的，比照同类或类似物品的市场价格确定成本；没有同类或类似物品的，按重置成本确定成本。盘盈的存货，借记"库存物品"，贷记"待处理财产损溢"。

对盘亏、毁损、报废的存货，按待处理库存物品的账面余额，借记"待处理财产损溢"，贷记"库存物品"科目。

5 投资

学习目标：

1. 掌握：医院长期投资的初始计量、后续计量及处置的会计核算，医院短期投资的会计核算，医院债券投资的初始计量、后续计量及处置的会计核算。

2. 了解：医院短期投资、长期投资、债权投资的概念及特点。

5.1 投资的概述

投资是指经济主体为了在可预见的时期获得收益或资金增值，预先向一定领域投放一定量的货币与实物，经营某项事业的经济行为。医院对外投资是指医院以货币资金购买国家债券，购买经资产评估后的房屋、建筑物、机器、设备、物资等，购买专利、土地使用权等无形资产开展的投资活动。医院应在保证正常运转和事业发展的前提下严格控制对外投资，投资范围仅限于医疗服务相关领域。医院不得使用财政拨款、财政拨款结余对外投资，不得从事股票、期货、基金、企业债券等投资。

医院对外投资按照投资回收期分为长期投资和短期投资。投资回收期一年以上（不含一年）的为长期投资，回收期一年以内（含一年）的为短期投资。对外长期投资按是否具有被投资单位控制权又可分为长期股权投资和长期债券投资。

医院在进行投资时，应当注意以下几点：

（1）投资必须经过充分的可行性论证，应当严格履行内部决策程序，进行集体决策，并应当按照相关规定，报主管部门（或举办单位）和财政部门批准。

（2）医院投资应按照国家有关规定进行资产评估，并以评估确定的价格作为投资成本。

（3）医院认购的国家债券，按实际支付的金额作价。

（4）医院投资应当遵循权属清晰、责权明确、风险控制、注重绩效的原则。应对投资效益、收益与分配等情况进行监督管理，确保国有资产的保值增值。

5.2 短期投资及会计核算

5.2.1 短期投资的定义及特点

短期投资是指医院将暂时多余不用的资金购买各种随时能够变现的，且持有时间不超过一年的有价证券及不超过一年的其他投资。医院短期投资的特点是持有时间短且很容易变现。医院短期投资是当医院现金暂时剩余时，选择流动性强的国债等进行短期投资，等到医院现金不足时，又可将投资出售获取现金的一种投资方式。

短期投资是医院灵活运用资金、争取资金最大效益的一种策略，当医院拥有的货币资金过多时存在银行又不太合算，就可以用部分资金作短期投资，购买国库券之类的有价证券，以获得更高的收益。由于单位性质的特殊性，医院短期投资指医院购入各种能够随时变现、持有时间不超过一年的有价证券以及不超过一年的其他投资，主要指短期国债。

医院短期投资有以下几个特点：①易于变现。当医院有资金需求时，其短期投资的项目要易于转化为现金。②投资时间较短，短期投资一般不是为了长期持有，所以持有时间不超过一年。但这不代表必须在一年内出售，如果实际持有时间已经超过一年，除非医院管理当局改变投资目的，即改短期持有为长期持有，否则仍然作为短期投资核算。③投资目的明确。短期投资是为了提高暂时闲置资金的使用效率和效益，不以控制、共同控制被投资单位或对被投资单位实施重大影响作为投资目的。

由于单位性质的特殊性，医院应严格遵守国家有关法律法规以及财政部门、行业主管部门的规定，不投资高风险的项目。应对短期投资按国债投资的种类等分明细进行核算。

5.2.2　短期投资的会计核算

医院应当设"短期投资"一级科目，用于核算医院在经营过程中发生的短期投资行为。该科目应按国债的种类设置明细账，进行明细核算。该科目期末为借方余额，反映医院持有的短期投资的实际成本。具体会计处理见表5-1。

表 5-1　短期投资会计核算

业务活动	财务会计分录	预算会计分录
取得短期投资	借：短期投资 　　贷：银行存款 如收到购买时已到付息期尚未领取的利息： 借：银行存款 　　贷：短期投资	借：投资支出 　　贷：资金结存—货币资金 如收到购买时已到付息期尚未领取的利息： 借：资金结存—货币资金 　　贷：投资支出
持有投资期间收息	借：银行存款 　　贷：投资收益	借：资金结存—货币资金 　　贷：投资预算收益
出售或到期收回投资	借：银行存款 　　贷：短期投资（账面余额） 投资收益（收到款项与账面余额的差额，可能在借方）	借：资金结存—货币资金 　　贷：投资支出 投资预算收益（实收款大于投资成本的差额，如小于则在借方）

5.2.2.1　短期投资的取得

医院应将取得短期投资的实际支出（包括购买价款以及税金、手续费等相关费用）

作为投资成本，借记"短期投资"，贷记"银行存款"等科目。按预算会计相关科目，借记"投资支出"，贷记"资金结存—货币资金"。

实例：NS 医院 20×9 年 4 月 1 日购买 3 个月到期国债，购买金额为 500 000 元（含手续费、税费等），该国债票面利率为 3%，按月付息，账务处理如下：

做财务会计分录：

借：短期投资—3 月期国债   500 000

    贷：银行存款   500 000

同时，做预算会计分录：

借：投资支出   500 000

    贷：资金结存—货币资金   500 000

5.2.2.2 短期投资持有期内收到收益

短期投资持有期间收到利息等投资收益时，按实际收到的金额，借记"银行存款"等科目，贷记"投资收益"科目。按预算会计相关科目，借记"资金结存—货币资金"，贷记"投资预算收益"。

实例：5 月 1 日，NS 医院收到该笔 3 月期国债利息 1 250 元，账务处理如下：

做财务会计分录：

借：银行存款   1 250

    贷：投资收益—3 月期国债   1 250

同时，做预算会计分录：

借：资金结存—货币资金   1 250

    贷：投资预算收益   1 250

5.2.2.3 短期投资的出售

出售短期投资或到期收回短期债券本息，按实际收到的金额，借记"银行存款"科目，按出售或收回短期投资的账面余额，贷记"短期投资"，按其差额，借记或贷记"投资收益"科目。按预算会计相关科目，借记"资金结存—货币资金"。按出售或收回当年投资金额，贷记"投资支出"；或按出售或收回以前年度投资金额，贷记"其他结余"。收款大于或小于投资成本，贷记或借记"投资预算收益"。

实例：6 月 30 日，国债到期后，医院收回本息，共计 501 250 元，账务处理如下：

做财务会计分录：

借：银行存款   501 250

    贷：短期投资—3 月期国债   500 000

        投资收益—3 月期国债   1 250

同时，做预算会计分录：

借：资金结存—货币资金   501 250

    贷：投资支出   500 000

        投资预算收益   1 250

5.3 长期投资及会计核算

5.3.1 长期股权投资概述

5.3.1.1 长期股权投资的定义及范围

医院长期股权投资通常是指医院以货币资金、无形资产和其他实物资产直接投资于其他经济主体，通过投资取得被投资单位的股权，从而能对被投资主体实施控制、影响的经济行为。

医院作为被投资单位股东，应该准备长期持有所购股权，目的在于通过股权投资控制被投资单位，或对被投资单位施加重大影响等，医院按所持股份比例享有被投资单位权益并承担相应责任。医院长期股权投资具有投资大、期限长、风险高以及能为医院带来长期利益等特征。

控制是指有权决定一个单位的财务经营政策，并能据以从该单位的经营活动中获取利益。控制一般存在于医院直接拥有被投资单位50%以上的表决权资本的情况，或医院直接拥有被投资单位50%以下的表决权资本，但具有实质控制权的情况。投资行为对被投资单位是否具有实质控制权，可以通过以下一种或几种情形进行判定：

（1）通过与其他投资者的协议，医院拥有被投资单位50%以上的表决权资本的控制权。

（2）根据章程或协议，医院有权控制被投资单位的财务和经营政策。

（3）医院有权任免被投资单位董事会等类似权力机构的多数成员。这种情况是指，虽然医院仅拥有被投资单位50%或以下的表决权资本，但能够控制被投资单位董事会的多数董事，能够达到实质上控制的目的。

（4）在被投资单位董事会或类似权力机构会议上有半数以上投票权。这种情况是指，虽然医院仅拥有被投资单位50%或以下的表决权资本，但能够控制被投资单位董事会等类似权力机构的会议，从而能够控制其财务和经营政策。

5.3.1.2 长期股权投资的特点

长期股权投资的最终目的是获得较大的经济利益，这种经济利益可以通过获取被投资单位的利润或股利，也可以通过其他方式取得。如果被投资单位经营状况不佳，或者进行破产清算，医院作为股东，也需要承担相应的投资损失。

长期股权投资是为长期持有被投资单位的股份，成为被投资单位的股东，依所持股份额享有股东的权利并承担相应的义务，一般情况下不能随意抽回投资。长期期权投资相对于长期债权投资而言，投资风险较大。股权投资和债权投资这些长期投资与前面讲述的短期投资相比，两者的差别为：

（1）投资期限不同。短期投资往往是指投资期限短于一年或短于超过一年的一个营业周期的投资，它可以随时收回或随时变现。长期投资的期限一般要长于一年或长于超过一年的一个营业周期。在此期间，医院并不想收回或无法收回其投出的资金。

（2）投资方式不同。短期投资的方式主要包括购入随时能够变现的债券。长期投资不仅包括购买投资单位的债券，还包括以货币资金、固定资产及无形资产对其他单位进行的直接投资，并按投资额占被投资单位股权的比例分享利润或股利。

（3）投资目的不同。短期投资的目的在于充分利用暂时多余的资金，用其购入能随时变为货币资金的债券，以在短期内获取比市场利率更高的收益。长期投资的目的则在于经营和理财方面的需要。

5.3.2 长期股权投资的会计核算

医院应设置"长期股权投资"科目，用于核算医院按照规定取得的、持有时间超过1年（不含1年）或一个营业周期的股权性质的投资。同时，医院应按照被投资单位和长期股权投资取得方式等设置明细科目，进行明细核算。"长期股权投资"期末余额为借方，反映医院在外的长期股权投资价值。

5.3.2.1 长期股权投资的初始计量

医院长期股权投资将取得时支付的实际成本作为初始投资成本。取得方式不同，长期股权投资的成本确定方法不同。

1. 以货币资金取得的长期股权投资

以货币资金支付方式取得长期投资，按照实际支付的全部价款（包括购买价款以及税金、手续费等相关费用）作为投资成本，借记"长期股权投资"；按照支付的价款中包含的已宣告但未发放的现金股利，借记"应收股利"；按实际支付的全部价款金额，贷记"银行存款"等科目。同时，按照预算会计相关科目，借记"投资支出"，贷记"资金结存—货币资金"。实际收到"已宣告但未发放的现金股利"，借记"银行存款"，贷记"应收股利"。同时，按照预算会计相关科目，借记"资金结存—货币资金"，贷记"投资支出"等。

实例：经过谈判、评估、报批，NS医院于20×9年5月10日签约购买某养老院15%的股权，支付价款10 000 000元，在购买过程中NS医院支付相关费用共计500 000元，财务会计分录如下：

借：长期股权投资 　　　　　　　　　　　　　　　　　　10 500 000
　　贷：银行存款 　　　　　　　　　　　　　　　　　　　　10 500 000

同时，预算会计凭证：

借：投资支出 　　　　　　　　　　　　　　　　　　　　10 500 000
　　贷：资金结存—货币资金 　　　　　　　　　　　　　　　10 500 000

2. 以货币资金以外的其他资产置换取得的长期股权投资

按照置换资产的成本或置换资产的评估价加上发生的相关税费作为投资成本，借记"长期股权投资""固定资产累计折旧""无形资产累计摊销"等科目，按其差额（借差），借记"资产处置费用"；按换出资产的账面价值余额，贷记"固定资产""无形资产""库存物品"等，实际支付的发生的相关税费，贷记"银行存款"等科目，按其差额（贷差），贷记"其他收入"科目。同时，按用银行存款等支付的相关税费金额，做预算会计分录，借记"其他支出"，贷记"资金结存—货币资金"。

实例：NS 医院以现有某闲置房屋对某养老中心进行投资，评估作价 900 000 元，已支付税费共 100 000 元，该房屋原价为 1 000 000 元，已提折旧 300 000 元，账务处理如下：

做财务会计分录：

借：长期股权投资	1 000 000
固定资产累计折旧	300 000
贷：固定资产—房屋及建筑物	1 000 000
银行存款	100 000
其他收入	200 000

同时，做预算会计分录：

借：其他支出	100 000
贷：资金结存—货币资金	100 000

3. 以未入账无形资产取得的长期股权投资

按评估价值加上发生的相关税费作为投资成本，借记"长期股权投资"；按发生的相关税费，贷记"银行存款""其他应交税费"等；按其差额，贷记"其他收入"。同时，按用银行存款等支付的相关税费金额，做预算会计分录，借记"其他支出"，贷记"资金结存—货币资金"。

实例：NS 医院以刚申请专利的某项技术（该技术未入账）作为对某制药企业的长期股权投资，该项技术评估价为 1 000 000 元，已支付税费共 50 000 元，账务处理如下：

做财务会计分录：

借：长期股权投资	1 050 000
贷：银行存款	50 000
其他收入	1 000 000

同时，做预算会计分录：

借：其他支出	50 000
贷：资金结存—货币资金	50 000

4. 无偿调入的长期股权投资

按照调出单位的原账面价值加上发生的相关税费作为其投资成本，借记"长期股权投资"；按发生的相关税费，贷记"银行存款""应交税费"等科目；按其差额，贷记"无偿调拨净资产"科目。同时，按用银行存款等支付的相关税费金额，做预算会计分录，借记"其他支出"，贷记"资金结存—货币资金"。

实例：主管部门无偿调入 NS 医院一项资产，NS 医院将该资产投入 A 公司作为长期股权投资，调出单位原账面价值为 500 000 元，医院支付相关税费 20 000 元，账务处理如下：

做财务会计分录：

借：长期股权投资 520 000

　　贷：银行存款 20 000

　　　　无偿调拨净资产 500 000

同时，做预算会计分录：

借：其他支出 20 000

　　贷：资金结存—货币资金 20 000

5.3.2.2 长期股权投资的后续计量

医院在长期股权投资持有期间，应当采用成本法核算。成本法是指投资按成本计价的方法。采用成本法核算的长期股权投资，初始投资或追加投资时，按照初始投资或追加投资的成本增加长期股权投资的账面价值。除非追加（或收回）投资，长期股权投资的账面价值一般保持不变。

被投资单位宣告发放现金股利或分配利润时，按照宣告发放的现金股利或分配的利润中属于医院应享有的份额，确认当期投资收益，借记"应收股利"，贷记"投资收益"科目。

实际收到现金股利或利润时，按照实际收到的金额，借记"银行存款"等科目，贷记"应收股利"。同时，按预算会计相关科目，借记"资金结存—货币资金"，贷记"投资预算收益"。

实例：NS医院于 2××9 年 5 月 10 日购买某养老院 15％的股权，该养老院于 20×9年12月1日宣告分派股利 200 000 元，按股份比例进行股利分配。2××0 年 1 月医院收到股利 30 000 元，账务处理如下：

2××9 年 12 月医院按照应享有的份额确认应收股利 30 000 元。

借：应收股利—养老院 30 000

　　贷：投资收益 30 000

2××0 年 1 月医院收到分派股利 30 000 元。

借：银行存款 30 000

　　贷：应收股利—养老院 30 000

同时，做预算会计分录：

借：资金结存—货币资金 30 000

　　贷：投资预算收益 30 000

5.3.2.3 长期股权投资的处置

按照规定报经批准出售（转让）长期股权投资时，应当按长期股权投资取得方式的不同分别进行处理。

（1）处置以现金取得的长期股权投资，按照收到的实际价款，借记"银行存款"等科目；按照被处置长期股权投资的账面余额，贷记"长期股权投资"；按照尚未领取的现金股利或利润，贷记"应收股利"科目；按照发生的相关税费等支出，贷记"银行存款"等科目；按照借贷方差额，借记或贷记"投资收益"科目。按预算会计项目，借记"资金结存—货币资金",贷记"投资支出""其他结余""投资预算收益"等。

实例：2××3年2月8日，NS医院将其持有养老院的6％的股权对外出售，出售时该6％长期股权投资账面余额为10 000 000元，含尚未领取的已宣告分派的利润500 000元。出售取得价款14 000 000元，编制会计分录如下：

借：银行存款		1 400 000
贷：长期股权投资—养老院		10 000 000
应收股利—养老院		500 000
其他收入—投资收益		3 500 000

同时制做预算会计分录，

借：资金结存—货币资金		14 000 000
贷：投资支出		10 000 000
其他结余		3 500 000
投资预算收益		500 000

（2）处置以现金以外的其他资产取得的长期股权投资，按照被处置长期股权投资的账面余额，借记"资产处置费用"科目，贷记"长期股权投资"；同时，按照实际取得的价款，借记"银行存款"等科目；按照尚未领取的现金股利或利润，贷记"应收股利"科目；按照发生的相关税费等支出，贷记"银行存款"等科目；按照贷方差额，贷记"应缴财政款"科目。按照规定将处置时取得的投资收益纳入本单位预算管理的，应当按照所取得价款大于被处置长期股权投资账面余额、应收股利账面余额和相关税费支出合计的差额，贷记"投资收益"科目。

（3）因被投资单位破产清算等原因，有确凿证据表明长期股权投资发生损失，按照规定报经批准后予以核销的，按照予以核销的长期股权投资的账面余额，借记"资产处置费用"科目，贷记"长期股权投资"。

5.4　长期债券投资

5.4.1　长期债券投资概述

医院长期债券投资是医院购买的各种一年期以上的不能变现或不准备随时变现的债券，包括金融债券和国债等。债券投资不是为了获取被投资单位的所有者权益，债券投资只能获取被投资单位的债券，自投资之日起即成为债务单位的债权人，并按约定的利率收取利息，到期收回本金。

医院应设置"长期债券投资"科目，核算其按照规定取得的，持有时间超过1年（不含1年）的债券投资。长期债权投资应当设置"成本"和"应计利息"明细科目，分别核算长期债权投资的成本和收取的利息。医院应按照债券投资的种类进行明细核算。

5.4.2 长期债券投资的会计核算

5.4.2.1 长期债券投资的初始计量

医院进行长期债券投资，应以实际成本作为初始投资成本。取得债券时，按确定的投资成本，借记"长期债券投资—成本"；按支付价款中已宣布但尚未发放的利息，借记"应收利息"；按实际支付的款项金额，贷记"银行存款"等科目。按预算会计相关科目，借记"投资支出"，贷记"资金结存—货币资金"。实际收到取得债券支付价款中含有的已宣布但尚未发放的利息，借记"银行存款"，贷记"应收利息"；按照预算会计相关科目，借记"资金结存—货币资金"，贷记"投资支出"等。

实例：20×9 年 5 月 15 日，NS 医院取得长期债券投资，成本为 100 000 元，实际支付价款 105 000 元，其中 5 000 元为已宣布但尚未发放的利息。财务部门根据相关依据做财务会计分录：

借：长期债券投资—成本 100 000

应收利息 5 000

贷：银行存款 105 000

同时，做预算会计凭证：

借：投资支出 105 000

贷：资金结存—货币资金 105 000

5.4.2.2 长期债券投资的后续计量

长期债券投资按期以债券金额与票面利率计算确认利息，如到期一次还本付息，借记"长期债券投资—应计利息"，贷记"投资收益"。如为分期付息，到期一次还本的长期债权投资，确认利息时，借记"应收利息"，贷记"投资收益"。收到分期利息时，按实际收到的金额，借记"银行存款"等科目，贷记"应收利息"。按照预算会计相关科目，借记"资金结存—货币资金"，贷记"投资预算收益"。

实例：20×9 年 5 月 30 日，NS 医院确认长期债券投资（分期付息，一次还本）的利息为 300 元，财务部门根据相关依据，做财务会计分录：

借：应收利息 300

贷：投资收益 300

6 月 3 日，银行存款收到该笔利息。

做财务会计分录：

借：银行存款 300

贷：应付利息 300

同时，做预算会计凭证：

借：资金结存—货币资金 300

贷：投资预算收益 300

5.4.2.3 长期债券投资的处置

到期收回分期付息，到期还本的长期债券投资，借记"银行存款"，按长期债券投资的账面余额，贷记"长期债券投资"；按照相关应收利息的金额，贷记"应收利息"；按差额，贷记"投资收益"；按照预算会计相关科目，借记"资金结存—货币资金"，贷记"投资预算收益""投资支出"等。

到期收回到期一次还本的长期债券投资，借记"银行存款"，按长期债券投资的账面余额（成本和确认的收益），贷记"长期债券投资—成本/应计利息"。按照预算会计相关科目，借记"资金结存—货币资金"，贷记"投资预算收益""投资支出"等。

对外出售长期债券投资，按照实际收到的金额，借记"银行存款"科目，按照长期债券投资的账面余额，贷记"长期债券投资"；按照已记入"应收利息"科目但尚未收取的金额，贷记"应收利息"科目；按照其差额，贷记或借记"投资收益"科目。按照预算会计相关科目，借记"资金结存—货币资金"，贷记"投资预算收益""投资支出"等。

6 固定资产与在建工程的
管理与核算

学习目标：

1. 掌握：医院固定资产初始计量、后续计量的会计核算；在建工程耗用物资的会计核算；在建工程支出的会计核算；在建工程竣工验收的会计核算。

2. 理解：固定资产折旧的方法；固定资产改扩建支出资本化与费用化的原则与方法；"待处理财产损溢"科目的应用；在建工程待摊投资的摊销原则与方法。

3. 了解：医院固定资产的类别、特征及会计核算内容；固定资产清查的内容、程序；产权不属于本医院的专用设施建设项目的核算。

6.1 固定资产的管理与核算

6.1.1 固定资产概述

医院固定资产是指医院持有的价值在 1000 元及以上（专业设备单位价值在 1500 元及以上），使用期限在一年以上（不含一年），并在使用过程中基本保持原有物质形态的资产。单位价值虽未达到规定标准，但预计使用年限（耐用时间）在一年以上（不含一年）的大批同类物资，应当作为固定资产管理。

医院固定资产一般分六类：房屋及建筑物，专用设备，通用设备，文物和陈列品，图书、档案，家具、用具、装具及动植物。需要注意的是，医院的图书应当参照固定资产进行管理，不计提折旧。对于应用软件，如果其构成相关硬件不可缺少的组成部分，应当将该软件价值包含在所属硬件价值中，一并作为固定资产进行核算；如果其不构成相关硬件不可缺少的组成部分，应当将该软件作为无形资产核算。

6.1.1.1 医院固定资产的特征

医院固定资产主要有以下几个特征：

（1）医院固定资产是为提供诊疗服务而持有的实物。医院持有的固定资产是医院的劳动工具或手段，而不是直接用于出售的产品。

（2）固定资产是非货币资产，使用寿命超过一个会计年度。医院固定资产的使用寿命，是指医院使用固定资产的预计期间，或者该固定资产所能提供服务的数量。固定资产使用寿命超过一个会计年度，表明固定资产属于长期资产，随着使用和磨损，通过计提折旧的方式逐渐减少账面价值。固定资产具有有限使用年限，当达到使用年限，必须废弃或进行重置。

（3）医院固定资产的价值比较大，价值来自取得合法财产使用权的交换能力，而不是来自履行契约。

（4）医院固定资产为有形资产。医院固定资产具有实物特征，这一特征将固定资产与无形资产区分开。对于构成医院固定资产的各组成部分，如果各自具有不同的使用寿命或者以不同方式为医院产生经济利益，适用不同折旧率或折旧方法的，各组成部分实际上是以独立的方式为医院提供经济利益，因此，医院应当分别将各组成部分确认为单项固定资产。

6.1.1.2　医院固定资产会计核算的主要内容

医院固定资产往往价值高、使用时间长，财务部门主要对其进行价值管理，资产管理和使用部门主要负责对其进行实物使用、维修管理。各部门需要从固定资产的取得、使用、维护、报废、处置等方面进行全过程管理，包括：

第一，固定资产的取得。

固定资产的取得方式主要分为外购取得、自行建造、融资租入、自行繁殖动植物、改扩建与修缮、置换、接受捐赠、无偿调入、盘盈等。外购、自行建造、融资租入等的成本应当按取得时的实际成本作为入账价值；自行繁殖动植物的成本应当为达到可使用状态前发生的全部必要支出。改扩建与修缮的固定资产成本为原固定资产的账面价值加上改扩建、修缮支出，扣除固定资产拆除部分账面价值后的金额。置换固定资产的成本为换出资产的评估价值加上支付的补价或减去收到的补价，再加上为换入资产支付的相关费用。无偿调入或接受捐赠的固定资产如能取得价值证明凭据，按证明凭据金额作为入账价值；不能取得价值证明的，比照同类或类似资产的市场价格或重置成本，确定入账价值；同类或类似固定资产不存在活跃市场的，按名义金额作为入账价值；若无偿调入或捐赠的是旧的固定资产，按照上述方法确定的价值，减去按该项资产的新旧程度估计的价值损耗后的余额，作为入账价值；盘盈的固定资产的成本应比照同类或类似资产的市场价格或重置成本，确定入账价值；同类或类似固定资产不存在活跃市场的，按名义金额作为入账价值。

第二，固定资产的使用。

固定资产在其使用过程中，价值逐渐损耗，会计核算通过对资产计提折旧，并将折旧额计入成本费用来反映这种价值损耗。另外，固定资产在其使用过程中还需要进行日常维护，必要时还要进行大修理，大修理等后续支出也是会计核算的内容。

第三，固定资产的处置。

固定资产的处置包括出售、报废、报损，以固定资产对外投资、无偿调出、对外捐赠，应当将处置收入扣除账面价值和相关税费后的金额计入当期损益。其中，固定资产的账面价值是指固定资产成本扣减累计折旧后的金额。

第四，固定资产的清查。

固定资产清查是指从实物管理的角度对医院实际拥有的固定资产进行实物清查，并与固定资产账进行核对，确定盘盈、盘亏资产，从而对医院固定资产的账面价值进行调整。

6.1.1.3 医院固定资产核算的注意事项

（1）购入需安装的固定资产，应先通过"在建工程"科目核算，安装完毕交付使用时再从"在建工程"转入"固定资产"。

（2）以经营租赁方式租入的固定资产，不作为医院的固定资产进行管理和核算，但应设置备查账簿进行登记。

（3）以融资租赁方式租入的固定资产，作为医院的固定资产进行管理和核算。

6.1.2 固定资产的初始计量

6.1.2.1 固定资产初始计量的原则

医院取得的固定资产，应当按取得时的实际成本作为入账成本。固定资产取得时的实际成本，是指医院购建某项固定资产达到预定可使用状态前所发生的一切合理、必要的支出。这些支出包括直接发生的价款、运杂费、包装费和安装成本等，也包括间接发生的，如应承担的借款利息、外币借款折算差额以及应分摊的其他间接费用。

6.1.2.2 固定资产初始计量的会计核算

取得方式不同，固定资产的成本构成不同，会计核算也存在差异，下面列举医院取得固定资产的几种主要方式下的会计核算：

1. 外购固定资产

外购固定资产成本包括实际支付的买价、相关税费以及使固定资产达到交付使用状态前所发生的可直接归属于该项资产的运输费、装卸费、安装费和专业人员服务费等。外购固定资产分为购入不需要安装的固定资产和购入需要安装的固定资产两类。

购入不需要安装的固定资产，其取得成本为医院实际支付的购买价款、包装费、运杂费、保险费、专业人员服务费和相关税费（不含可抵扣的增值税进项税额）等。购入时，按应计入固定资产成本的金额，借记"固定资产"科目，贷记"银行存款""零余额账户用款额度""应付账款"等科目。

购入需要安装的固定资产，其取得成本是在前者取得成本的基础上，加上安装调试成本等。购入时，按应计入固定资产成本的金额，先记入"在建工程"科目，安装完毕交付使用时再转入"固定资产"科目。

如果购买设备需要预留质量保证金，应当在取得固定资产时，按照确定的固定资产成本，借记本"固定资产"（不需安装）或"在建工程"（需安装），按照实际支付或应付的金额，贷记"财政拨款收入""零余额账户用款额度""应付账款"（不含质量保证金）、"银行存款"等科目；按照扣留的质量保证金数额，贷记"其他应付款"（扣留期在1年以内含1年）或"长期应付款"（扣留期超过年）。质保期满支付质量保证金时，借记"其他应付款""长期应付款"，贷记"银行存款"等科目。

同时，按照预算会计相关科目，借记"事业支出"等，贷记"资金结存—货币资金"等。

实例：20×9年5月31日，NS医院购入一台不需安装的B超设备，支付价款及运费等合计 560 000 元，设备已验收入库。财务部门根据相关凭证，进行账务处理如下：

做财务会计分录：

借：固定资产 560 000

　贷：银行存款 560 000

同时，做预算会计分录：

借：事业支出 560 000

　贷：资金结存—货币资金 560 000

以一笔款项购入多项没有单独标价的固定资产，按照各项固定资产同类或类似市场价格的比例对总成本进行分配，分别确定各项固定资产的入账成本。

实例：20×9 年 1 月 6 日，NS 医院购进了 3 台不同型号的医疗设备，以银行存款支付货款 1 000 000 元，运输费 20 000 元；三台设备均符合固定资产的确认标准，市场上同类设备的定价分别为 500 000 元、400 000 元和 100 000 元。确定应计入固定资产成本的金额包括购买价款、运输费共计 1 020 000 元。

分别确定设备的固定资产价值：

设备 A 的成本＝500 000＋20 000×（50÷100）＝510 000（元），同理可得设备 B 和设备 C 分别的记账成本为 408 000 元、102 000。

财务部门根据相关凭证，填制记账凭证，做财务会计分录如下：

借：固定资产—设备 A 510 000

　　　　—设备 B 408 000

　　　　—设备 C 102 000

　贷：银行存款 1 020 000

同时，做预算会计分录：

借：事业支出 1 020 000

　贷：资金结存—货币资金 1 020 000

2. 自行建造固定资产

自行建造的固定资产，将建造该项资产达到预定可使用状态前所发生的全部必要支出，作为入账价值。其中，建造该项资产达到预定可使用状态前所发生的必要支出包括工程用物品成本、人工成本、缴纳的相关税费、应予资本化的借款费用以及应分摊的间接费用等，通过"在建工程"进行核算。为在建工程准备的各种物品，应将实际支付的购买价款、增值税税额、运输费、保险费等相关费用，作为实际成本，通过"工程物资"进行核算。工程完工交付使用，按自行建造过程中发生的实际支出，借记"固定资产"科目，贷记"在建工程"科目。在固定资产尚未办理竣工决算之前发生的借款利息和有关费用，以及外币借款的汇兑差额，应计入固定资产成本；在固定资产竣工决算之后发生的固定资产借款利息和有关费用，及外币借款的汇兑差额，应计入当期支出或费用，而不应计入固定资产成本。

3. 融资租赁取得的固定资产

融资租赁取得的固定资产，其成本按照租赁协议或者合同确定的租赁价款、相关税费以及固定资产交付使用前所发生的可归属于该项资产的运输费、途中保险费、安装调试费等确定。医院应设置"固定资产—融资租入固定资产"明细科目核算融资租入的固定资产，按照确定的成本，借记"固定资产—融资租入固定资产"（不需安装）或"在建工程"（需安装）；按照租赁协议或者合同确定的租赁付款额，贷记"长期应付款"科目；按照支付的运输费、途中保险费、安装调试费等金额，贷记"财政拨款收入""零余额账户用款额度""银行存款"等科目。定期支付租金时，按照实际支付金额，借记"长期应付款"科目，贷记"财政拨款收入""零余额账户用款额度""银行存款"等科目。同时，根据预算会计相关科目，借记"事业支出"，贷记"资金结存—货币资金"等。

实例：20×9 年 7 月 1 日，NS 医院以融资租赁的方式租入某公司核磁共振一台。协议确定的租赁价款为 30 000 000 元，租赁期为 10 年，租赁费按月支付。租赁时产生相关费用 30 000 元。该设备的有效使用期为 10 年。财务部门根据相关凭证，填制财务记账凭证，做会计分录如下：

借：固定资产—融资租入固定资产—核磁共振　　　　　　　　　　30 000 000
　　贷：长期应付款　　　　　　　　　　　　　　　　　　　　　　30 000 000

支付相关费用时，做财务会计分录：

借：固定资产—融资租入固定资产—核磁共振　　　　　　　　　　　　30 000
　　贷：银行存款　　　　　　　　　　　　　　　　　　　　　　　　　30 000

同时，做预算会计分录：

借：事业支出　　　　　　　　　　　　　　　　　　　　　　　　　　30 000
　　贷：资金结存—货币资金　　　　　　　　　　　　　　　　　　　　30 000

4. 接受捐赠的固定资产

医院接受捐赠固定资产，按照确定的固定资产成本，借记"固定资产"（不需安装）或"在建工程"科目（需安装）；按照发生的相关税费、运输费等，贷记"零余额账户用款额度""银行存款"等科目；按照其差额，贷记"捐赠收入"科目。接受捐赠的固定资产按照名义金额入账的，按照名义金额，借记"固定资产"，贷记"捐赠收入"科目；按照发生的相关税费、运输费等，借记"其他费用"科目，贷记"零余额账户用款额度""银行存款"等科目。同时，根据预算会计相关科目，借记"事业支出"，贷记"资金结存—货币资金"等。

5. 改扩建、修缮后的固定资产

在原有固定资产基础上进行改建、扩建、大型修缮后的固定资产，其成本按照原固定资产账面价值（"固定资产"科目账面余额减去"累计折旧"科目账面余额后的净额）加上改建、扩建、修缮发生的支出，减去改建、扩建、修缮过程中的变价收入，再扣除固定资产拆除部分的账面价值后的金额确定。其步骤为：

（1）将固定资产转入改建、扩建、大型修缮时，应按照固定资产的账面价值，借记"在建工程"科目；按已计提的折旧，借记"累计折旧"科目；按固定资产的原价，贷记"固定资产"科目。

（2）根据工程价款结算账单与施工企业结算工程价款时，按医院应承付的工程价款，借记"在建工程"科目，贷记"银行存款"等科目。同时，根据预算会计相关科目，借记"事业支出"，贷记"资金结存—货币资金"等。

（3）在改建、扩建、大型修缮过程中收到的变价收入，按收到的金额，借记"银行存款"等科目，贷记"在建工程"科目。同时，根据预算会计相关科目，借记"资金结存—货币资金"等，贷记"其他收入"等。

（4）医院为改扩建、修缮工程借入的专门借款的利息，属于建设期间发生的，应计入在建工程成本。

（5）工程完工交付使用时，按建筑工程所发生的实际成本，借记"固定资产"科目，贷记"在建工程"科目。

6.1.2.3　固定资产的后续计量

医院固定资产的后续计量，主要是按照相关规定对资产计提折旧及进行账务处理、对符合固定资产确认条件的改扩建与修缮支出的核算、对不符合固定资产确认条件的日常维修支出核算。

1. 固定资产折旧计提及核算

固定资产的折旧是指在固定资产的使用寿命内，按确定的方法对应计折旧额进行的系统分摊。使用寿命是指固定资产预期使用的期限。有些固定资产的使用寿命也可以用该资产所能生产的产品或提供的服务数量来表示。应计折旧额是指应计提折旧的固定资产的原价格扣除其预计净残值后的余额。如已对固定资产计提减值准备，还应扣除已计提的固定资产减值准备累计金额。

医院原则上应当根据固定资产性质，在预计使用年限内，采用平均年限法或工作量法计提折旧，计提固定资产折旧不考虑预计净残值。医院一般应当按月提取折旧，当月增加的固定资产，当月不提折旧，从下月起计提折旧；当月减少的固定资产，当月照提折旧，从下月起不提折旧。固定资产提足折旧后，无论是否继续使用，均不再提取折旧；提前报废的固定资产，也不再补提折旧。

计提融资租入固定资产折旧时，应当采用与自有固定资产一致的折旧政策。能够合理确定租赁期届满时将会取得租入固定资产所有权的，应当在租入固定资产尚可使用年限内计提折旧；无法合理确定租赁期届满时能够取得租入固定资产所有权的，应当在租赁期与租入固定资产尚可使用年限两者中较短的期间内计提折旧。

固定资产发生更新改造等后续支出而延长其使用年限的，应当按照更新改造后重新确定的固定资产的成本以及重新确定的折旧年限，重新计算折旧。固定资产原价，指固定资产的成本额。

医院应当对除图书、文物与成列品、动植物以及单独作价入账的土地之外的固定资产计提折旧，在固定资产的预计使用年限内系统地分摊固定资产的成本。医院原则上应当根据固定资产的性质，采用年限平均法或工作量法计提折旧。折旧方法一经确定，不得随意变更。确需采用其他折旧方法的，应按规定报经审批，并在会计报表附注中予以说明。

医院应设置"固定资产累计折旧"科目，核算计提的固定资产折旧。按月对固定资产计提折旧，按照应计提折旧额，借记"业务活动费用""单位管理费用""经营费用""在建工程"等，贷记"固定资产累计折旧"。

2. 符合固定资产确认条件的改扩建、大型修缮支出的会计核算

固定资产改扩建、大型修缮发生支出，满足固定资产确认条件的，应当资本化，计入固定资产成本，如有被替换的部分，应扣除其账面价值。

符合下列条件之一的固定资产修理，应视为固定资产改良支出，并予以资本化：发生的修理支出达到固定资产原值 20% 以上；经过修理后有关资产的经济使用寿命延长两年以上；经过修理后的固定资产被用于新的或不同的用途。

固定资产发生应予以资本化的后续支出时，一般应将该固定资产的原价、已计提的累计折旧转销，按其账面价值，借记"在建工程"，按固定资产账面余额及已计提折旧额，贷记"固定资产""固定资产累计折旧"，并停止计提折旧。

为增加固定资产使用效能或延长其使用年限而发生改扩建等的后续支出，借记"在建工程"，贷记"零余额账户用款额度""银行存款"等。按预算会计相关科目，借记"事业支出"等，贷记"资金结存—货币资金"等。

待更新改造等工程完工并达到预定可使用状态时，按照在建工程成本，借记"固定资产"，贷记"在建工程"。因更新改造而延长了该固定资产使用年限的，应当按照更新改造后重新确定的固定资产的成本以及重新确定的折旧年限，重新计算折旧额。

3. 不符合固定资产确认条件的日常维修支出的会计核算

不满足固定资产确认条件的固定资产修理费用等，应当在发生时进行费用化处理，计入当期损益。借记"业务活动费用""单位管理费用"等，贷记"银行存款"等。按预算会计有关科目，借记"事业支出"等，贷记"资金结存—货币资金"等。

实例：20×9 年 4 月 6 日，NS 医院的 B 超机器设备出现故障，经专业人员上门维修，发生维修费用 5 000 元。财务部门根据相关凭证，填制财务会计凭证如下：

借：业务活动费用   5 000

    贷：银行存款   5 000

同时，做预算会计分录：

借：事业支出   5 000

    贷：资金结存—货币资金   5 000

6.1.2.4 医院固定资产处置的会计核算

医院固定资产处置，指医院经报主管部门批准后，将不适用或不需用的固定资产进行出售或转让、将超过使用年限或由于技术进步被替代的固定资产报废、将遭受自然灾害等非常原因发生毁损的固定资产进行及时清理、将固定资产对外捐赠、将固定资产用于对外投资等。固定资产处置时，应当终止确认该固定资产。

1. 报批后出售、转让固定资产

医院报主管部门批准，将不适用或不需用的固定资产进行出售或转让，资产处置净收入上缴财政。按拟出售、转让的固定资产账面价值，借记"资产处置费用"；按固定资产已提折旧金额，借记"固定资产累计折旧"；按固定资产账面余额，贷记"固定资产"。同时，按收到的价款，借记"银行存款"等科目；按处置过程中发生的相关费

用，贷记"银行存款"等科目；按差额，贷记"应缴财政款"（按照规定应上缴固定资产转让净收入的）或"其他收入"（按照规定将固定资产转让收入纳入本单位预算管理的）；按预算会计相关科目，借记"资金结存—货币资金"，贷记"其他预算收入"。

实例：20×9 年 7 月 15 日，NS 医院拟将一台闲置的 B 超设备出售给某疗养院，该设备初始成本 200 000 元，已提折旧 160 000 元，账面余额 40 000 元。疗养院出价 30 000 元，NS 医院出售该设备缴纳相关税费 1 500 元。财务部根据相关凭证，填制财务记账凭证如下：

首先对固定资产进行清理：

借：资产处置费用　　　　　　　　　　　　　　　　　　　　　200 000
　　贷：固定资产累计折旧　　　　　　　　　　　　　　　　　　160 000
　　　　固定资产　　　　　　　　　　　　　　　　　　　　　　40 000

根据收到的疗养院的设备转让费，以及支付的相关税费，填制财务记账凭证如下：

借：银行存款　　　　　　　　　　　　　　　　　　　　　　　30 000
　　贷：其他收入　　　　　　　　　　　　　　　　　　　　　　28 500
　　　　银行存款　　　　　　　　　　　　　　　　　　　　　　1 500

同时，做预算会计分录：

借：资金结存—货币资金　　　　　　　　　　　　　　　　　　28 500
　　贷：其他预算收入　　　　　　　　　　　　　　　　　　　　28 500

2. 报批后对外捐赠固定资产

医院报经主管部门批准后，对外捐赠固定资产。按照固定资产已计提的折旧，借记"固定资产累计折旧"科目，按照捐赠固定资产账面余额，贷记"固定资产"；按照捐赠过程中发生的归属于捐出方的相关费用，贷记"银行存款"等科目；按照其差额，借记"资产处置费用"科目。同时，按照预算会计相关科目，借记"其他支出"，贷记"资金结存—货币资金"。

实例：20×9 年 8 月 12 日，经批准，NS 医院向定点扶贫地区乡镇卫生院捐赠 B 超设备一批。设备的原值为 1 000 000 元，已经计提累计折旧 300 000 元，捐赠支付相关费用 5000 元。财务部根据相关凭证，填制财务会计记账凭证录如下：

借：资产处置费用　　　　　　　　　　　　　　　　　　　　　405 000
　　固定资产累计折旧　　　　　　　　　　　　　　　　　　　300 000
　　贷：固定资产　　　　　　　　　　　　　　　　　　　　　700 000
　　　　银行存款　　　　　　　　　　　　　　　　　　　　　5000

同时，按捐赠过程中发生的相关税费，做预算会计分录：

借：其他支出　　　　　　　　　　　　　　　　　　　　　　　5000
　　贷：资金结存—货币资金　　　　　　　　　　　　　　　　　5000

3. 报批后无偿调出固定资产

医院报经批准无偿调出固定资产，按照固定资产已计提的折旧，借记"固定资产累计折旧"科目；按照被处置固定资产账面余额，贷记"固定资产"；按照其差额，借记"无偿调拨净资产"科目。同时，按照无偿调出过程中发生的归属于调出方的相关费用，借记"资产处置费用"科目，贷记"银行存款"等科目。按照预算会计相关科目，根据支出的相关税费金额，借记"其他支出"，贷记"资金结存—货币资金"。

6.1.2.5 固定资产的清查

1. 固定资产清查概述

医院的固定资产清查是指从实物管理的角度对医院实际拥有的固定资产进行实物清查，并与固定资产进行账务核对，确定盘盈、毁损、报废及盘亏资产。固定资产清查的范围主要包括土地、房屋及建筑物、通用设备、一般设备等。医院的固定资产应当定期进行清查盘点，每年至少盘点一次。对于盘盈、盘亏的固定资产，应当及时查明原因，根据规定的管理权限报经批准后及时进行账务处理。

2. 固定资产清查的内容

（1）对固定资产要检查固定资产原值、待报废和提前报废固定资产的数额及固定资产损失、待核销数额等；关注固定资产分类是否合理；详细了解固定资产目前的使用状况等。

（2）对出租的固定资产要检查相关租赁合同；检查各单位账面记录情况，检查是否已按合同规定收取租赁费。

（3）对临时借出、调拨转出但未履行调拨手续的和未按规定手续批准转让出去的资产，要求各单位收回或者补办手续。

（4）对清查出的各项账面盘盈（含账外资产）、盘亏固定资产，要查明原因，分清工作责任，提出处理意见。

（5）检查房屋、车辆等产权证明原件，关注产权是否受到限制，如抵押、担保等，检查相关取得的相关合同、协议。

（6）对批量购进的单位价值低的图书等，如果被资产清查单位无法列示明细金额的，按加总数量清查核对实物，按总计金额填列固定资产清查明细表，并注明总数量。

3. 固定资产清查的程序

对本单位拥有的固定资产进行实物清点并登记造册，将实物按品种、数量、型号等与固定资产账进行核对，按照管理权限上报有关情况，并根据批复进行账务处理。

第一步，清查前的准备。

首先，组成固定资产清查小组，明确责任分工。医院应根据自身实际情况，组成由资产管理部门、使用部门、财务部门等人员组成的固定资产清查小组，并明确具体的责任分工以及问题的协调、上报和处理机制。

其次，进行事前的摸查。在固定资产清查前，各部门应按其占用和使用的固定资产进行自查，编制固定资产部门自查表并上报固定资产清查小组，为实地核查做准备。

最后，编制固定资产清查计划。固定资产清查小组负责制订清查计划，包括账务清理、实地盘点、产权和抵押资料的收集及认定、损溢证据收集、损溢鉴定及损溢申报等内容，以及这些内容的实施时间、实施人、实施程序和方法、分阶段工作报告的撰写及完成时间等。

第二步，利用账务清理结果，编制盘点用的固定资产明细表。

通过账务清理，将固定资产分为房屋及建筑物，专用设备，通用设备，文物和陈列品，图书、档案，家具、用具、装具及动植物等类别，并收集产权证明文件、发票、合同、结算书、使用说明书等资料，结合资产占用及使用情况，按照固定资产清查表要求填制分类及明细盘点基础表。

第三步，实地盘点并核实有关情况。

首先，盘点前准备。盘点前，应准备好分类及明细盘点基础表、固定资产卡片、已盘点资产粘贴标识、产权证明材料、使用方向证明资料，规划好盘点的时间、路线、先后顺序、分组情况，对毁损、报废、存在重大变化情形的内外部会审小组或鉴证小组的组成及实地勘察时间安排，以及财产损失证明文件的取证安排、申报材料的组织和呈报、总结撰写等，形成书面《固定资产盘点计划》并下达至所有参加盘点的人员，在单位资产清查办公室的统一领导下和在中介机构的监督下组织实施。

其次，账载固定资产盘点。在盘点账面记载的固定资产时以账查物，并要求查明固定资产的基本情况：仔细核对固定资产编号及名称、结构或规格型号、坐落位置或使用部门、构建日期即投入使用日期、使用方向（单位自用、出租、出借、闲置、其他）、使用状况（正常使用、毁损、报废、封存、部分拆除、技术淘汰等）、产权归属（包括权属性质、权属证书及其牌照等）、变动情况、数量、原值以及累计折旧和净值、折旧年限、已使用年限等。其中，医院固定资产涉及抵押或担保情况的，还应根据担保合同，以发函方式核实；涉及出租出借固定资产情况的，还应对有关证明资料，以发函方式核实。对已盘点的固定资产应及时贴上"已盘点资产粘贴标识"。

最后，账外固定资产盘点。①对账外固定资产，根据固定资产清查准备会议了解的情况以及摸查固定资产部门自查表，通过与账面记录进行核对和甄别，在排除租入、借入、外单位寄存等情况后，确定账外固定资产清单，并参照账载固定资产盘点要求进行实地勘察。②查明固定资产的基本情况，重点查明未入账原因、固定资产的来源、产权状况、价值状况；其中，属于接受捐赠未入账或作为成本费用支出的固定资产，应按照规定进行会计差错更正，补进行账务处理；属于用账外资金购入，应先补进行入账处理，并查清购买资产的资金来源。③归集账外固定资产的有效产权证明文件，包括合同或协议、产权证书及权证照、价值证明、捐赠证明、调拨证明、移交记录、声明书等。④贴上"已盘点资产粘贴标识"。⑤在此基础上，补登固定资产卡片，撰写固定资产盘盈专项说明并呈报资产清查小组。

第四步，编制"清查固定资产盘点表"。

根据盘点情况编制"清查固定资产盘点表"，与基准日"固定资产清查明细表"进行核对，并对盘点中出现的差异情况进行说明。

第五步，报告清查结果。

根据盘点核实结果，填报固定资产盘点明细表并录入固定资产电子卡片，然后进一步完善固定资产清查明细表，最后编辑损失资产并呈批。

4. 固定资产清查的会计核算

医院对于发生的固定资产盘盈、盘亏或毁损、报废，应当先记入"待处理财产损溢"科目，按照规定报经批准后及时进行后续账务处理，后续账务处理过程参见"待处理财产损溢"科目。

（1）盘盈的固定资产，其成本按照有关凭据注明的金额确定；没有相关凭据但按照规定经过资产评估的，其成本按照评估价值确定；没有相关凭据也未经过评估的，其成本按照重置成本确定。如无法采用上述方法确定盘盈固定资产成本的，按照名义金额（人民币1元）入账。盘盈的固定资产，按照确定的入账成本，借记"固定资产"，贷记"待处理财产损溢"科目。

实例：20×9年6月30日，NS医院进行财产清查，盘盈显微镜两台，价值1 200元。财务部门根据相关凭证，填制记账凭证，做会计分录如下：

借：固定资产 1 200
  贷：待处理财产损溢 1 200

（2）盘亏、毁损或报废的固定资产，按照待处理固定资产的账面价值，借记"待处理财产损溢"；按照已计提折旧，借记"固定资产累计折旧"科目；按照固定资产的账面余额，贷记"固定资产"。

实例：20×9年6月30日，NS医院进行财产清查，盘亏显微镜两台，原值5 000元，做会计分录如下：

借：待处理财产损溢 3 000
  固定资产累计折旧 2 000
  贷：固定资产 5 000

6.2　在建工程管理与核算

医院的在建工程指医院为了提供诊疗服务及辅助服务而实施的、尚未完工的信息化建设工程，房屋和建筑物的新修建、改扩建、大型修缮等工程，使购置的设备达到可使用状态而实施的安装工程。根据现行的会计制度和准则，医院的在建工程管理与核算分为在建工程耗用物资的购置管理与核算、工程项目建设过程的管理与核算。

6.2.1　医院购买在建工程耗用物资的核算

医院应设置"工程物资"科目，核算医院为在建工程准备的各种物资的成本，包括工程用材料、设备等。同时，医院可以根据工程物资类别，设置"库存材料""库存设备"等一级明细科目，对其分明细核算。"工程物资"科目期末余额在借方，反映单位为在建工程准备的各种物资的成本。

6.2.1.1　购置工程物资

医院为实施信息化工程建设、建筑与构筑物的新建及改扩建、设备安装工程等而购买的物资，按确定的物资成本，借记"工程物资"，贷记"财政拨款收入""零余额账户用款额度""银行存款""应付账款"等科目。按预算会计相关科目，借记"事业支出""经营支出"等科目，贷记"财政拨款预算收入""资金结存—货币资金"等。

实例：20×9 年 4 月 20 日，NS 医院为了安装核磁共振设备（需安装才能达到可使用状态）而购入一批材料，用银行存款支付材料款及运费共计 5 000 元，财务部根据相关凭证制做财务会计分录：

借：工程物资　　　　　　　　　　　　　　　　　　　　　　　　　5 000
　　贷：银行存款　　　　　　　　　　　　　　　　　　　　　　　　5 000

同时，做预算会计分录：

借：事业支出　　　　　　　　　　　　　　　　　　　　　　　　　5 000
　　贷：资金结存—货币资金　　　　　　　　　　　　　　　　　　　5 000

6.2.1.2 领用工程物资

领用工程物资，按照物资成本，借记"在建工程"科目，贷记"工程物资"。工程完工后将领出的剩余物资退库时作相反的会计分录。

6.2.1.3 完工后工程物资的结转

工程完工后将剩余的工程物资转作本单位存货等，按照物资成本，借记"库存物品"等科目，贷记"工程物资"。

6.2.2 在建工程支出的会计核算

医院的在建工程支出指医院正在建设、已经发生了必要的支出、尚未交付使用的各种建筑与构筑物（新建、改建、扩建、大型修缮等）、设备安装工程和信息系统建设工程的实际成本，包括建筑安装用材料、人工，外包工程款支出，设备支出，待摊投资，其他投资等。医院为在建工程准备的各种物资的成本通过"工程物资"科目单独进行核算，不在此核算。医院应当设置"在建工程"科目，核算单位在建工程支出的实际成本，医院在建的信息系统项目工程也通过该科目核算。本科目期末余额在借方，反映医院已开始建设尚未完工的建设工程支出。

医院应当分经费性质（设为一级明细科目），即财政项目拨款经费、科研经费、其他经费，分项目（设为二级明细科目）对在建工程支出进行明细核算，并按经费性质、项目分别设置"建筑安装工程投资""设备投资""待摊投资""其他投资""待核销基建支出""基建转出投资"等三级明细科目进行明细核算，各三级明细科目核算内容见表 6-1。

表 6-1　"在建工程"下设第三级明细科目核算内容一览表

三级明细科目	核算内容
建筑安装工程投资	核算单位发生的构成建设项目实际支出的建筑工程和安装工程的成本，不包括被安装设备本身的价值以及按照合同规定支付给施工单位的预付备料款和预付工程款。本明细科目应当设置"建筑工程"和"安装工程"两个四级明细科目进行明细核算。
设备投资	核算单位发生的构成建设项目实际支出的各种设备的成本。

表6-1(续)

三级明细科目	核算内容
待摊投资	核算单位发生的构成建设项目实际支出的、按照规定应当分摊计入有关工程成本和设备成本的各项间接费用和税费支出。本明细科目的具体核算内容包括以下方面： 1. 勘察费、设计费、研究试验费、可行性研究费及项目其他前期费用。 2. 土地征用及迁移补偿费、土地复垦及补偿费、森林植被恢复费及其他为取得土地使用权、租用权而发生的费用。 3. 土地使用税、耕地占用税、契税、车船税、印花税及按照规定缴纳的其他税费。 4. 项目建设管理费、代建管理费、临时设施费、监理费、招投标费、社会中介审计（审查）费及其他管理性质的费用。 项目建设管理费是指项目建设单位从项目筹建之日起至办理竣工财务决算之日止发生的管理性质的支出，包括不在原单位发工资的工作人员工资及相关费用、办公费、办公场地租用费、差旅交通费、劳动保护费、工具用具使用费、固定资产使用费、招募生产工人费、技术图书资料费（含软件）、业务招待费、施工现场津贴、竣工验收费等。 5. 项目建设期间发生的各类专门借款利息支出或融资费用。 6. 工程检测费、设备检验费、负荷联合试车费及其他检验检测类费用。 7. 固定资产损失、器材处理亏损、设备盘亏及毁损、单项工程或单位工程报废、毁损净损失及其他损失。 8. 系统集成等信息工程的费用支出。 9. 其他待摊性质支出。 本明细科目应当按照上述费用项目进行明细核算，其中有些费用（如项目建设管理费等），还应当按照更为具体的费用项目进行明细核算。
其他投资	核算单位发生的构成建设项目实际支出的房屋购置支出，基本畜禽、林木等购置、饲养、培育支出，办公生活用家具、器具购置支出，软件研发和不能计入设备投资的软件购置等支出。单位为进行可行性研究而购置的固定资产，以及取得土地使用权支付的土地出让金，也通过本明细科目核算。本明细科目应当设置"房屋购置""基本畜禽支出""林木支出""办公生活用家具、器具购置""可行性研究固定资产购置""无形资产"等四级明细科目。
待核销基建支出	核算建设项目发生的江河清障、航道清淤、飞播造林、补助群众造林、水土保持、城市绿化、取消项目的可行性研究费以及项目整体报废等不能形成资产部分的基建投资支出。本明细科目应按照待核销基建支出的类别进行明细核算。该费用发生时，借记"在建工程（待核销基建支出）"，贷记"银行存款""在建工程（待摊投资）""在建工程（建筑安装工程投资等）"等科目。建设项目竣工验收交付使用时，对发生的待核销基建支出进行冲销，借记"资产处置费用"科目，贷记"在建工程（待核销基建支出）"。
基建转出投资	核算为建设项目配套而建成的、产权不归属本单位的专用设施的实际成本。本明细科目应按照转出投资的类别进行明细核算。

1. 建安工程领用直接材料、支付的直接人工及外包工程款的核算

医院在"在建工程"科目下按资金性质、按项目，再设置"建筑安装工程投资"明细科目，核算单位发生的构成建设项目实际支出的建筑工程和安装工程的成本，包括建

筑安装工程领用直接材料、支付的直接人工及外包工程款，不包括安装工程中被安装设备本身的价值以及按照合同规定支付给施工单位的预付备料款和预付工程款。"建筑安装工程投资"科目应当设置"建筑工程"和"安装工程"两个四级明细科目进行明细核算。本节按固定资产改扩建工程、外包建安工程、自建建安工程进行分类介绍。

（1）固定资产改扩建工程的核算

医院原有房屋、构筑物等固定资产改扩建时，应先将固定资产转入改扩建工程，对改扩建支出作为在建工程支出进行管理与核算，待改扩建完成后，再转入固定资产。第一步，将固定资产等资产转入改建、扩建工程，按照固定资产等资产的账面价值，借记"在建工程"下设的明细科目"建筑安装工程投资"；按照已计提的折旧或摊销，借记"固定资产累计折旧"等科目；按照固定资产等资产的原值，贷记"固定资产"等科目。第二步，核算改扩建过程中的替换物。固定资产等资产改建、扩建过程中涉及替换（或拆除）原资产的某些组成部分的，按照被替换（或拆除）部分的账面价值，借记"待处理财产损溢"科目，贷记"在建工程"下设的明细科目"建筑安装工程投资"。第三步，核算固定资产改扩建支出。具体参见外包建安工程的核算或自建建安工程的核算。第四步，进行竣工验收，并将其转入固定资产。改扩建工程竣工验收，办理完资产交接手续，按确定的改扩建工程建筑安装成本，借记"固定资产"，贷记"在建工程"下设的明细科目"建筑安装工程投资"等。

实例：NS 医院 2019 年 1 月 25 日采用外包方式对原有医技大楼进行装修，完善大楼基础设施，医技大楼账面原值 50 000 000 元，累计折旧 20 000 000 元，账面面值 30 000 000 元，装修过程中拆除资产价值 200 000 元，装修过程中用财政项目拨款支付装修工程款共计 10 000 000 元。2019 年 4 月 3 日，装修完毕，验收合格后，转入固定资产管理。财务部门根据相关凭据进行账务处理。

2019 年 1 月 25 日，将拟装修的医技大楼转入改扩建在建工程，做会计分录：

借：在建工程—财政项目拨款—医技大楼—建筑安装工程投资—安装工程

                      30 000 000

 固定资产累计折旧   20 000 000

 贷：固定资产—医技大楼   50 000

装修过程中拆除部分资产的账务处理：

借：待处理财产损溢   200 000

 贷：在建工程—财政项目拨款—医技大楼—建筑安装工程投资—安装工程

                      200 000

支付外包装修工程款项，做财务会计分录：

借：在建工程—财政项目拨款—医技大楼—建筑安装工程投资—安装工程

                      10 000 000

 贷：零余额账户用款额度   10 000 000

同时，做预算会计分录：

借：事业支出   10 000 000

 贷：资金结存—零余额账户用款额度   10 000 000

2019年4月3日，装修验收完毕转入固定资产：

借：固定资产 38 000 000

  贷：在建工程—财政项目拨款—医技大楼—建筑安装工程投资—安装工程

38 000 000

（2）外包建安工程的核算

医院对于发包建筑、安装工程，根据建筑安装工程价款结算账单与施工企业结算工程价款时，按照应承付的工程价款，借记"在建工程"下设明细科目"建筑安装工程投资"；如有预付款，按照预付工程款余额，贷记"预付账款"科目；按照其差额，贷记"财政拨款收入""零余额账户用款额度""银行存款""应付账款"等科目。按照预算会计相关科目，借记"事业支出"，贷记"资金结存—货币资金"等科目。

实例：NS医院建设住院大楼，按进度于2019年4月27日支付工程进度款1 200 000元给施工企业华西建筑公司，财务部根据相关依据做账务处理如下：

借：在建工程—事业支出项目—住院大楼—建筑安装工程投资—建筑工程

1 200 000

  贷：银行存款 1 200 000

同时，做预算会计分录：

借：事业支出 1 200 000

  贷：资金结存—货币资金 1 200 000

（3）自建建筑安装工程的核算

医院自行施工的小型建筑安装工程，按照发生建造过程中领用的直接材料，借记"在建工程"下设明细科目"建筑安装工程投资"，贷记"工程物资"；按照建造过程中支付的直接人工费，借记"在建工程"下设明细科目"建筑安装工程投资"，贷记"零余额账户用款额度""银行存款""应付职工薪酬"等科目。按照预算会计相关科目，借记"事业支出"，贷记"资金结存—货币资金"等科目。

实例：NS医院自行建造一幢临时建筑，建造前购建原材料价值200 000元，建造时支付人工费50 000元，工程于2019年5月27日完毕并验收入库，财务部根据相关依据做账务处理如下：

购置建筑用原材料时，做财务会计分录：

借：工程物资 200 000

  贷：银行存款 200 000

同时，做预算会计分录：

借：事业支出 200 000

  贷：资金结存—货币资金 200 000

领用建筑材料时：

借：在建工程—事业支出项目—临时建筑—建筑安装工程投资—建筑工程

200 000

  贷：工程物资 200 000

支付人工工资时：

借：在建工程—事业支出项目—临时建筑—建筑安装工程投资—建筑工程50 000

　　贷：银行存款　　　　　　　　　　　　　　　　　　　　　50 000

同时，做预算会计分录：

借：事业支出　　　　　　　　　　　　　　　　　　　　　　50 000

　　贷：资金结存—货币资金　　　　　　　　　　　　　　　　50 000

竣工验收完毕后，将在建工程转入固定资产：

借：固定资产　　　　　　　　　　　　　　　　　　　　　250 000

　　贷：在建工程—事业支出项目—临时建筑—建筑安装工程投资—建筑工程

　　　　　　　　　　　　　　　　　　　　　　　　　　　250 000

2．购入需安装的设备投资的会计核算

医院在"在建工程"科目下按资金性质、按项目，再设置"设备投资"明细科目，核算在建工程时购入的设备或核算需安装才能达到可使用状态的设备。购入设备时，按照购入成本，借记"在建工程"科目下设明细科目"设备投资"，贷记"财政拨款收入""零余额账户用款额度""银行存款"等科目。在建工程购置设备安装支出的账务处理，参照自建或外包建安工程处理。按照预算会计项目，借记"事业支出"，贷记"资金结存—货币资金"等科目。

实例：NS医院购入需安装的设备，设备买价及运费共计120 000元，有关款项已支付。财务部门根据相关凭据做账务处理：

借：在建工程—设备投资　　　　　　　　　　　　　　　120 000

　　贷：银行存款　　　　　　　　　　　　　　　　　　　120 000

同时，做预算会计分录：

借：事业支出　　　　　　　　　　　　　　　　　　　　120 000

　　贷：资金结存—货币资金　　　　　　　　　　　　　　120 000

3．在建工程的待摊投资核算

医院建设工程发生的构成建设项目实际支出的、按照规定应当分摊计入有关工程成本和设备成本的各项间接费用和税费支出，应先在本明细科目中归集；建设工程办妥竣工验收手续交付使用时，按照合理的分配方法，摊入相关工程成本、在安装设备成本等。主要步骤为：

第一步，归集构成待摊费用的各类间接支出。

医院在"在建工程"科目下按资金性质、按项目，再设置"待摊投资"明细科目。在建筑安装工程的实施过程中，发生各类待摊间接费用，按照实际发生金额，借记"建安工程"科目下设的"待摊投资"明细科目，贷记"零余额账户用款额度""银行存款""应付利息""长期借款""其他应交税费""固定资产累计折旧""无形资产累计摊销"等科目。按照预算会计项目，借记"事业支出"，贷记"资金结存—货币资金"等科目。

第二步，冲减试生产、设备调试收入。

医院建筑安装工程建设过程中试生产、设备调试等产生的收入，按照取得的收入金额，借记"银行存款"等科目；按照依据有关规定应当冲减建设工程成本的部分，在"在建工程"科目下设"待摊投资"明细科目,按照其差额贷记"应缴财政款"或"其他收入"科目。按照预算会计项目,借记"事业支出",贷记"资金结存—货币资金"等科目。

第三步,对在建工程或物资报损、报废的处理。

自然灾害、管理不善等原因造成的单项工程或医院工程报废或毁损,扣除残料价值和过失人或保险公司等赔款后的净损失,报经批准后计入继续施工的工程成本的,按照工程成本扣除残料价值和过失人或保险公司等赔款后的净损失,借记"在建工程"科目下设的"待摊投资"明细科目;按照残料变价收入、过失人或保险公司赔款等,借记"银行存款""其他应收款"等科目;按照报废或毁损的工程成本,贷记"在建工程"明细科目下设的"建筑安装工程投资"明细科目。按照预算会计相关科目,借记"事业支出",贷记"资金结存—货币资金"等科目。

第四步,分配待摊费用。

工程交付使用时,按照合理的分配方法,先将待摊费用分摊进建筑安装成本,借记"在建工程"科目下设的"建筑安装工程投资"或"设备投资"明细科目,贷记"在建工程"科目下设的"待摊投资"明细科目。待摊投资的分配方法,可按照下列公式计算:

(1)按照实际分配率分配。适用于建设工期较短、整个项目的所有单项工程一次竣工的建设项目。

实际分配率=待摊投资明细科目余额÷(建筑工程明细科目余额+安装工程明细科目余额+设备投资明细科目余额)×100%

(2)按照概算分配率分配。适用于建设工期长、单项工程分期分批建成投入使用的建设项目。

概算分配率=(概算中各待摊投资项目的合计数—其中可直接分配部分)÷(概算中建筑工程物资+安装工程物资设备投资)×100%

(3)某项固定资产应分配的待摊投资=(该项固定资产的建筑工程成本/该项固定资产(设备)的采购成本+安装成本)×分配率。

4. 在建工程的其他投资的核算

医院在建工程的其他投资指为建设工程发生的房屋购置支出,基本畜禽、林木等的购置、饲养、培育支出,办公生活用具、器具购置支出,软件研发和不能计入设备投资的软件购置等支出。医院应在"在建工程"下设置"其他投资"明细科目,核算医院在建工程的其他投资。医院按照其他投资实际发生金额,借记"在建工程"下按资金性质、按项目再设置的"其他投资"明细科目,贷记"财政拨款收入""零余额账户用款额度""银行存款"等科目。按照预算会计相关科目,借记"事业支出",贷记"资金结存—货币资金"等科目。

6.2.3 医院在建工程竣工验收后的核算

医院在建工程竣工,办妥竣工验收交接手续后,应将其转入固定资产进行管理与核算。在建工程交付使用时,按照建筑安装工程成本(含应分摊的待摊投资),借记

"固定资产"等科目，贷记"在建工程"下设的"建筑安装工程投资"等明细科目。

医院在建工程购置设备需安装，设备安装完毕办妥竣工验收交接手续交付使用时，按照设备投资成本（含设备安装工程成本和分摊的待摊投资），借记"固定资产"等科目，贷记"在建工程"下设的"设备投资"或"建筑安装工程投资"明细科目，待全部工程完工验收后转入固定资产；医院在建工程购置设备不需安装，不需要安装的设备和达不到固定资产标准的工具、器具交付使用时，按照相关设备、工具、器具的实际成本，借记"固定资产""库存物品"科目，贷记贷记"在建工程"下设的"设备投资"明细科目，待全部工程完工验收后转入固定资产。

医院在建工程发生其他投资支出，其他投资支出完成后，将形成的房屋、基本畜禽、林木等各种财产以及无形资产交付使用时，应将其他投资转入固定资产、无形资产。按照其他投资形成的实际成本，借记"固定资产""无形资产"等科目，贷记"在建工程"下设的"其他投资"明细科目。

6.2.4　产权不属于本医院的专用设施建设项目的核算

医院为本院建筑安装项目配套建设的、产权不归属本单位的专用设施，在建造期间，按产权属于本单位的建筑安装项目进行核算，具体核算处理参见本章 6.2 所示内容。待本医院的建筑安装工程建设完毕，将专用设施转出基建投资，作无偿调拨净资产处理。医院应在"在建工程"下设置"基建转出投资"明细科目，核算为建设项目配套而建成的、产权不归属本单位的专用设施。当医院建安工程项目竣工验收交付使用时，按照转出的专用设施的成本，借记"在建工程"下设的"基建转出投资"明细科目，贷记"在建工程"下设的"建筑安装工程投资"明细科目；同时，借记"无偿调拨净资产"科目，贷记"在建工程"下设的"基建转出投资"明细科目。

7 无形资产及其他资产

学习目标：

1. 掌握：无形资产的初始计量、后续计量、处置的会计核算；资产清查过程中发现非现金资产盘盈、盘亏或报废、毁损的会计处理及"待处理财产损溢"会计科目的应用。

2. 理解：无形资产的确认，无形资产的摊销，自行研发无形资产的账务处理；长期待摊费用的会计核算。

3. 了解：无形资产的内容与特征；受托代理资产及会计核算。

7.1 无形资产

7.1.1 无形资产概述

无形资产是指医院为开展诊疗服务及辅助服务，以及为管理而持有的、能为医院带来经济利益的、没有实物形态的非货币长期性资产，包括著作权、土地使用权、专利权、非专有技术等。医院购入，或与其他公司联合开发的不构成相关硬件不可缺少组成部分的软件，应当作为无形资产核算。

7.1.1.1 无形资产的特征

与其他资产相比，无形资产具有如下特征：

第一，无形资产没有实物形态。无形资产通常表现为某种权利、某项技术或是某种获取超额利润的综合能力，对于提供诊疗技术服务的医院来讲，专有技术、专利等显得十分重要，具有较高的价值，很大程度上通过自身所具有的技术等优势为医院带来未来经济利益。固定资产则是通过实物价值的磨损和转移为医院带来未来经济利益的。不具有实物形态是无形资产区别于其他资产的重要特征之一。

第二，无形资产具有可辨认性。要作为无形资产进行核算，该资产必须是能够区别于其他资产可单独辨认的。可辨认性是指能够从医院其他资产中分离或者划分出来，并能单独用于出售或转让等，而不需要同时处置在同一获利活动中的其他资产；或者产生于合同性权利或其他权利，无论这些权利是否可以从医院或者其他权利和义务中转移或者分离。从可辨认性角度考虑，商誉是与医院整体价值联系在一起的，商誉除合作外，不得单独作价入账。

第三，无形资产属于非货币性长期资产。无形资产不具有实物形态，但医院的应收账款、银行存款等也没有实物形态，因此，仅仅从无实物形态不足以将无形资产与其他资产相区别。无形资产是长期资产，是非货币资产，是其另一特征，这主要是指无形资产在超过一个会计年度为医院提供服务，同时无形资产没有发达的交易市场，一般不容易转化成现金，在持有过程中为医院带来的未来经济利益具有不确定性，不属于以固定或可确定的金额收取的资产，属于非货币性资产。

7.1.1.2 无形资产的内容

医院无形资产包括专利权、非专利技术、商标权、著作权、土地使用权等。医院购入的不构成相关硬件不可缺少组成部分的应用软件，应当作为无形资产核算。

（1）专利权：国家专利主管机关依法授予发明创造专利申请人对其发明创造在法定期限内所享有的专有权利，包括发明专利权、实用新型专利权和外观设计专利权。

（2）非专利技术：也称专有技术，是指不为外界所知、在运营活动中已采用了的、不享有法律保护的、可以带来效益的各种技术和诀窍。

（3）商标权：专门在某类指定的商品或产品上使用特定的名称或图案的权利。

（4）著作权：作者对其创作的文学、科学和艺术作品依法享有的某些特殊权利。

（5）特许权：又称经营特许权、专营权，指在某一地区经营某种特定商品的权利或一家单位接受另一家单位使用其商标、商号、技术秘密等的权利。

（6）土地使用权：国家准许某单位在一定期间内依法利用国有土地并取得收益的权利。

7.1.1.3 无形资产的确认

无形资产应当在符合定义的前提下，同时满足以下两个确认条件时，才能予以确认：

（1）与该资产有关的经济利益很可能流入医院。作为无形资产确认的项目，必须具备产生的未来经济利益很可能流入医院，这里的未来经济利益可能包括在医院获得的各项收入中，也可能是医院使用某项无形资产而减少或节约的成本，或体现在其他利益中。

（2）该无形资产的成本能够可靠地计量。成本能够可靠计量是资产确认的一项基本条件。对于无形资产来说，成本能够可靠计量更为重要，成本不能可靠计量的项目不能纳入无形资产核算。

7.1.2　无形资产的会计核算

医院应当设置"无形资产"科目，核算、反映各种无形资产。非大批量购入、单价小于 1000 元的无形资产，可以于购买的当期将其成本直接计入当期费用，不纳入"无形资产"科目核算。医院"无形资产"应按照类别和项目设置明细科目和明细账，明细账中应登记每项无形资产入账成本中不同来源资金的金额及其所占的比例，以便正确计算无形资产摊销时各种资金项目所占的摊销额并进行账务处理。无形资产的账务处理主要包括无形资产的取得入账、无形资产后续计量、无形资产摊销、无形资产处置。

医院应当定期对无形资产进行清查盘点，每年至少盘点一次。医院在资产清查盘点过程中发现的无形资产盘盈、盘亏等，参照"固定资产"中的清查涉及的会计科目及相关规定，进行相应账务处理。

7.1.2.1 无形资产的初始计量与会计核算

医院取得无形资产，将其实际成本作为初始入账计量金额，外购、委托研发、自行研发等不同取得方式下无形资产的初始计量与会计核算如下：

1. 外购无形资产的计量与核算

外购无形资产的实际成本应包括实际支付的购买价款、相关税费以及可归属于该项资产达到预定用途所发生的其他支出。医院外购取的无形资产，按确定的成本，借记"无形资产"，贷记"应付账款""银行存款"等科目。按预算会计相关科目，借记"事业支出"等科目，贷记"资金结存—货币资金""财政拨款预算收入"等科目。

实例：NS医院购入一项药品制剂专利，价格50 000元，款项已通过银行存款支付，财务部门依据相关凭据，做账务处理如下：

做财务会计分录：

借：无形资产   50 000

    贷：银行存款   50 000

同时，做预算会计分录：

借：事业支出   50 000

    贷：资金结存—货币资金   50 000

2. 委托研发无形资产的会计核算

医院委托软件公司为其订制开发软件，如委托开发药品管理系统、资产管理系统、挂号系统等，应视同外购无形资产进行处理。合同中约定预付开发费用的，按照预付金额，借记"预付账款"科目，贷记"财政拨款收入""零余额账户用款额度""银行存款"等科目。软件开发完成交付使用并支付剩余或全部软件开发费用时，按照软件开发费用总额，借记"无形资产"；按照相关预付账款金额，贷记"预付账款"科目；按照支付的剩余金额，贷记"财政拨款收入""零余额账户用款额度""银行存款"等科目。按预算会计相关科目，借记"事业支出"等科目，贷记"资金结存—货币资金""财政拨款预算收入"等科目。

3. 自行研发无形资产的会计核算

对于自行研发无形资产过程中产生的研发费用是否符合无形资产的定义和确认条件尚不确定，因此医院应当设置"研发支出"科目，对自行研发项目的研究阶段和开发阶段发生的各项支出进行核算，待确定研发项目符合无形资产确认条件，再将"研发支出"转入"无形资产"科目。

"研发支出"科目应按照自行研发项目，分别设"研究支出""开发支出"进行明细核算。需要注意的是，建设项目的软件研发支出，应通过"在建工程"核算，不通过"研发支出"科目核算。

自行研发的项目，应就研究阶段和开发阶段分别进行核算。研究阶段的支出，先在"研发支出—研究支出"科目进行归集，按照从事研究及其辅助活动人员计提的薪酬，研究活动领用的库存物品，发生的相关管理费、间接费和其他各项费用，借记"研发支出—研究支出"，贷记"应付职工薪酬""库存物品""银行存款"等；按预算会计相关科目，借记"事业支出"等科目，贷记"资金结存—货币资金""财政拨款预算收入"等科目。期末，将本科目归集的研究阶段的支出转为当期费用，借记"业务活动费用"，贷记"研发支出—研究支出"。

开发阶段的支出，先在"研发支出—开发支出"科目进行归集，按照从事开发及其辅助活动人员计提的薪酬，开发活动领用的库存物品，发生的相关管理费、间接费和其他各项费用，借记"研发支出—开发支出"，贷记"应付职工薪酬""库存物品""银行存款"按预算会计相关科目，借记"事业支出"等科目，贷记"资金结存—货币资金"等、"财政拨款预算收入"等科目。医院应于每年年末评估研究开发项目是否能达到预定用途，如预计不能达到预定用途，应将已发生的开发支出全部转入当期费用，借记"业务活动费用"等科目，贷记"研发支出—开发支出"。

自行研究开发项目完成后，达到预定用途形成无形资产的，按照"研发支出—开发支出"归集的开发阶段支出，借记"无形资产"，贷记"研发支出—开发支出"。

自行研究开发项目尚未进入开发阶段，或者确实无法区分研究阶段支出和开发阶段支出，但按照法律程序已申请取得无形资产的，按照依法取得时发生的注册费、聘请律师费等费用，借记"无形资产"，贷记"财政拨款收入""零余额账户用款额度""银行存款"等科目；按预算会计相关科目，借记"事业支出"等科目，贷记"资金结存—货币资金""财政拨款预算收入"等科目；按照依法取得前所发生的研究开发支出，借记"业务活动费用"等科目，贷记"研发支出—研究支出"等。见表7-1。

表 7-1　"研发支出"科目会计核算示例表

业务活动		财务会计分录	预算会计分录
单位自行研究开发无形资产	自行研究开发项目研究阶段的支出　按合理的方法先归集	借：研发支出—研究支出 　贷：应付职工薪酬/库存物品/财政拨款收入/零余额账户用款额度/银行存款等	借：事业支出/经营支出等（实际支付的款项） 　贷：财政拨款预算收入/资金结存
	期末转至当期费用	借：业务活动费用等 　贷：研发支出—研究支出	无
	自行研究开发项目开发阶段的支出	借：研发支出—开发支出 　贷：应付职工薪酬库存物品财政拨款收入/零余额账户用款额度/银行存款等	借：事业支出/经营支出等（实际支付的款项） 　贷：财政拨款预算收入/资金结存
	自行研究开发项目完成，达到预定用途形成无形资产	借：无形资产 　贷：研发支出—开发支出	无
	年末经评估，研发项目预计不能达到预定用途	借：业务活动费用等 　贷：研发支出—开发支出	无

4. 接受捐赠的无形资产的会计核算

接受捐赠的无形资产，按照确定的无形资产成本，借记"无形资产"；按照发生的相关税费等，贷记"零余额账户用款额度""银行存款"等科目；按照其差额，贷记"捐赠收入"科目。接受捐赠的无形资产按照名义金额入账的，按照名义金额，借记"无形资产"，贷记"捐赠收入"科目；同时，按照发生的相关税费等，借记"其他费用"科目，贷记"零余额账户用款额度""银行存款"等科目。按预算会计相关科目，根据支出的相关税费金额，借记"其他支出"等科目，贷记"资金结存—货币资金""财政拨款预算收入"等科目。

7.1.2.2　无形资产的摊销与后续支出计量

1. 无形资产的摊销

医院无形资产应当自取得当月起，在预计使用年限内采用年限平均法分期平均摊销。如预计使用年限超过了相关合同规定的受益年限或法律规定的有效年限，该无形资产的摊销年限按如下原则确定：

（1）合同规定了受益年限但法律没有规定有效年限的，摊销期不应超过合同规定的受益年限；

（2）合同没有规定受益年限但法律规定了有效年限的，摊销期不应超过法律规定的有效年限；

（3）合同规定了受益年限，法律也规定了有效年限的，摊销期不应超过受益年限和有效年限两者之中较短者。

（4）合同没有规定受益年限，法律也没有规定有效年限的，摊销期不应超过十年。

医院应设置"无形资产累计摊销"科目对其进行核算。该科目应按照对应无形资产的明细分类进行明细核算。按月对无形资产进行摊销，按应摊销的金额，借记"业务活动费用""单位管理费用""加工物品""在建工程"等科目，贷记"无形资产累计摊销"。

2. 与无形资产有关的后续支出计量

与无形资产相关的后续支出，要区分能否资本化，分别进行核算。

（1）与无形资产相关的支出，符合资本化条件应予资本化。

为增加无形资产的使用效能，对其进行升级或功能扩展时，如需暂停对无形资产进行摊销的，应按步骤核算。具体步骤如下：第一，将无形资产转入在建工程。按照无形资产的账面价值，借记"在建工程"科目；按照无形资产已摊销金额，借记"无形资产累计摊销"科目；按照无形资产的账面余额，贷记"无形资产"。第二，核算后续支出。无形资产后续支出符合无形资产确认条件的，按照支出的金额，借记"在建工程"，贷记"财政拨款收入""零余额账户用款额度""银行存款"等科目。按预算会计相关科目，借记"事业支出"等科目，贷记"资金结存""财政拨款预算收入"等科目。第三，将完工的在建工程转入无形资产。暂停摊销的无形资产升级改造或扩展功能等完成交付使用时，按照在建工程成本，借记"无形资产"，贷记"在建工程"。

如无需暂停对无形资产进行摊销的，后续支出符合无形资产确认条件的，按照支出的金额，借记"无形资产"，贷记"财政拨款收入""零余额账户用款额度""银行存款"等科目。按预算会计相关科目，借记"事业支出"等科目，贷记"资金结存""财政拨款预算收入"等科目。

实例：20×9年4月10日，NS医院与软件公司接洽，对自行开发的医院财务管理系统进行功能扩展，发生费用合计50 000元，款项已支付，财务部门根据相关凭据进行账务处理如下：

因一般的软件升级，无需暂停无形资产摊销，因此其财务会计凭证为：

借：无形资产—软件 50 000
  贷：银行存款 50 000

同时，做预算会计分录：

借：事业支出 50 000
  贷：资金结存—货币资金 50 000

（2）与无形资产相关的支出，不符合资本化条件应予费用化。

为保证无形资产正常使用发生的日常维护等支出，直接予以费用化。费用发生时，借记"业务活动费用""单位管理费用"等科目，贷记"财政拨款收入""零余额账户用款额度""银行存款"等科目。按预算会计相关科目，借记"事业支出"等科目，贷记"资金结存""财政拨款预算收入"等科目。

实例：20×9年4月7日，NS医院支付医院财务管理系统漏洞修补费用，共计1 200元。款项已支付，财务部门根据相关凭据进行账务处理如下：

借：单位管理费用 1 200
  贷：银行存款 1 200

同时，做预算会计分录：

借：事业支出 1 200
  贷：资金结存—货币资金 1200

7.1.2.3 无形资产的处置

医院无形资产在处置（包括出售转让、对外捐赠、核销等）时，应当分别按以下情况进行会计核算：

（1）报经批准出售、转让无形资产，按照被出售、转让无形资产的账面价值，借记"资产处置费用"科目；按照无形资产已计提的摊销，借记"无形资产累计摊销"科目；按照无形资产账面余额，贷记"无形资产"。同时，按照收到的价款，借记"银行存款"等科目；按照处置过程中发生的相关费用，贷记"银行存款"等科目；按照其差额，贷记"应缴财政款"（按照规定应上缴无形资产转让净收入的）或"其他收入"（按照规定将无形资产转让收入纳入本单位预算管理的）。按预算会计相关科目，借记"资金结存—货币资金"，贷记"其他预算收入"。

实例：经批准，NS医院20×9年4月以100 000元将一项药剂的专利技术转让给某制药公司，该专利技术账面价值50 000元，累计计提折旧10 000元，转让时交纳相关费用500元。转让所得纳入医院预算管理。财务部根据相关凭据进行账务处理如下：

借：资产处置费用   40 000

  无形资产累计摊销   10 000

  贷：无形资产   50 000

同时，根据收到的款项和支付的相关税费：

借：银行存款   100 000

  贷：其他收入   99 500

    银行存款   500

同时，做预算会计分录：

借：资金结存—货币资金   99 500

  贷：其他预算收入   99 500

（2）报经批准对外捐赠无形资产，按照无形资产已计提的摊销，借记"无形资产累计摊销"科目；按照被处置无形资产账面余额，贷记"无形资产"；按照捐赠过程中发生的归属于捐出方的相关费用，贷记"银行存款"等科目；按照其差额，借记"资产处置费用"科目。按预算会计相关科目，借记"其他支出"，贷记"资金结存—货币资金"等科目。

7.1.2.4 无形资产的核销

无形资产预期不能为单位带来经济利益流入，按照规定报经批准核销时，按照待核销无形资产的账面价值，借记"资产处置费用"科目；按照已计提摊销，借记"无形资产累计摊销"科目；按照无形资产的账面余额，贷记"无形资产"。

7.2 医院其他资产类会计科目及核算内容

除流动资产、固定资产、无形资产外，医院的其他资产类科目主要有医院发生的受托代理资产、长期待摊费用、待处理财产损溢等。

7.2.1 受托代理资产

受托代理资产指医院接受受托方委托管理的各项资产，包括医院受托转赠的物资和受托储存管理的物资等。例如，一些医院为承担公共突发医疗事故处置职能，接受政府委托负责执行公共突发医疗事故处置的药品与器械等的存储保管工作等。医院应当设置"受托代理资产"科目，核算其接受委托方委托管理的各项资产，医院受政府所托代储处理突发公共医疗事件而储备的政府物资也应通过"受托代理资产"科目核算。医院应按照资产的种类和委托人进行明细核算。医院收到的受托代理资产为现金和银行存款的，应通过"库存现金""银行存款"科目进行核算，不通过本科目核算。本科目借方反映医院受托代理资产的增加，贷方反映当期受托代理资产的减少，期末余额在借方，反映受托代理实物资产的成本。

医院接受委托人委托存储保管的物资，其成本按照有关凭据注明的金额确定。接受委托储存的物资验收入库，按照确定的成本，借记"受托代理资产"，贷记"受托代理负债"。

发生由受托单位承担的与受托存储保管的物资相关的运输费、保管费等费用时，按照实际发生的费用金额，借记"其他费用"等科目，贷记"银行存款"等科目。按预算会计相关科目，借记"其他支出"等，贷记"资金结存—货币资金"等科目。

医院根据委托人要求交付或发出受托存储保管的物资时，按照发出物资的成本，借记"受托代理负债"科目，贷记"受托代理资产"。

7.2.2　长期待摊费用

长期待摊费用是指医院已经发生但应由本期和以后各期负担的分摊期限在一年以上（不含一年）的各项费用，如以经营租赁方式租入的固定资产发生的改良支出等。医院应当设置"长期待摊费用"科目核算发生的长期待摊费用，本科目应当按照费用项目进行明细核算，期末余额在借方，反映单位尚未摊销完毕的长期待摊费用。

长期待摊费用的主要业务包括长期待摊费用发生、长期待摊费用摊销。医院发生各项长期待摊费用时，按支出金额，借记"长期待摊费用"，贷记"零余额账户用款额度""银行存款"等科目。按预算会计相关科目，借记"事业支出"等，贷记"财政拨款预算收入""资金结存—货币资金"等科目。

受益期间摊销长期待摊费用时，按照摊销金额，借记"业务活动费用""单位管理费用""经营费用"等科目，贷记"长期待摊费用"。

如果某项长期待摊费用已经不能使单位受益，应当将其摊余金额一次全部转入当期费用。按照摊销金额，借记"业务活动费用""单位管理费用""经营费用"等科目，贷记"长期待摊费用"。

实例：NS 医院 20×9 年 4 月 20 日对融资租赁一台大型设备进行改良，发生长期待摊费用 36 000 元，预计收益年限 3 年，财务部依据相关凭证做相关账务处理。

当费用发生时，做财务会计分录：

借：长期待摊费用	36 000
贷：银行存款	36 000

同时，做预算会计分录：

借：事业支出	36 000
贷：资金结存—货币资金	36 000

5 月 1 日摊销长期待摊费用时（其他摊销日会计分录同下）：

借：业务活动费	1000
贷：长期待摊费用	1000

7.2.3　待处理财产损溢

待处理财产损溢是指医院处理资产而发生的资产盘盈、盘亏和毁损的价值。医院资产的处理包括资产的出售、报废、毁损、盘盈、盘亏，以及货币性资产损失核销等。

医院应当设置"待处理财产损溢"科目，核算资产清查过程中的各种资产盘盈、盘亏和报废、毁损的价值。本科目应按待处理财产项目进行明细核算。对于在资产处理过程中取得收入或发生相关费用的项目，还应当设置"待处理财产价值""处理净收入"明细科目，进行明细核算。

单位资产清查中查明的资产盘盈、盘亏、报废和毁损，一般应当先记入"待处理财产损溢"，按照规定报经批准后及时进行账务处理。年末结账前一般应处理完毕。期末，"待处理财产损溢"科目如为借方余额，反映尚未处理完毕的各种财产的价值及净损失；期末如为贷方余额，反映尚未处理完毕的各种财产净溢余。年度终了报经批准处理后，本科目一般应无余额。

7.2.3.1 账款核对时发现的库存现金短缺或溢余

每日账款核对中发现现金短缺或溢余，属于现金短缺，按照实际短缺的金额，借记"待处理财产损溢"，贷记"库存现金"科目；属于现金溢余，按照实际溢余的金额，借记"库存现金"科目，贷记"待处理财产损溢"。

如为现金短缺，属于应由责任人赔偿或向有关人员追回的，借记"其他应收款"科目，贷记"待处理财产损溢"；属于无法查明原因的，报经批准核销时，借记"资产处置费用"科目，贷记本科目。

如为现金溢余，属于应支付给有关人员或单位的，借记本科目，贷记"其他应付款"科目；属于无法查明原因的，报经批准后，借记本科目，贷记"其他收入"科目。

7.2.3.2 资产清查过程中发现非现金资产盘盈、盘亏或报废、毁损

1. 盘盈的各类资产

（1）转入待处理资产时，按照确定的成本，借记"库存物品""固定资产""无形资产"等科目，贷记"待处理财产损溢"。

（2）按照规定报经批准后处理时，对于盘盈的流动资产，借记"待处理财产损溢"，贷记"单位管理费用"。对于盘盈的非流动资产，如属于本年度取得的，按照当年新取得相关资产进行账务处理；如属于以前年度取得的，按照前期差错处理，借记"待处理财产损溢"，贷记"以前年度盈余调整"科目。

2. 盘亏或者毁损、报废的各类资产

（1）转入待处理资产时，按待处理财产的账面价值，借记"待处理财产损溢—待处理财产价值"，同时，借记"固定资产累计折旧""无形资产累计摊销"等科目；按待处理资产的账面原值，贷记"库存物品""固定资产""无形资产""在建工程"等科目。报经批准处理时，借记"资产处置费用"科目，贷记"待处理财产损溢—待处理财产价值"。

（2）处理毁损、报废实物资产过程中取得的残值或残值变价收入、保险理赔和过失人赔偿等，借记"库存现金""银行存款""库存物品""其他应收款"等科目；按处理净收入，贷记"待处理财产损溢—处理净收入"；处理毁损、报废实物资产过程中发生的相关费用，借记"待处理财产损溢—处理净收入"，贷记"库存现金""银行存款"等科目。

（3）结清处理收支。处理收支结清，如果处理收入大于相关费用的，按照处理收

入减去相关费用后的净收入,借记"待处理财产损溢——处理净收入",贷记"应缴财政款""其他收入"等科目;如果处理收入小于相关费用的,按照相关费用减去处理收入后的净支出,借记"资产处置费用"科目,"待处理财产损溢——处理净收入";同时,按预算会计相关科目,根据支出的净支出处理费用借记"其他支出",贷记"资金结存——货币资金"等。

非现金资产清查账务处理见表 7-2。

表 7-2 非现金资产清查账务处理示例表

业务内容			财务会计分录	预算会计分录
盘盈非现金资产	转入待处理财产时		借:库存物品/固定资产/无形资产 贷:待处理财产损溢	无
	报经批准处理时	流动资产	借:待处理财产损溢 贷:单位管理费用	无
		非流动资产	借:待处理财产损溢 贷:以前年度损益调整	无
盘亏或毁损、报废非现金资产	转入待处理财产时		借:待处理财产损溢——待处理财产价值 固定资产累计折旧/无形资产累计摊销等 贷:库存物品/固定资产/无形资产等	无
	报经批准处理时		借:资产处置费用 贷:待处理财产损溢——待处理财产价值	无
	处理报损报废资产取得的变价收入、保险赔偿等		借:库存现金/银行存款/库存物品等 贷:待处理财产损溢——处理净收入	无
	处理过程中发生的相关费用		借:待处理财产损溢——处理净收入 贷:库存现金/银行存款等	无
	处理收支结清,收入大于费用		借:待处理财产损溢——处理净收入 贷:其他收入/应缴财政款	无
	处理收支结清,收入小于费用		借:资产处置费用 贷:待处理财产损溢——处理净收入	借:其他支出 贷:资金结存——货币资金等(支付的处理净支出)

实例:20×9 年 1 月 10 日,NS 医院进行财产清查,盘亏笔记本电脑一台,原值10 000 元,已提折旧 5 000 元。

借:待处理财产损溢——待处理财产价值   5 000

    固定资产累计折旧   5 000

    贷:固定资产   10 000

上述财产物资的盘盈、盘亏、毁损在查明原因、报经批准处理后，于 20×9 年 3 月 15 日，NS 医院收到上级主管部门批复，同意处置该笔记本电脑。在处置过程中，发生处置费用 100 元，处置收入 300 元。

（1）收到同意处置意见，进行相关账务处理：

借：资产处置费用   5 000

 贷：待处理财产损溢—待处理财产价值   5 000

（2）支付处理费用 100 元，相关账务处理为：

借：待处理财产损溢—处理净收入   100

 贷：库存现金   100

（3）收到资产处置收入，相关账务处理为：

借：库存现金   300

 贷：待处理财产损溢—处理净收入   300

（4）结清处理收支，进行相关账务处理：

借：待处理财产损溢—处理净收入   200

 贷：其他收入   200

8　负债

学习目标：

1. 掌握：短期借款的会计核算，应缴财政款的会计核算，应付账款的会计核算；其他应付款的会计核算，预收账款的会计核算，长期借款的会计核算。

2. 理解：其他应交税费核算的内容及会计核算，应付职工薪酬的核算内容及会计核算，其他应付款与应付账款、预收账款的区别及管理，预提费用的会计核算。

3. 了解：负债的概念及特征，负债管理的要点，短期借款的含义及管理要点，应付票据的会计核算，应付利息的会计核算，委托代理负债的会计核算。

8.1　负债概述

8.1.1　负债的定义及特征

医院负债是指因医院过去的经济业务、事项形成的现时义务，能以货币计量并在将来需要以资产或劳务偿还的债务，履行该义务预期会导致经济利益流出医院。负债是构成医院会计五要素的主要方面，也是资产负债表的主要构成部分之一。

根据负债的定义，医院负债具有以下几个方面的特征：

（1）负债是由医院过去的经济业务或者事项形成的。负债作为医院承担的一种现时义务，是由医院过去的经济业务或事项形成的、现已承担的义务。负债来自医院过去的交易或事项，而不是预期的、计划的负债，也就是说，负债的存在必须以实际发生的经济交易事项为依据，因为预期的负债并未反映会计主体真实的财务状况。

（2）负债是医院承担的现时义务。负债必须是医院承担的现时义务，它是负债的一个基本特征。其中，现时义务是指医院在现行条件下已承担的义务。未来发生的经济业务或者事项形成的义务，不属于现时义务，不应当确认为负债。

（3）负债的清偿会导致含有经济利益的经济资源流出医院。只有在履行清偿债务时会导致经济资源流出医院的，才符合负债的定义。如果不会导致医院经济资源流出的，就不符合负债的定义。在履行现时义务清偿负债时，导致经济利益流出医院的形式多种多样，例如用现金偿还或以实物资产形式偿还，以提供劳务形式偿还，部分用资产偿还、部分以劳务形式偿还等。

医院负债包括流动负债和非流动负债。流动负债是指偿还期在一年以内（含一年）的短期借款、应付票据、应付账款、预收医疗款、预提费用、应付职工薪酬和应付社会保障费等。非流动负债是指偿还期在一年以上（不含一年）的长期借款、长期应付款等。

8.1.2 医院负债的管理

医院在进行负债管理时应当注意以下几点：

（1）医院应对不同性质的负债分别管理，及时清理并按照规定办理结算，保证各项负债在规定期限内归还。因债权人特殊原因确实无法偿还的负债，按规定计入其他收入。

（2）医院原则上不得借入非流动负债，确需借入或融资租赁的，应按规定报主管部门（或举办单位）会同有关部门审批，并原则上由政府负责偿还。

（3）医院财务风险管理指标和借款具体审批程序根据本省（自治区、直辖市）财政部门及主管部门（或举办单位）的要求执行。

8.2 流动负债及会计核算

流动负债是指偿还期在一年以内（含一年）的短期借款、应付票据、应付账款、预收医疗款、其他应交税费、应付职工薪酬等。

8.2.1 短期借款

8.2.1.1 短期借款的概念及管理

短期借款，是指医院经批准向银行或其他金融机构借入的期限在一年内（含一年）的各种借款。医院短期借款反映了医院与资金供给之间短期资金借贷的关系。

医院短期借款应遵循以下原则进行管理：

一是借款要符合政策。医院借入的短期款项必须按照合同约定和国家有关的政策使用，不能违背国家相关政策。

二是借款要有计划，要遵循经济效益原则。医院要按照资金需求计划，按急需的原则向银行或其他金融机构申请借款。借入款项之后，就形成企业的一项负债，需还本付息。因此，医院申请借款时，必须按经济效益原则考虑借入款项的金额、期限等，不能举借无效益的款项。

三是借款要有还款能力。医院借款前要认真落实偿还借款的资金来源，不能盲目举借无还款能力的借款。

四是要遵守信用。医院必须按照合同约定按时足额偿还借款本息，不可违约拖欠借款本息。

8.2.1.2 短期借款的会计核算

医院的短期借款主要涉及短期借款的借入、短期借款利息的处理和短期借款的偿还三项业务。短期借款的会计处理特点是每月的月末都要计提利息，分次还本付息或借款到期时一次性还本付息。

医院应设置"短期借款"科目，核算医院向银行或其他金融机构借入的期限在一年以内（含一年）的各种借款。"短期借款"科目贷方登记各项短期借款的取得，借方登记短期借款的偿还，期末贷方余额反映医院尚未偿还的短期借款本金。医院应当按照贷款单位和贷款种类进行明细核算。

1. 短期借款的借入

借入各种短期借款时，按照实际借得的金额，借记"银行存款"科目，贷记"短期借款"。按预算会计有关项目，借记"资金结存—货币资金"，贷记"债务预算收入"。

实例：NS 医院于 2019 年 4 月 1 日向银行申请短期流动资金贷款 1 000 000 元，贷款期限六个月，年利率 2.4%，财务部门根据有关资料，编制会计记账凭证，做分录如下：

借：银行存款　　　　　　　　　　　　　　　　　　　　　　1 000 000
　　贷：短期借款　　　　　　　　　　　　　　　　　　　　　　1 000 000
同时，做预算会计分录：
借：资金结存—货币资金　　　　　　　　　　　　　　　　　1 000 000
　　贷：债务预算收入　　　　　　　　　　　　　　　　　　　　1 000 000

2. 短期借款的利息

发生短期借款利息时，借记"其他费用"科目，贷记"银行存款"等科目。为了准确地反映当期的财务成本费用，对于短期贷款的利息应当每月计提，计入当期的"其他费用"账户。按预算会计有关项目，借记"其他支出"，贷记"资金结存—货币资金"。

实例：NS 医院于 2019 年 4 月 30 日向银行支付利息 2 000 元，财务部门根据有关资料，编制会计记账凭证，做分录如下：

（1）计提利息时：
借：其他费用—利息支出　　　　　　　　　　　　　　　　　　　2 000
　　贷：应付利息　　　　　　　　　　　　　　　　　　　　　　　2 000
（2）支付利息时：
借：应付利息　　　　　　　　　　　　　　　　　　　　　　　　4 000
　　贷：银行存款　　　　　　　　　　　　　　　　　　　　　　　4 000
同时，做预算会计分录：
借：其他支出　　　　　　　　　　　　　　　　　　　　　　　　2 000
　　贷：资金结存—货币资金　　　　　　　　　　　　　　　　　　2 000

3. 短期借款的偿还

归还借款时，借记"短期借款"，贷记"银行存款"科目。按预算会计有关项目，借记"债务还本支出"，贷记"资金结存—货币资金"。

实例：NS 医院于 2019 年 9 月 30 日归还银行本金及利息共计 1 002 000 元。财务部门根据有关资料，编制会计记账凭证，做分录如下：

借：其他费用—利息支出　　　　　　　　　　　　　　　　　　　2 000

短期借款	1 000 000
贷：银行存款	1 002 000

同时，做预算会计分录：

借：其他支出	2 000
债务还本支出 1 000 000	
贷：资金结存—货币资金	1 002 000

8.2.2 应缴财政款及会计核算

医院应缴财政款指医院取得或应收的按照规定应当上缴财政的应缴财政专户的款项，主要包括医院按规定处置固定资产收益、无形资产转让收益等应上缴行政主管部门的各类款项。医院应设置"应缴财政款"科目，对取得的按规定应上缴的财政款项进行核算。本科目借方反映当期应缴财政款的减少，贷方反映当期应缴财政款的增加，期末贷方余额，反映医院的应缴未缴款项。年终缴清后，"应缴款项"科目应无余额。医院应按应缴款项类别进行明细核算。

医院取得应按规定应缴财政款项，借记"银行存款""应收账款""待处理财产损溢—处置净收入"等，贷记"应缴财政款"；上缴应缴财政的款项时，按实际上缴的金额，借记"应缴财政款"，贷记"银行存款"科目。

8.2.3 其他应交税费

8.2.3.1 其他应交税费概述

其他应交税费是核算医院按照国家税法等有关规定计算应当交纳的除增值税以外的各种税费（按照目前对增值税相关规定，医院大多数业务活动收入都属于免予缴纳应缴纳增值税范围，医院应交增值税的账务处理可参见《政府会计制度》中应交增值税科目进行账务处理，本教材不再单独对其进行讲解），包括城市维护建设税、教育附加、房产税、车船税、城镇土地使用税和代扣代缴的个人所得税。医院应交纳的印花税不需预提应交税费，直接通过"业务活动费用""单位管理费用""经营费用"等科目核算，不通过其他应交税费核算。

8.2.3.2 其他应交税费的会计核算

医院应当设置"其他应交税费"科目，核算按税法等规定应当交纳的各种税费。本科目应当按照应交纳的税费种类进行明细核算。"其他应交税费"借方反映当期应交税费的减少，贷方反映应交税费的增加。本科目期末贷方余额，反映应交未交的除增值税以外的税费金额；期末如为借方余额，反映单位多交纳的除增值税以外的税费金额。

（1）发生城市维护建设税、教育费附加、地方教育费附加、车船税、房产税、城镇土地使用税等纳税义务的，按照税法规定计算的应缴税费金额，借记"业务活动费用""单位管理费用""经营费用"等科目，贷记"其他应交税费—应交城市维护建设税""其他应交税费—应交教育费附加"等科目。

（2）按照税法规定计算应代扣代缴职工（含长期聘用人员）的个人所得税，借记"应付职工薪酬"科目，贷记"其他应交税费—应交个人所得税"。按照税法规定计算应代扣代缴支付给职工（含长期聘用人员）以外人员劳务费的个人所得税，借记"业务活动费用""单位管理费用"等科目，贷记"其他应交税费—应交个人所得税"。

（3）实际缴纳时，借记"其他应交税费—应交城市维护建设税""其他应交税费—应交教育费附加""其他应交税费—应交个人所得税"等科目，贷记"财政拨款收入""零余额账户用款额度""银行存款"等科目。按预算会计有关会计科目，借记"事业支出"，贷记"资金结存—货币资金"。

"其他应交税费"科目会计处理具体见表8-1。

表8-1　"其他应交税费"科目会计处理表

业务活动		财务会计	预算会计
城建税、教育附加、车船税、房产税、城镇土地使用税	计算应交税费金额	借：业务活动费/单位管理费等 　贷：其他应交税费—应交城市维护建设税等	无
	实际缴纳时	借：其他应交税费—应交城市维护建设税等 　贷：银行存款等	借：事业支出等 　贷：资金结存—货币资金
代扣代缴职工个人所得税	计算职工应交个人所得税	借：应付职工薪酬 　贷：其他应交税费—应交个人所得税	无
	计算职工之外的应交个人所得税	借：业务活动费用/单位管理费用等 　贷：其他应交税费—应交个人所得税	
	实际缴纳时	借：其他应交税费—应交个人所得税 　贷：银行存款等	借：事业支出等 　贷：资金结存—货币资金

实例：2019年4月8日NS医院发放当月职工工资时，计算计提应代扣代缴职工个人所得税共计25 300元，4月12日将代扣代缴职工个人所得税缴入当地税务机关。财务部门根据相关凭据进行账务处理。

4月8日，发放工资时，计提职工代扣代缴个人所得税：

借：应付职工薪酬　　　　　　　　　　　　　　　　　　　　　　　　25 300
　　贷：其他应交税费—应交个人所得税　　　　　　　　　　　　　　　　25 300

4月12日向税务局缴纳职工代扣代缴个人所得税：

借：其他应交税费—应交个人所得税　　　　　　　　　　　　　　　　25 300
　　贷：银行存款　　　　　　　　　　　　　　　　　　　　　　　　　25 300

同时，做预算会计分录：

借：事业支出　　　　　　　　　　　　　　　　　　　　　　　　　　25 300
　　贷：资金结存—货币资金　　　　　　　　　　　　　　　　　　　　25 300

8.2.4 应付职工薪酬

8.2.4.1 医院应付职工薪酬概述

医院应付职工薪酬指医院按照有关规定应付给职工（含长期聘用人员）及为职工支付的各种薪酬。这里的"职工"不仅包括与医院订立了劳动合同的全职、兼职和临时职工，还包括了在医院计划和控制下签订的用工合同与职工类似的服务人员，以及虽未与医院订立劳动合同或未由其正式任命，但为其提供与职工类似服务的人员，如：通过中介机构签订用工合同，为医院提供与本医院职工类似服务的人员。

职工薪酬的具体内容包括：

（1）职工的基本工资、国家统一规定的津贴补贴、规范津贴和补贴、改革性补贴等。

（2）社会保险费，是指医院按照相关规定的基准和比例计算，向社会保险经办机构缴纳的医疗保险费、养老保险费、职业年金、失业保险费、工伤保险费和生育保险费。

（3）住房公积金，是指医院按照国家规定的基准和比例计算，向住房公积金管理机构缴存的住房公积金。

（4）工会经费和职工教育经费，是指医院为了改善职工文化生活、为职工学习先进技术和提高文化水平和业务素质，用于开展工会活动和职工教育及职业技能培训等的相关支出。

（5）非货币性福利，例如，作为福利为职工提供的免费医疗保健服务。

（6）因解除与职工劳动关系给予的补偿，是指由于分离办社会职能、实施主辅分离辅业改制分流安置富余人员，实施重组、改组计划，职工不能胜任等原因，医院在职工劳动合同尚未到期之前解除与职工的劳动关系，或者在为鼓励职工自愿接受裁减而提出补偿建议的计划中给予职工的经济补偿。

（7）其他与获得职工提供的服务相关的支出，是指除上述七种薪酬以外的其他为获得职工提供的服务而给予的薪酬。

从薪酬的涵盖时间和支付形式来看，职工薪酬包括医院在职工在职期间和离职后给予的所有货币性薪酬和非货币性福利；从薪酬支付对象看，职工薪酬包括提供给职工本人及其配偶、子女或其他被赡养人的福利，比如支付给伤亡职工的配偶、子女或其他被赡养人的抚恤金。

8.2.4.2 应付职工薪酬的会计核算

医院应当设置"应付职工薪酬"科目，核算按有关规定应付给职工（包括离退休人员）的各种薪酬。医院应当根据国家有关规定，按照"基本工资"（含离退休费）、"国家统一规定的津贴补贴""规范津贴补贴（绩效工资）""改革性补贴""社会保险费""住房公积金""其他个人收入"等进行明细核算。其中"社会保险费""住房公积金"明细科目核算内容包括单位从职工工资中代扣代缴的社会保险费、住房公积金，以及单位为职工计算缴纳的社会保险费、住房公积金。科目借方反映当期医院应付职工薪酬的减少，贷方反映当期医院应付职工薪酬的增加，期末余额在贷方，反映医院应付未付的职工薪酬。

1. 应付职工薪酬的计算与计提（含单位为职工计提缴纳的社会保险费、住房公积金）

计算计提从事专业人员及辅助活动人员的应付职工薪酬，借记"业务活动费用""单位管理费用"等科目；计算计提在建工程、加工物品、自行研发无形资产人员的应付职工薪酬，借记"在建工程""加工物品""研发支出"等科目；计算计提从事专业人员及辅助活动人员之外的经营活动人员的应付职工薪酬，借记"经营费用"科目；因解除与职工的劳动关系而给予的补偿，借记"单位管理费用"科目，贷记"应付职工薪酬"科目。

实例：20×9 年 4 月 8 日，NS 医院计算计提本月医护人员的应付职工薪酬 1 000 000 元，社会保险费（单位部分）250 000 元，住房公积金（单位部分）150 000 元，代扣代缴个人所得税 20 000 元，财务部根据有关凭证，应编制会计分录：

计算计提应付职工薪酬：

借：业务活动费用—医疗业务成本	1 400 000
应付职工薪酬—基本工资	20 000
贷：应付职工薪酬—基本工资	1 000 000
应付职工薪酬—社会保险费	250 000
应付职工薪酬—住房公积金	150 000
其他应交税费—应交个人所得税	20 000

2. 向职工支付工资、津贴补贴等薪酬

按照实际支付的金额，借记"应付职工薪酬"，贷记"零余额账户用款额度""银行存款"等。按预算会计相关项目，借记"事业支出""经营支出"等科目，贷记"资金结存—货币资金""财政拨款收入"等。

实例：接上例，4 月 8 日，医院向职工支付计提的应付职工薪酬、向社保局、住房公积金中心转社保费和住房公积金。财务部根据银行对账单等相关凭证编制以下会计分录：

借：应付职工薪酬—基本工资	1 000 000
应付职工薪酬—社会保险费	250 000
应付职工薪酬—住房公积金	150 000
贷：银行存款	1 400 000

同时，做预算会计分录：

借：事业支出	1 400 000
贷：资金结存—货币资金	1 400 000

3. 按税法规定代扣代缴职工个人所得税

按照税法规定代扣职工个人所得税时，借记"应付职工薪酬——基本工资"，贷记"其他应交税费——应交个人所得税"科目。向税务局缴纳个人所得税时，借记"其他应交税费——应交个人所得税"，贷记"零余额账户用款额度""银行存款"等。按预算会计相关项目，借记"事业支出""经营支出"等科目，贷记"资金结存—货币资金""财政拨款收入"等。

接上例，4月15日，医院向税务局转个人所得税。财务部根据银行对账单等相关凭证编制以下会计分录：

借：其他应交税费—应交个人所得税   20 000

  贷：银行存款   20 000

同时，做预算会计分录：

借：事业支出   20 000

  贷：资金结存—货币资金   20 000

4. 缴纳社会保险和住房公积金

按照国家有关规定缴纳职工社会保险费和住房公积金时，按照实际支付的金额，借记"应付职工薪酬—社会保险费""应付职工薪酬—住房公积金"等，贷记"零余额账户用款额度""银行存款"等。按预算会计相关项目，借记"事业支出""经营支出"等科目，贷记"资金结存—货币资金""财政拨款收入"等。

5. 从应付职工薪酬中支付其他款项

从应付职工薪酬中支付的其他款项，借记"应付职工薪酬"，贷记"零余额账户用款额度""银行存款"等科目。按预算会计相关项目，借记"事业支出""经营支出"等科目，贷记"资金结存—货币资金""财政拨款收入"等。

8.2.5 应付票据及核算

8.2.5.1 应付票据概述

应付票据是指医院购买库存物资、医疗设备，接受服务等开出、承兑的商业汇票，包括银行承兑汇票和商业承兑汇票。医院应通过"应付票据"科目核算应付票据的发生、偿付等情况。"应付票据"科目贷方登记开出、承兑汇票的面值及带息票据的预提利息，借方登记支付票据的金额，余额在贷方，表示医院尚未到期的商业汇票的票面金额和应计未付的利息。医院因购买材料、商品和接受劳务供应等而开出、承兑的商业票，应当将其票面金额作为应付票据的入账金额。应付票据科目期末贷方余额，反映医院持有的尚未到期的应付票据本息。

8.2.5.2 应付票据的账务处理

1. 应付票据的开具

医院因购买材料、设备等开出、承兑商业汇票时，不论是否带息，均借记"库存物品""固定资产"等科目，按汇票面值贷记"应付票据"科目；医院以开出、承兑商业汇票抵付原欠货款或应付账款时，借记"应付账款"科目，贷记"应付票据"科目；支付银行承兑汇票的手续费时，借记"业务活动费""单位管理费用"科目，贷记"银行存款"科目；收到银行支付到期商业汇票的付款通知时，借记"应付票据"科目，贷记"银行存款"科目；同时，按照预算会计相关科目，借记"事业支出"等，贷记"资金结存—货币资金"。

2. 应付票据到期归还

收到银行支付到期票据的付款通知时，借记"应付票据"科目，贷记"银行存款"科目；同时，按照预算会计相关科目，借记"事业支出"等，贷记"资金结存—货币资金"。银行承兑汇票到期，单位无力支付票款的，按照应付票据账面余额，借记"应付票据"，贷记"短期借款"科目；同时，按照预算会计相关科目，借记"事业支出"等，贷记"债务预算收入"。商业承兑汇票到期，单位无力支付票款的，按照应付票据账面余额，借记"应付票据"，贷记"应付账款"科目。

3. 应付票据备查簿

医院应当设置"应付票据备查簿"，详细登记每一应付票据的种类、号数、签发日期、到期日、票面金额、票面利率、合同交易号、收款人姓名或单位名称以及付款日期和金额等资料。应付票据到期结清时，应当在备查簿内逐笔注销。

8.2.6 应付账款

8.2.6.1 应付账款概述

应付账款是指医院因购买药品、材料物资、医疗设备或接受劳务供应等应付给供应单位的还款期限在 1 年以内（含 1 年）的款项。医院应当设置"应付账款"科目，核算医院的应付账款增减变化情况。本科目应当按照债权人进行明细核算。对于建设项目，还应设置"应付器材款""应付工程款"等明细科目，并按照具体项目进行明细核算。"应付账款"期末贷方余额反映尚未偿还的应付款项。

医院应当加强对应付账款的管理，其管理主要注意以下几点：

1. 应付账款的风险

第一，应付账款入账不及时，可能造成流动资产和固定资产"账账不符"。

医院物资信息系统与财务信息系统相互独立，各自运行，没有联机操作。资产进入医院时在医院后勤物资信息系统已入库，而后勤物资部门却迟迟不将发票及入库单等原始凭证上交财会部门进行账务处理，有的几年后才挂账；或者供应商未提供发票，后勤物资仓储部门没有对已入库但发票未到的材料入库单上报财会部门暂估入账。于是造成财务总账与后勤物资信息系统反映的流动资产和固定资产明细账"账账不符"，甚至部分医院出现财务报表中"库存物资"为负数但仍然正常运行的非正常现象。

第二，应付账款的支付存在安全隐患。

（1）医院现行付款方式一般采用转账支票或网银付款方式。有些医院在以转账支票方式付款时，只将经办人签字的支票存根作为付款凭据，没有同时将银行盖章确认付款的出票人回单作为付款依据，可能产生支票正联与存根联收款单位不一致的情况，容易产生舞弊现象。

（2）某些外地供货单位为加速货款回收，授权单位的业务员负责收款，有些供应商甚至授权款项转到业务员个人账户，有些业务员素质不高、心术不正，就可能发生业务员收到医院货款不上交供应单位的现象。

（3）有些医院采用银行承兑汇票方式支付货款，医院一般都要求供应单位业务员亲自来取并在票据存根联签字确认，但仍难防有些业务员拿到承兑汇票后不上交供应单位而直接贴现并据为已有。供应单位因无法追回货款，就转而追究医院的责任，从而给医院带来很多不必要的经济纠纷，不利于资金的安全管理，在某种程度上也损害了医院的信誉。

第三，应付账款支付不及时。

医院在购买材料物资、药品、医疗设备等时与供应商签订了采购合同，明确规定分期付款或具体付款日期，但某些医院为了充分使用信用资金，有意或无意延后付款，不按合同支付，甚至拖延几个月付款。很多供货单位与医院基本上保持长期的供求关系，供货单位在以后的交易中会考虑医院的财务信用，通过提高价格等方式将货币资金时间价值、风险价值充分考虑进去。

表面上看医院是充分利用了信用资金，但实际上损失了商业信用。

2. 应付账款管理风险应对

第一，严格执行"采购与付款业务"岗位职责分工控制制度。采购与付款业务的岗位责任制，明确了相关部门和岗位的职责、权限，确保办理采购与付款业务的不相容岗位相互分离、制约和监督。采购、验收、储存、应付账款业务记录和货币资金的支付必须由不同的部门或人员独立办理，确保应付账款发生和核准采购业务的协调性，应付账款金额和实际验收物品或接受劳务价值的一致性。

第二，健全会计科目，严格规范应付账款的挂账工作。要求采购部门及时将入库单、发票等原始票据传到财会部门，财会部门根据原始票据及时进行相应的账务处理。对发票已到、材料已验收入库但未付款的交易应及时进行账务处理，借记相关科目，贷记"应付账款"；对材料已验收入库但发票至月末仍未收到的交易，根据后勤物资部门等提供的入库单暂估入账，待下月初用红字冲销。同时要求物资采购部门及时将手续齐全的有关原始票据（包括发票和入库单）送财会部门进行账务处理，对不符合物资采购合同规定的坚决不挂账。为了查找、核对方便，应在"应付账款"科目下设"药品类供应商""材料类供应商""试剂类供应商"二级科目，按发票上注明的具体的供货商名称设置三级明细科目。

第三，优化付款安全的内控措施。首先在采购部门和财会部门建立详细的供货单位信息表，包括单位名称、开户银行、银行账号、供应商地址、联系人等内容，如发生变更，需经采购部门确认、财会部门存档后方可生效。其次在每次支付药品、材料物资等款项时，经采购部门、财会部门两方审核确认无误，院领导审批后才能付款。款项要通过网上银行支付或转账支票支付，不允许开具现金支票，确保款项付至供货单位预留的账户与开户银行。如果供货单位要求委托付款，一定要有书面委托函，并由法人代表签字盖章及供货单位盖章确认。对于开具的应付票据，及时通知供货单位，并要求供货单位业务员在票据存根联亲自签字后取走，以确保资金安全。

3. 应付账款的核算内容与入账时间

应付账款核算医院因购买库存物资、固定资产和接受服务供应等而应付给供应单位的款项，医院应当按照债权人等进行明细核算。应付账款科目期末贷方余额，反映医院尚未支付的应付账款。

应付账款入账时间的确认应当注意以下几点：

（1）应付账款的入账时间在理论上应当是与所购物资的所有权相关的风险和报酬发生转移时，或接受劳务时。即医院应当在确认资产的同时，确认负债。

（2）在实际工作中，如果物资和发票同时到达，一般待物资验收入库后，再按发票账单登记入账。这主要是为了避免入账后又因物资存在质量、数量或品种上的问题而调账。

（3）如果物资先到发票账单后到，暂时不作账务处理，待收到发票账单时再入账；如果月份终了时发票账单仍未到达，为了客观反映医院所拥有的资产和承担的负债，应按暂估价值确认相关资产和应付账款，待下月月初再用红字予以冲回。

（4）如果发票账单先到，医院办理了结算并承担了相关物资的风险和报酬，应同时确认在途物资和应付账款。

8.2.6.2 应付账款的会计核算

1. 购置物资发生的应付账款

收到所购材料、物资、设备或服务以及确认完成工程进度但尚未付款时，根据发票及账单等有关凭证，按照应付未付款项的金额，借记"库存物品""固定资产""在建工程"等科目，贷记"应付账款"。

实例：NS 医院购置卫生材料一批，价格为 100 000 元，卫生材料已验收入库，尚未支付货款，财务部门根据有关资料，编制会计记账凭证，做分录如下：

借：库存物品—卫生材料费　　　　　　　　　　　　　100 000

　　贷：应付账款　　　　　　　　　　　　　　　　　　100 000

2. 偿还应付账款

偿付应付账款时，按照实际支付的金额，借记"应付账款"，贷记"财政拨款收入""零余额账户用款额度""银行存款"等科目。按预算会计相关科目，借记"事业支出"等，贷记"资金结存—银行存款"等科目

实例：20×9 年 6 月 20 日，NS 医院用银行存款归还上述单位所欠卫生材料 100 000 元，财务部门根据有关资料，编制会计记账凭证，做分录如下：

借：应付账款　　　　　　　　　　　　　　　　　　　100 000

　　贷：银行存款　　　　　　　　　　　　　　　　　　100 000

同时，做预算会计分录：

借：事业支出　　　　　　　　　　　　　　　　　　　100 000

　　贷：资金结存—货币资金　　　　　　　　　　　　　100 000

3. 无法支付的应付账款

确实无法支付或豁免偿还的应付账款，应按规定进行账务处理。经批准核销后，借记"应付账款"科目，贷记"其他收入"科目。核销的应付账款应在备查账簿中保留登记。

8.2.7 应付利息

医院应设置"应付利息"科目，核算医院按照合同约定应支付的借款利息，包括

短期借款、分期付息到期还本的长期借款等应支付的利息。本科目应当按照债权人等进行明细核算。本科目期末余额在贷方，反映医院应付未付的利息金额。

医院为建造固定资产、公共基础设施等借入的专门借款的利息，属于建设期间发生的，按期计提利息费用时，按照计算确定的金额，借记"在建工程"科目，贷记"应付利息"；不属于建设期间发生的，按期计提利息费用时，按照计算确定的金额，借记"其他费用"科目，贷记"应付利息"。

医院应对除建造固定资产、公共基础设施等借入的专门借款以外的其他借款，按期计提利息费用，计提时按照计算确定的金额，借记"其他费用"科目，贷记"应付利息"。

实际支付应付利息时，按照支付的金额，借记"应付利息"，贷记"银行存款"等科目。按预算会计相关项目，借记"其他支出"，贷记"资金结存—货币资金"。

8.2.8　其他应付款

医院其他应付款指除了应付票据、应付账款、预收账款、应付职工薪酬、应交税费、长期应付款等以外，发生的一些应付、暂收其他单位或个人的款项，如出租固定资产和包装物的押金、存入的保证金等。医院的其他应付款，是一项流动负债。医院应设置"其他应付款"科目，核算固定资产和包装物的押金、存入保证金、应付及暂收其他单位款项等其他应付款。医院应当按照其他应付款的类别以及债权单位进行明细核算。本科目借方反映医院其他应付款减少，贷方反映其他应付款的增加。期末余额在贷方，反映医院尚未支付的其他应付款。

发生其他应付及暂收款项时，借记"银行存款"等科目，贷记"其他应付款"。支付（或退回）其他应付及暂收款项时，借记"其他应付款"，贷记"银行存款"等科目。将暂收款项转为收入时，借记"其他应付款"，贷记"事业收入"等科目。

无法偿付或债权人豁免偿还的其他应付款项，应当按照规定报经批准后进行账务处理。经批准核销时，借记"其他应付款"，贷记"其他收入"。核销的其他应付款应在备查簿中保留登记。

实例：NS医院20×9年度账务清理时发现应付甲公司质量保证金30 000元，账龄已达5年以上，经核实该公司已经注销，无法支付该质保金，财务部门根据有关资料，编制会计记账凭证，做分录如下：

借：其他应付款—某单位 　　　　　　　　　　　　　　　　　　　30 000
　　贷：其他收入 　　　　　　　　　　　　　　　　　　　　　　　30 000

8.2.9　预收账款

8.2.9.1　医院预收账款概述

医院预收账款分为预收医疗款和其他预收账款。预收医疗款是指医院从住院病人、门诊病人等预收的医疗款项。其他预收款指医院除预收医疗款以外的其他预收账款，如医院因提供科研教学等服务、按合同或协议约定预收接受服务单位的款项。

预收医疗款的管理与核算对医院至关重要，不仅关系到医院负债的真实性，也会影响医院的财务状况与正常经营。

第一，预先收取病人一定的费用是避免和减少病人欠费的前提。病人入院根据其病情的需要应预交一定的住院费用，待病人出院结算后多退少补。如果病人出院结算费用小于或等于预交款，则直接办理出院结算手续。但也有相当一部分病人由于病情变化等各种原因所发生的费用超过了其实际预交款而一时又拿不出来超过的费用金额，这样就发生了病人欠费。

第二，医疗预收款是医院正常运转的保证。病人住院治病要消耗一定的药品和各种卫生材料等，这些治疗物品医院事先必须拿出相当一部分资金购置备用，如果所有的病人治疗前不交和少交预收款，那么就要占用医院相当大的资金，医院就有可能因资金周转问题而影响病人治疗。所以合理预收病人的医疗费是保证医院正常运转的需要。

第三，病人预交款是否及时结清会影响医院的财务状况。病人出院结算时经常会出现实际费用大于预交款的情况，按一贯的做法，这部分病人先不结账，其费用挂在住院结算处，病人先出院，待其筹齐住院费后再办理出院结算手续，据此上报医院财务作为住院收入。如果本期内办理出院结算手续，对医院会计信息质量没有影响，反之，如果跨期办理此手续，就要影响到医院的财务状况的真实反映。

8.2.9.2 医院预收账款的核算

1. 预收医疗款的核算

医院应当在"预收账款"科目下设置"预收医疗款"明细科目，核算医院预收医疗保险机构预拨的医疗保险金和预收病人的预交金。"预收账款—预收医疗款"贷方反映医院收到的病人交来的预交费，借方反映病人就诊结束后办理结算时由预交费开支的医疗费，期末余额在贷方，反映医院向住院病人、门诊病人等预收但尚未结算的款项。医院应当按照医保预拨款款、住院病人预交款、门诊病人预交款等，对预收医疗款进行明细核算。因此，医院应当在"预收款项—预收医疗款"下设置明细科目："预收账款—预收医疗款—预收医保款"核算医院预收医疗保险机构预拨的医疗保险金；"预收账款—预收医疗款—门急诊预收款"核算医院预收门急诊病人的预交金；"预收账款—预收医疗款—住院预收款"核算医院预收住院病人的预交金。

收到医疗保险机构预拨的医疗保险金、住院病人预交款、门诊病人预交款，按实际预收的金额，借记"银行存款""库存现金"等科目，贷记"预收账款—预收医疗款—预收医保款""预收账款—预收医疗款—门急诊预收款""预收账款—预收医疗款—住院预收款"等科目。按照预算会计相关科目，借记"资金结存—货币资金"，贷记"事业预算收入"。

实例：20×9年5月16日收到门诊病人王某预交费用2 000元，按实际预收的金额，财务部根据有关资料，编制会计记账凭证，做分录如下：

借：库存现金　　　　　　　　　　　　　　　　　　　　2 000
　　贷：预收账款—预收医疗款—门急诊预收款　　　　　　　　　　2 000

同时，做预算会计分录：

借：资金结存—货币资金   2 000

 贷：事业预算收入   2 000

门诊病人结算医疗费时，如病人应付的医疗款金额大于其预交金额，按病人补付金额，借记"库存现金""银行存款"等科目；按病人预交金额，借记"预收账款—预收医疗款—门急诊预收款"科目；按病人应付的医疗款金额，贷记"事业收入—医疗收入"科目。如病人应付的医疗款金额小于其预交金额，应退还病人款项，借记"预收账款—预收医疗款—门急诊预收款"科目；按病人应付的医疗款金额，贷记"事业收入—医疗收入"科目；按应退还病人的差额，贷记"库存现金""银行存款"等科目。按照预算会计相关科目，借记"事业预算收入"，贷记"资金结存—货币资金"。

实例：接上例，王某结算时，就诊发生检查费 800 元、西药费 900 元，医院退还病人 300 元，财会部门根据有关资料，编制会计记账凭证，做分录如下：

借：预收账款—预收医疗款—门急诊预收款   2 000

 贷：事业收入—医疗收入   1 700

   库存现金   300

同时，做预算会计分录：

借：预算事业收入   300

 贷：资金结存—货币资金   300

住院病人办理出院手续，结算医疗费时，如病人应付的医疗款金额大于其预交金额，应按病人补付金额，借记"库存现金""银行存款"等科目；按病人预交金额，借记"预收账款—预收医疗款—住院预收款"或"预收账款—预收医疗款—预收医保款"；按病人欠费金额，借记"应收账款—应收医疗款"科目；按病人应付的医疗款金额，贷记"应收在院病人医疗款"科目。如病人应付的医疗款金额小于其预交金额，应按病人预交金额，借记"预收账款—预收医疗款—住院预收款"科目；按病人应付的医疗款金额，贷记"应收在院病人医疗款"科目；按退还给病人的差额，贷记"库存现金""银行存款"等科目。按照预算会计相关科目，借记"事业预算收入"，贷记"资金结存—货币资金"。

实例：NS 医院在住院病人刘某出院时，进行出院结算，刘某应付住院费用共计 12 000 元，入院预交住院款 7 000 元，还应补交 5 000 元，刘某用现金补交了住院费用，财务部门按结算清单进行账务处理。

借：库存现金   5 000

  预收账款—预收医疗款—住院预收款   7 000

 贷：应收账款—应收在院病人医疗款   12 000

同时，做预算会计分录：

借：资金结存—货币资金   5 000

 贷：事业预算收入   5 000

2. 医院其他预收账款的核算

医院在"预收账款"科目下设"其他预收账款"明细科目，核算医院除预收医疗款以外的其他预收账款，如医院因提供科研教学等服务、按合同或协议约定预收接受服务单位的款项。

医院收到其他预收账款时，借记"银行存款"等科目，贷记"预收账款—其他预收账款"。按照预算会计相关科目，借记"资金结存—货币资金"，贷记"事业预算收入"。归还时，借记"预收账款—其他预收账款"，贷记"银行存款"等科目；按照预算会计相关科目，借记"事业预算收入""其他收入"等，贷记"资金结存—货币资金"。

无法偿付或债权人豁免偿还的预收账款，应按规定报批后进行账务处理，经批准核销后，借记"应收账款—其他应收款"等，贷记"其他收入"。

8.3 长期负债及会计核算

长期负债是指偿还期在一年以上的长期借款、长期应付款、预提费用、委托代理负债等。

8.3.1 长期借款

长期借款是指医院按规定向银行或其他金融机构借入的偿还期限在一年以上（不含一年）的各项借款。医院应设置"长期借款"科目核算医院经批准向银行或其他金融机构等借入的期限超过1年（不含1年）的各种借款本息。医院应设置"本金"和"应计利息"明细科目，并按照贷款单位和贷款种类进行明细核算。对于建设项目借款，还应按照具体项目进行明细核算。本科目期末余额在贷方，反映医院尚未偿还的长期借款本息。

医院借入长期借款，按照实际借入额，借记"银行存款"科目，贷记"长期借款—本金"。按照预算会计相关科目，借记"资金结存—货币资金"，贷记"债务预算收入"。

实例：NS医院于2019年1月1日从银行借入资金 10 000 000 元用于新门诊大楼的修建，借款期限为3年，年利率为5%（到期一次还本付息，不计复利），所借款项已存入银行。财会部门根据有关凭证，应编制会计分录：

借：银行存款   10 000 000

  贷：长期借款—本金   10 000 000

长期借款计提利息。为建造固定资产、公共基础设施等应支付的专门借款利息，按期计提利息时，属于工程项目建设期间发生的利息，计入工程成本。按照计算确定的应支付的利息金额，借记"在建工程"科目，贷记"应付利息"科目（适合到期付息、到期还本借款的利息）或"长期借款—应计利息"（适合到期一次还本付息借款的利息）。属于工程项目完工交付使用后发生的利息，计入当期费用，按照计算确定的应支付的利息金额，借记"其他费用"科目，贷记"应付利息"科目（适合到期付息、到期还本借款的利息）或"长期借款—应计利息"（适合到期一次还本付息借款的利息）。按期计提其他长期借款的利息时，按照计算确定的应支付的利息金额，借记"其他费用"科目，贷记"应付利息"科目（适合期付息、到期还本借款的利息）或"长期借款—应计利息"（适合到期一次还本付息借款的利息）。

实例：接上例，NS 医院于 2019 年 2 月 1 日计提利息（门诊大楼修建工程已开工），财务部门根据相关凭据进行账务处理。

借：在建工程   41 667

    贷：长期借款—应计利息   41 667

归还长期借款本息时，借记"长期借款—本金"科目和"长期借款—应计利息"，贷记"银行存款"科目。按照预算会计相关科目，借记"债务资本支出"（支付本金）或"其他支出"（支付利息），贷记"资金结存—货币资金"。

8.3.2 长期应付款

医院的长期应付款是指医院除长期借款以外的其他长期应付款项，包括应付融资租入固定资产的租赁费、分期付款购入固定资产的应付款项等。

医院应设置"长期应付款"科目，核算医院发生的偿还期限在一年以上（不含一年）的应付款项。医院应当按照长期应付款的种类设置明细账，进行明细核算。本科目期末余额在贷方，反映医院尚未支付的各种长期应付款。

医院发生长期应付款时，借记"固定资产""在建工程"等科目，贷记"长期应付款"科目。

实例：NS 医院于 2019 年 1 月 1 日向一家企业以融资租赁的方式租入自动血球计数仪，按租赁合同约定租赁费为 240 000 元，分两年于每年年末等额付费，以银行存款支付运费等 2 000 元，财务部门根据相关凭据编制会计分录如下：

借：固定资产   242 000

    贷：银行存款   2000

      长期应付款—设备租赁费   240 000

同时，做预算会计分录：

借：事业支出   2 000

    贷：资金结存—货币资金   2 000

偿还长期应付款时，借记"长期应付款"科目，贷记"银行存款"等科目。根据预算会计相关科目，借记"事业支出"等，贷记"资金结存—货币资金"。

实例：接上例，NS 医院于 2020 年 1 月 1 日支付租赁费时，财务部根据相关资料，编制会计分录如下：

借：长期应付款—设备租赁费   120 000

    贷：银行存款   12 000

同时，做预算会计分录：

借：事业支出   12 000

    贷：资金结存—货币资金   120 000

8.3.3 预提费用

医院预提费用是指医院按规定预先提取但尚未实际支付的各项费用，即医院还没支付，但应该要支付的各项费用，如预提租金等。医院应设置"预提费用"科目，核算医院预先提取的已经发生但尚未支付的费用。医院代管的科研项目按规定从科研项目收入中提取的项目间接费用或管理费，也通过本科目核算。医院计提的借款利息费用，通过"应付利息""长期借款"科目核算，不通过本科目核算。医院应当按照预提费用种类设置明细账，进行明细核算，对于提取的科研项目间接费用或管理费，应当在本科目下设置"项目间接费用""管理费"明细科目，并按项目进行明细核算。期末余额在贷方，反映医院已预提但尚未支付的各项费用。

1. 项目间接费用或管理费

医院按规定从科研项目收入中提取项目间接费用或管理费时，按照提取的金额，借记"单位管理费用"科目，贷记"预提费用—项目间接费"或"预提费用—管理费用"。按预算会计相关科目，借记"非财政拨款结转—项目间接经费"或"非财政拨款结转—项目管理费"，贷记"非财政拨款结余—项目间接经费"或"非财政拨款结余—项目管理费"。

实际支付计提的项目间接费用或管理费时，按照实际支付的金额，借记"预提费用—项目间接费"或"预提费用—管理费用"，贷记"银行存款""库存现金"等科目。按预算会计相关科目，借记"事业支出"等，贷记"资金结存—货币资金"。

2. 其他预提费用

按期预提租金等费用时，按照预提的金额，借记"业务活动费用""单位管理费用""经营费用"等科目，贷记"预提费用"。

实际支付款项时，按照支付金额，借记"预提费用"，贷记"零余额账户用款额度""银行存款"等科目。按预算会计相关科目，借记"事业支出"等，贷记"资金结存—货币资金"。

8.3.4 受托代理负债

医院受托代理负债指医院接受委托，取得受托管理资产时形成的负债，医院应设置"受托代理负债"科目，核算其接受委托取得受托代理资产时形成的负债。本科目应按照委托人进行明细核算。"受托代理负债"科目借方反映医院受托代理负债的减少，贷方反映委托代理负债的增加。期末余额在贷方，反映单位尚未交付或发出受托代理资产形成的受托代理负债金额。"受托代理负债"的会计核算参见"受托代理资产"等科目的会计核算。

9 收入

学习目标：

1. 掌握：医院收入的分类及各项收入的会计核算。
2. 理解：医院各项收入的定义及医院收入的确认条件。
3. 了解：医院收入的管理。

9.1 收入概述

9.1.1 收入的定义

医院收入指报告期内医院开展诊疗服务及其他活动依法取得的非偿还性资金，其是能导致医院净资产增加或者含有经济利益的经济资源的流入。医院须通过获得收入来补偿开展医疗服务及其他活动而发生的支出。收入具有以下两个特征：

第一，收入是医院开展诊疗服务及辅助服务、其他活动所形成的。收入的增加将导致净资产的增加，进而导致资产增加或负债减少，或两者兼而有之，最终导致医院经济利益的流入。

第二，收入是非偿还性的经济利益的流入。为第三方等代收的款项，最终需要支付给相关方，不属于非偿还性的资金，能作为医院的收入。

9.1.2 收入的分类

医院收入按照来源可以分为财政拨款收入、事业收入、上级补助收入、附属单位上缴收入、经营收入、非同级财政拨款收入、投资收益、捐赠收入、利息收入、租金收入、其他收入。

（1）财政拨款收入：指医院从同级政府财政部门取得的各类财政拨款。

（2）事业收入：主要包括两部分，一部分指医院开展医疗服务活动取得的收入，称为医疗收入，是医院的主营业务收入，包括挂号、化验、检查、治疗、药品收入等；另一部分指医院取得的除财政补助收入外专门用于科研、教学项目的收入，如与其他单位进行各种科研、教学项目合作开发研究的收入，称之为科教收入。

（3）上级补助收入：指医院从主管部门和上级单位取得的非财政拨款收入。

（4）附属单位上缴收入：指医院取得的附属独立核算单位按照有关规定上缴的收入。

（5）经营收入：指医院在医疗服务活动及其辅助活动之外开展非独立核算经营活

动取得的收入。

（6）非同级财政拨款收入：指医院从同级政府其他部门取得的横向转拨财政款和从上级或下级政府财政部门取得的经费拨款等。

（7）投资收益：指医院股权投资和债券投资所实现的收益。

（8）捐赠收入：指医院接受其他单位或个人捐赠取得的收入。

（9）利息收入：指医院取得的银行存款利息收入。

（10）租金收入：指医院利用国有资产出租取得并按照规定纳入预算管理的租金收入。

（11）其他收入：指医院取得的除财政拨款收入、事业收入、上级补助收入、附属单位上缴收入、经营收入、非同级财政拨款收入、投资收益、捐赠收入、利息收入、租金收入以外的各项收入，如现金盘盈收入、医院收回已核销的其他应收款、无法偿付的应付及预收款项等。

9.1.3 收入的确认

根据相关制度要求，医院的收入应当以权责发生制为基础确认。医院各类收入的确认至少应当符合以下三个条件：

（1）与收入相关的经济利益应当很可能流入医院；

（2）经济利益流入医院的结果会导致资产的增加或者负债的减少；

（3）经济利益的流入金额能够较可靠计量。

9.1.4 收入的管理

收入的取得是医院经济管理活动的基础，医院应当充分挖掘收入增长潜力，促进医院收入增长，为医院事业发展提供物质保障。医院要严格收入管理程序，必须做到以下几点：

（1）集中统一管理。医院各项收入都应纳入财务部门统一核算、统一管理，所有收入应及时足额上缴财务部门，严禁任何部门及个人贪污、截留收入，严禁设置账外账、小金库。

（2）依法取得收入、严格执行物价政策。医疗卫生事业事关民生，医院的公益性要求医院在取得各项收入时应当符合国家相关规定，医院不能擅自更改、增加、分解收费项目及收费标准。公立医院收费项目及收费标准由物价部门核定，医院要严格执行国家物价政策，建立健全各项收费管理制度。医院门诊、住院收费必须按照有关规定使用国务院或省（自治区、直辖市）财政部门统一监制的收费票据，并切实加强管理，严禁使用虚假票据。

（3）加强系统对账，确保收入数据真实可靠。财务部门应加强与其他信息系统的数据核对，确保各项收入数据真实可靠。医院收入各项数据应与医院信息系统中对应数据进行及时核对，发现差异及时处理；医院应加强与财政部门的对账工作，指标下达数、计划申报数、实际支付数等财政信息平台数据与医院账务应一一对应，保证财政资金的安全、完整、有效使用。

9.2 收入的会计核算

9.2.1 财政拨款收入的会计核算

医院应设置"财政拨款收入"科目来核算从同级财政部门取得的各类财政拨款。同级政府财政部门预拨的下期预算款和没有纳入预算的暂付款项,以及采用实拨资金方式通过本单位转拨给下属单位的财政拨款,不通过本科目核算。医院应设置财政基本拨款收入和财政项目拨款收入对财政拨款收入进行明细核算。在实务操作中,为了更加明确地区分财政拨款收入用途,可在二级明细科目下按照实际需要设置三级明细科目进行核算。

财政拨款收入需要分别按照财政直接支付、财政授权支付和其他支付方式进行不同的账务处理。财政拨款收入的主要账务处理如表 9-1 所示。

表 9-1 财政拨款收入的会计处理

业务活动			财务会计分录	预算会计分录
取得财政拨款收入	直接支付		借:库存物品/业务活动费用等 　贷:财政拨款收入	借:事业支出等 　贷:财政拨款预算收入
	授权支付		借:零余额账户用款额度 　贷:财政拨款收入	借:资金结存—零余额账户用款额度 　贷:财政拨款预算收入
	其他方式		借:银行存款等 　贷:财政拨款收入	借:资金结存—货币资金 　贷:财政拨款预算收入
发生差错更正、购货退回	直接支付	属于本年支付的款项	借:财政拨款收入 　贷:库存物品/业务活动费用等	借:财政拨款预算收入 　贷:行政支出/事业支出等
		以前年段支付的款项	借:财政返还额度—财政直接支付 　贷:以前年度盈余调整/库存物品等	借:资金结存—财政应返还额度 　贷:财政拨款结转/财政拨款结余—年初余额调整
	授权支付	属于本年支付的款项	借:零余额账户用款额度 　贷:库存物品/业务活动费用等	借:资金结存—零余额账户用款额度 　贷:行政支出/事业支出等
		以前年段支付的款项	借:零余额账户用款额度 　贷:以前年度盈余调整/库存物品等	借:资金结存—零余额账户用款额度 　贷:财政拨款结转/财政拨款结余—年初余额调整

表9-1(续)

业务活动		财务会计分录	预算会计分录
期末确认拨款差额	财政直接支付预算指标＞实际直接支付数	借：财政应返还额度—财政直接支付 　贷：财政拨款收入	借：资金结存—财政应返还额度 　贷：财政拨款预算收入
	财政授权支付额度＞零余额账户额度	借：财政应返还额度—财政授权支付 　贷：财政拨款收入	借：资金结存—财政应返还额度 　贷：财政拨款预算收入
期末结转		借：财政拨款收入 　贷：本期盈余	借：财政拨款预算收入 　贷：财政拨款结转—本年收支结转

在财政直接支付方式下，医院根据收到的《财政直接支付入账通知书》及相关原始凭证，按照通知书中的直接支付入账金额，借记"库存物品""固定资产""业务活动费用""应付职工薪酬"等科目，贷记"财政拨款收入"。根据预算会计相关科目，借记"事业支出"等，贷记"财政拨款预算收入"。年末根据本年度财政直接支付预算指标数与本年度财政直接支付实际支付数的差额，借记"财政应返还额度—财政直接支付"，贷记"财政拨款收入"。根据预算会计相关科目，借级"资金结存—财政应返还额度"，贷记"财政拨款预算收入"。

在财政授权支付方式下，医院根据收到的"财政授权支付额度到账通知书"及相关原始凭证，按照授权通知书中的授权支付额度，借记"零余额账户用款额度"科目，贷记"财政拨款收入"。年末，本年度财政授权支付预算指标数大于零余额账户用款额度下达数的，根据未下达的用款额度，借记"财政应返还额度—财政授权支付"科目，贷记"财政拨款收入"。同时，根据预算会计相关科目，做预算会计凭证，见表9-1。

在其他方式下收到财政拨款收入时，借记"银行存款"等科目，贷记"财政拨款收入"。因差错更正或购货退回等发生国库直接支付款项退回的，属于以前年度支付的款项，按照退回金额，借记"财政返还额度—财政直接支付""零余额账户用款额度"科目，贷记"以前年度盈余调整""库存物品"等科目；属于本年度支付的款项，按照退回金额，借记"财政拨款收入"，贷记"库存物品""业务活动费用"等科目。同时，根据预算会计相关科目，做预算会计凭证，见表9-1。

期末，将"财政拨款收入—财政基本拨款收入"转入"本期盈余—医疗盈余"，将"财政拨款收入—财政项目拨款收入"转入"本期盈余—财政项目盈余"；同时，根据预算会计相关科目，做预算会计凭证，财政拨款收入年末应无余额。

实例：NS医院20×9年7月1日收到离休人员基本经费财政拨款650 000元，已收到代理银行转来的《财政授权支付到账通知书》，财政授权支付到账额度650 000元。
做财务会计分录：

借：零余额账户用款额度　　　　　　　　　　　　　　　　　650 000
　贷：财政拨款收入—财政基本拨款收入　　　　　　　　　　　650 000

同时，做预算会计分录：

借：资金结存—零余额账户用款额度   650 000

    贷：财政拨款预算收入   650 000

实例：NS 医院 20×9 年 6 月 20 日用财政资金购入一批定向扶贫药品，价值 1 200 000 元，采用直接支付方式，已收到《财政直接支付入账通知书》。财务会计分录如下：

借：库存物品   1 200 000

    贷：财政补助收入—财政项目拨款收入   1 200 000

同时，做预算会计分录：

借：事业支出   1 200 000

    贷：财政拨款预算收入   1 200 000

实例：20×9 年，NS 医院年终与财政对账，财政直接支付预算指标数比财政直接支付实际支出数多出 80 000 元，系医院设备购置专项经费，财政通知将未用指标作当年收入。财务会计分录如下：

借：财政应返还额度—财政直接支付   80 000

    贷：财政拨款收入—财政项目拨款收入   80 000

同时，做预算会计分录：

借：资金结存—财政应返还额度   80 000

    贷：财政拨款预算收入   80 000

如财政通知注销该项目当年指标，不做当年收入，下一年度重新下达指标，则不做上述账务处理。在授权支付方式下，如项目指标已申请零余额账户用款额度，年终尚未使用，财政通知注销项目指标，则应借记"财政拨款收入"，贷记"零余额账户用款额度"。

实例：20×9 年，NS 医院年终结账，财政拨款收入贷方余额为 2 700 000 元，其中财政项目拨款收入 1 380 000 元，财政基本拨款收入 1 320 000 元。做财务会计分录如下：

借：财政拨款收入—财政项目拨款收入   1 380 000

           —财政基本拨款收入   1 320 000

    贷：本期盈余—财政项目盈余   1 380 000

           —医疗盈余   1 320 000

同时，做预算会计分录：

借：财政拨款预算收入   2 700 000

    贷：财政拨款结转—本年收支结转   2 700 000

9.2.2 事业收入的会计核算

医院应设置"事业收入"科目核算医院开展医疗服务活动及其辅助活动实现的收入。其主要包括两部分：一部分指医院开展医疗服务活动取得的收入，称为医疗收入，是医院的主营业务收入，包括挂号、化验、检查、治疗、药品收入等；另一部分指医院取得的除财政补助收入外专门用于科研、教学项目的收入，如与其他单位进行各种科研、教学项目合作开发研究的收入，称为科教收入。本科目下应当设"医疗收入""科教收入"进行明细核算。期末，将本科目余额结转至"本期盈余"科目，结转后无余额。

9.2.2.1 医疗收入的会计核算

医疗收入是指医院开展诊疗服务及辅助服务活动取得的收入，医疗收入应按门急诊及住院分别核算，下设挂号、诊察、化验、检查、治疗、护理、手术、卫生材料、药品、结算差额等各项收入明细。如果医院有药事服务费收入的，应当通过"事业收入—医疗收入—门急诊收入—其他门急诊收入"和"事业收入—医疗收入—住院收入—其他住院收入"科目核算药事服务收入。医疗收入账务处理主要包括医疗收入的确认入账、收入调整、期末结转。

1. 医疗收入的确认入账

医疗收入应当在提供医疗服务（包括发出药品）并按规定的医疗服务收费标准收讫价款或取得收款权力时，以实际发生金额确认入账，借记"库存现金"等，贷记"事业收入"；同时，根据预算会计相关科目，借记"资金结存—货币资金"，贷记"事业预算收入"。医院给予病人或其他付费方的折扣不计算医疗收入。

实例：NS医院20×9年5月3日门诊收费汇总显示，当日门诊总收入519 000元，其中挂号收入3 000元、诊察收入26 000、检查收入30 000元、化验收入50 000元、治疗收入70 000元、手术收入18 000元、卫生材料收入2 000元、药品收入320 000，519 000元中收现金300 000元、通过银行卡转款120 000元、社保记账99 000元。财务部门根据相关凭据，做财务会计分录如下：

借：库存现金	300 000
银行存款	120 000
应收账款—应收在院病人医疗款	99 000
贷：事业收入—医疗收入—门急诊收入—挂号收入	3000
医疗收入—门急诊收入—诊察收入	26 000
医疗收入—门急诊收入—检查收入	30 000
医疗收入—门急诊收入—化验收入	50 000
医疗收入—门急诊收入—治疗收入	70 000
医疗收入—门急诊收入—手术收入	18 000
医疗收入—门急诊收入—卫生材料收入	2 000
医疗收入—门急诊收入—药品收入	320 000

同时，做预算会计分录：

借：资金结存—货币资金	519 000
贷：事业预算收入	519 000

实例：NS医院20×9年5月18日住院记账汇总显示，当日住院记账总收入926 000元，其中床位收入50 000元、诊察收入6 000、检查收入60 000元、化验收入80 000元、治疗收入120 000元、手术收入80 000元、卫生材料收入60 000元、护理收入20 000元、

药品收入 450 000，其中 426 000 元已银行存款收讫，还有 500 000 元尚未收到。财务部门根据相关凭据，做财务会计分录：

借：银行存款		426 000
应收账款—应收在院病人医疗款		500 000
贷：事业收入—医疗收入—住院收入—床位收入		50 000
医疗收入—住院收入—诊察收入		6 000
医疗收入—住院收入—检查收入		60 000
医疗收入—住院收入—化验收入		80 000
医疗收入—住院收入—治疗收入		120 000
医疗收入—住院收入—手术收入		80 000
医疗收入—住院收入—卫生材料收入		60 000
医疗收入—住院收入—护理收入		20 000
医疗收入—住院收入—药品收入		450 000

同时，做预算会计分录：

借：资金结存—货币资金	426 000
贷：事业预算收入	426 000

2. 医疗收入的调整

医院与医疗保险机构结算时，医疗保险机构实际支付金额与医院确认的应收医疗款金额之间存在的差额中，属于医院因违规治疗等管理不善而被医疗保险机构拒付的金额记入"坏账准备"；因医院按照医疗服务项目收费标准计算确认的应收医疗款金额与医疗保险机构实际支付金额不同而产生的差额需要调整医院医疗收入，通过"结算差额"明细科目进行核算。

实例：NS 医院 20×9 年 4 月 15 日收到市医保住院统筹拨付款 401 000 元，申报拨付金额 400 000 元，其中因违规治疗医保局拒付款项为 2 000 元。医保单病种结算金额较医院结算金额高 3 000 元。财务部门根据相关凭据，做财务会计分录：

借：银行存款	401 000
坏账准备	2 000
贷：应收收款—应收医疗款—应收医保款	400 000
事业收入—医疗收入—住院收入—结算差额	3 000

同时，做预算会计分录：

借：资金结存—货币资金	401 000
贷：事业预算收入	401 000

3. 医疗收入的期末结转

期末应将"事业收入—医疗收入"科目余额转入"本期盈余—医疗盈余"，借记"事业收入—医疗收入"，贷记"本期盈余—医疗盈余"科目。期末结转后，"事业收入—医疗收入"科目应无余额。

9.2.2.2 科教收入的会计核算

医院应设置"事业收入—科教收入"，核算取得的除财政补助收入外专门用于科研、教学项目的补助收入，如与其他单位进行各种科研、教学项目合作开发研究的各项收入。"事业收入—科教收入"应按"科研项目收入""教学项目收入"分设明细科目进行核算。根据医院管理规定还应分具体项目进行辅助核算（以设立明细科目或建立辅助账的方式均可），以确认各具体项目的收支情况并与相关部门及时对账，确保项目资金安全、规范使用。科教收入账务处理主要包括科教收入确认入账、期末结转。

1. 科教收入的确认

医院应当以合同完成进度确认科教收入。医院应当根据业务实质，选择累计实际发生的合同成本占合同预计总成本的比例、已经完成的合同工作量占合同预计总工作量的比例、已经完成的时间占合同期限的比例、实际测定的完工进度等方法，合理确定合同完成进度。

医院取得科研、教学项目资金时，按实际收到的金额，借记"银行存款"等科目，贷记"事业收入—科教收入"。同时，按照预算会计相关科目，借记"资金结存—货币资金"，贷记"事业预算收入"。

实例：NS医院20×9年3月10日收到某科研单位按照合同进度向医院银行转账××横向课题合作研究费280 000元。财务会计分录如下：

借：银行存款　　　　　　　　　　　　　　　　　　　　　280 000
　　贷：事业收入—科教收入—科研收入（××横向课题）　　280 000

同时，做预算会计分录：

借：资金结存—货币资金　　　　　　　　　　　　　　　　280 000
　　贷：事业预算收入　　　　　　　　　　　　　　　　　　280 000

实例：NS医院3月5日收到某研究所向医院银行转账内科学合作教育经费150 000元。做财务会计分录如下：

借：银行存款　　　　　　　　　　　　　　　　　　　　　150 000
　　贷：事业收入—科教收入—教学收入（内科学）　　　　150 000

同时，做预算会计分录：

借：资金结存—货币资金　　　　　　　　　　　　　　　　150 000
　　贷：事业预算收入　　　　　　　　　　　　　　　　　　150 000

2. 事业收入—科教收入期末结转

期末应将"事业收入—科教收入余额"转入"本期盈余—科教盈余"，借记"事业收入—科教收入"，贷记"本期盈余—科教盈余"科目；同时做预算会计分录借记"事业预算收入"，贷记"非财政拨款结转—本年收支结转/其他结余"。期末结转后，"事业收入—科教收入"科目应无余额。

9.2.3　上级补助收入的会计核算

医院应设置"上级补助收入"科目，核算医院从主管部门和上级单位取得的非财政拨款收入。医院应按照补助单位、补助项目对上级补助收入进行明细核算。取得上级补助收入时，借记"其他应收款""银行存款"等科目，贷记"上级补助收入"；同时，根据预算会计相关科目，借记"资金结存—货币资金"，贷记"上级补助预算收入"。年末，应将"上级补助收入"转入"本期盈余—医疗盈余"，借记"上级补助收入"，贷记"本期盈余"；根据预算会计相关科目，借记"上级补助预算收入"，贷记"非财政拨款结转—本年收支结转"等。具体的会计处理见表9-2。

表 9-2 上级补助收入的会计处理

业务活动	财务会计分录	预算会计分录
取得上级补助收入	借：其他应收款/银行存款等 　贷：上级补助收入	借：资金结存—货币资金 　贷：上级补助预算收入
年末结转	借：上级补助收入 　贷：本期盈余—医疗盈余	借：上级补助预算收入 　贷：非财政拨款结转—本年收支结转/其他结余

实例：NS医院收到主管部门拨来的补助款80 000元，款项已到账。此款项系主管部门用其所集中的款项对NS医院基本支出进行的调剂。财务会计分录为：

借：银行存款   80 000
　　贷：上级补助收入   80 000
同时，做预算会计分录：
借：资金结存—货币资金   80 000
　　贷：上级补助预算收入   80 000

实例：NS医院年终结转"上级补助收入"科目，其中专项资金250 000元，非专项资金180 000元。做财务会计分录：

借：上级补助收入   430 000
　　贷：本期盈余   430 000
同时，做预算会计分录：
借：上级补助预算收入   430 000
　　贷：非财政拨款结转—本年收支结转   250 000
　　　　其他结余   180 000

9.2.4 附属单位上缴收入的会计核算

附属单位上缴收入是指医院取得的附属独立核算单位按照有关规定上缴的收入。为了反映医院取得所属单位缴款的情况，医院应设置"附属单位上缴收入"科目核算医院收到独立核算附属单位按规定上缴的款项。"附属单位上缴收入"应当按照附属单位、缴款项目等进行明细核算。取得或确认收入时，借记"银行存款""其他应收款"等科目，贷记"附属单位上缴收入"；同时，根据预算会计相关科目，借记"资金结存—货币资金"，贷记"附属单位上缴预算收入"。期末，应当将"附属单位上缴收入"转入"本期盈余—医疗盈余"，同时预算会计分录应当借记"附属单位上缴预算收入"，贷记"非财政拨款结转—本年收支结转"或"其他结余"。

9.2.5　经营收入的会计核算

经营收入指医院在医疗服务活动及其辅助活动之外开展非独立核算经营活动取得的收入，如医院开设的方便患者购买日用品的百货商店，为患者提供的就餐服务等。医院应设置"经营收入"科目核算医院收到的非独立核算经营活动取得的收入。本科目应当按照经营活动类别、项目和收入来源等进行明细核算。实现经营收入时，按照确定的收入金额，借记"银行存款""应收账款""应收票据"等科目，贷记"经营收入"；同时，根据预算会计相关科目，借记"资金结存—货币资金"，贷记"经营预算收入"。期末，将"本科目本期发生额"转入"本期盈余—医疗盈余"，同时，根据预算会计相关科目，借记"经营预算收入"，贷记"经营结余"。

实例：20×9 年 2 月 15 日 NS 医院收到非独立核算患者就餐食堂收入 8 200 元。做财务会计分录：

借：库存现金　　　　　　　　　　　　　　　　　　　　　　　　8 200

　　贷：经营收入—食堂收入　　　　　　　　　　　　　　　　　8 200

同时，做预算会计分录：

借：资金结存—货币资金　　　　　　　　　　　　　　　　　　　8 200

　　贷：经营预算收入　　　　　　　　　　　　　　　　　　　　8 200

9.2.6　非同级财政拨款收入的会计核算

医院应设置"非同级财政拨款收入"科目核算从非同级政府财政部门取得的经费拨款，包括从同级政府其他部门取得的横向转拨财政款、从上级或下级政府财政部门取得的经费拨款，不包括因开展科研及其辅助活动从非同级政府财政部门取得的经费拨款。因开展科研及其辅助活动从非同级政府财政部门取得的经费拨款，应当通过"事业收入—科教收入—科研收入—非同级财政拨款"科目核算，不在本科目核算。医院应当按照本级横向转拨财政款和非本级财政拨款进行明细核算，并按照收入来源进行明细核算。具体的会计处理详见表 9-3。

表 9-3　非同级财政拨款收入的会计处理

业务活动	财务会计分录	预算会计分录
取得上级补助收入	借：其他应收款/银行存款等 　　贷：非同级财政拨款收入	借：资金结存—货币资金 　　贷：非同级财政拨款预算收入
年末结转	借：非同级财政拨款收入 　　贷：本期盈余—医疗盈余	借：非同级财政拨款预算收入 　　贷：非财政拨款结转—本年收支结转/其他结余

9.2.7　投资收益的会计核算

医院应设置"投资收益"科目核算医院股权投资和债券投资所实现的收益，并按照投资的种类进行明细核算。

在持有投资期间，短期投资应当在实际收到时确认投资收益，借记"银行存款""库存现金"等科目，贷记"投资收入"。同时，根据预算会计相关科目，借记"资金结存—货币资金"，贷记"投资预算收益"。

实例：20×9 年 8 月 10 日，NS 医院收到短期国债利息 4 000 元。做财务会计分录：

借：银行存款   4 000
    贷：其他收入—投资收益   4 000

同时，做预算会计分录：

借：资金结存—货币资金   4 000
    贷：投资预算收益   4 000

医院持有的长期债券投资按期预计利息并确认投资收益，借记"应收利息""长期债券投资—应计利息"等，贷记"投资收益"。按成本法核算的长期股权投资股利或利润在被投资单位宣告分派时确认应收股利和投资收益，借记"应收股利"，贷记"投资收益"。按权益法核算的长期股权投资在被投资单位实现净损益时，按照应享有或应分担的份额，确认投资收益或投资损失，实现投资收益时，借记"长期股权投资—损益调整"，贷记"投资收益"；发生投资损失时，借记"投资收益"，贷记"长期股权投资—损益调整"。

实例：NS 医院 2019 年 1 月 5 日出资 60 000 元购入 1 月 1 日发行的 5 年期到期一次还本付息债券 60 张，债券面值 1000 元，票面年利率 5%，按年计息，2021 年 1 月 1 日医院以 68 000 元转让该债券。做财务会计分录：

2019 年 1 月购入债券

借：长期投资—债权投资成本   60 000
    贷：银行存款   60 000

同时，做预算会计分录：

借：投资支出   60 000
    贷：资金结存—货币资金   60 000

每年 12 月 31 日计息时：

借：长期投资—债权投资—应计利息   3 000
    贷：投资收益   3 000

2024 年 1 月 1 日出售债券

借：银行存款   68 000
    贷：长期投资—债权投资—成本   60 000
        长期投资—债权投资—应计利息   6 000
        投资收益   2 000

同时，做预算会计分录：

借：资金结存—货币资金   68 000
    贷：投资预算收益   2 000
        其他结余   66 000

出售或到期收回长短期债券投资本息时，按照实际收到的金额和债券投资账面余额及相关应收利息的差额，确认投资收益或投资损失，借记"银行存款"，贷记"短期投资""长期股权投资—成本""长期股权投资—应计利息""投资收益"等科目；处置长期股权投资时有关的投资收益，参见"长期股权投资"科目的会计处理。在持有期间实际收到投资收益时，根据预算会计相关科目，借记"资金结存—货币资金"，贷记"投资预算收益"；出售或到期收回投资时，借记"资金结存—货币资金"，贷记"投资支出/其他结余""投资预算收益"（当为投资损失时在借方）。本科目期末结转后，应当无余额。

9.2.8 捐赠收入的会计核算

医院应设置"捐赠收入"科目核算医院接受其他单位或个人捐赠取得的收入。本科目应当按照捐赠资产的用途和捐赠单位等进行明细核算。医院接受捐赠的货币资金，按照实际收到的金额，借记"银行存款""库存现金"等科目，贷记"捐赠收入"；同时，根据预算会计相关科目，借记"资金结存—货币资金"，贷记"其他预算收入—捐赠收入"。医院接受捐赠的存货、固定资产等非现金资产，按照确定的成本，借记"库存物品""固定资产"等科目，按照发生的相关税费、运输费等，贷记"银行存款"等科目；按照其差额贷记"捐赠收入"；同时，根据预算会计相关科目，借记"其他支出"，贷记"资金结存—货币资金"。本科目期末结转后，应当无余额。

实例：NS 医院 20×9 年 8 月 5 日收到红十字会捐赠的救护车一台，市场价值90 000元，医院交纳购置税 9 000 元。做财务会计分录：

借：固定资产   99 000

  贷：银行存款   9 000

    其他收入—捐赠收入   90 000

同时，做预算会计分录：

借：其他支出   9 000

  贷：资金结存—货币资金   9 000

9.2.9 利息收入的会计核算

医院应设置"利息收入"科目核算医院取得的银行存款利息。取得银行存款利息时，按照实际收到的金额，借记"银行存款"，贷记"利息收入"；同时根据预算会计相关科目，借记"资金结存—货币资金"，贷记"其他预算收入—利息收入"。期末，将本科目发生额转入本期盈余后借记本科目，贷记"本期盈余"，结转后本科目无余额；同时，根据预算会计相关科目，借记"其他预算收入—利息收入"，贷记"其他结余"。

实例：NS 医院 1 月收到上季度银行存款利息 48 000 元。做财务会计分录：

借：银行存款   48 000

  贷：利息收入   48 000

同时，做预算会计分录：

借：资金结存—货币资金   48 000

  贷：其他预算收入—利息收入   48 000

9.2.10 租金收入的会计核算

医院应设置"租金收入"科目核算医院利用国有资产出租取得并按照规定纳入预算管理的租金收入。医院应按照出租国有资产类别和收入来源等进行明细核算。国有资产出租收入，应当在租赁期内各个期间按照直线法予以确认，按照租金收取方式差异，会计处理方式也不同。详细的会计处理方式见表 9-4。

表 9-4　租金收入的会计处理

业务活动	租金收取方式	财务会计分录	预算会计分录
取得、确认租金收入	预收租金方式	收到： 借：银行存款等 　贷：预收账款 确认收入： 借：预收账款 　贷：租金收入	收到： 借：资金结存—货币资金 　贷：其他预算收入—租金收入
	后付租金方式	确认收入： 借：应收账款 　贷：租金收入 收到： 借：银行存款等 　贷：应收账款	收到： 借：资金结存—货币资金 　贷：其他预算收入—租金收入
	分期收租金方式	每期收到： 借：银行存款等 　贷：租金收入	收到： 借：资金结存—货币资金 　贷：其他预算收入—租金收入
期末结转收入		借：租金收入 贷：本期盈余	借：其他预算收入—租金收入 贷：其他结余

实例：NS 医院将临街铺面出租给××餐馆，年租金 24 000 元，2019 年 12 月 25 日收到 2020 年全年租金。

2019 年 12 月 25 日收到租金时，做财务会计分录：

借：银行存款　　　　　　　　　　　　　　　　　　　　　　24 000
　贷：预收账款　　　　　　　　　　　　　　　　　　　　　　24 000

同时，做预算会计分录：

借：资金结存—货币资金　　　　　　　　　　　　　　　　　24 000
　贷：其他预算收入—租金收入　　　　　　　　　　　　　　24 000

2020 年每月确认租金收入 2 000 元时，做财务会计分录：

借：预收账款　　　　　　　　　　　　　　　　　　　　　　2 000
　贷：租金收入　　　　　　　　　　　　　　　　　　　　　　2 000

实例：NS 医院将临街铺面出租给××餐馆，约定年底一次性支付租金 24 000 元。

每月确认收入时，做财务会计分录：

借：其他应收款—××餐馆 2 000

　　贷：其他预算收入—租金收入 2 000

年底收到餐馆支付年租金 24 000 元时，做财务会计分录：

借：银行存款 24 000

　　贷：其他应收款—××餐馆 24 000

同时，做预算会计分录：

借：资金结存—货币资金 24 000

　　贷：其他预算收入—租金收入 24 000

实例：NS 医院将临街铺面出租给××餐馆，约定每月支付租金 2 000 元，20×9 年 2 月 20 日收到当月租金 2 000 元。

做财务会计分录：

借：银行存款 2 000

　　贷：租金收入 2 000

同时，做预算会计分录：

借：资金结存—货币资金 2 000

　　贷：其他预算收入—租金收入 2 000

9.2.11　其他收入的会计核算

医院应设置"其他收入"科目核算医院取得除财政拨款收入、事业收入、上级补助收入、附属单位上缴收入、经营收入、非同级财政拨款收入、投资收益、捐赠收入、利息收入、租金收入以外的各项收入，包括现金盘盈收入、按照规定纳入医院预算管理的科技成果转化收入、收回已核销的其他应收款、无法偿付的应付及预收款项、置换换出资产评估增值等。本科目按照其他收入的类别、来源等进行明细核算，具体会计处理见表 9-5。

表 9-5　其他收入的会计处理

业务活动	计量	财务会计分录	预算会计分录
无法查明原因的现金盘盈	按实际盘盈的金额	借：待处理财产损益 　　贷：其他收入	借：资金结存—货币资金 　　贷：其他预算收入
科技成果转化收入	按留归医院的金额	借：银行存款等 　　贷：其他收入	借：资金结存—货币资金 　　贷：其他预算收入
行政事业单位收回的已核销的其他应收款	按实际收回的金额	借：银行存款等 　　贷：其他收入	借：资金结存—货币资金 　　贷：其他预算收入
无法偿付的应付及预收款项	按无法偿付的金额	借：应付账款/其他应付款等 　　贷：其他收入	

实例：NS 医院年终进行往来款清查，某装修公司五年前所缴纳的工程质保金 5 000 元一直未处理。经核实，该公司已于 4 年前注销，医院报批上级主管部门同意处理转作医院其他收入。做如下会计分录：

借：其他应付款   5 000
 贷：其他收入   5 000

期末，将其他收入科目发生额转入本期盈余，借记本科目，贷记"本期盈余"，结转后本科目无余额。

10 费用

学习目标：

1. 掌握：医院费用的定义、分类，医院各类费用的会计核算。
2. 了解：医院费用的管理要求。

10.1 费用概述

10.1.1 费用的定义

医院费用指医院在报告期内开展诊疗服务及其他活动过程中发生的资产、资金耗费和损失。其能导致医院净资产减少的、含有经济利益的经济资源的流出。费用具有以下两个特征：

第一，费用是医院开展诊疗服务及辅助服务、其他活动中发生的。

第二，费用表现为资产减少、资金耗费或损失。费用的增加将导致净资产的减少，进而导致资产减少或负债增加，或两者兼而有之，最终导致医院经济利益的流出。

费用应按照权责发生制和配比原则确认，凡应属于本期发生的费用，不论其款项是否支付，均确认为本期费用；反之，不属于本期发生的费用，即使款项已在本期支付，也不能确认为本期费用。

医院开展诊疗服务的过程，也是医院资金的耗费过程。在这过程中，医院不断为顾客提供各种医疗服务，进行科研教学和经营管理，发生各种形式的耗费，这种耗费的货币表现就形成了医院的费用。

10.1.2 费用的分类

费用是医院在开展医疗服务及其他活动过程中发生的资产、资金耗费和损失，包括业务活动费用、单位管理费用、经营费用、资产处置费用、上缴上级费用、对附属单位补助费用、所得税费用及其他费用。

（1）业务活动费用，是指医院提供医疗服务活动及其辅助活动所发生的各项费用，包括人员经费、耗用的药品及卫生材料支出、计提的固定资产折旧、无形资产摊销、提取医疗风险基金和其他费用。

（2）单位管理费用，指医院行政及后勤管理部门开展管理活动发生的各项费用，包括人员经费、公用经费、资产折旧（摊销）费等费用，以及医院统一负担的离退休人员经费、工会经费、诉讼费、中介费等。

（3）经营费用，指医院在专业业务活动及其辅助活动之外开展非独立核算经营活动发生的各项费用。

（4）资产处置费用，指医院经批准处置资产时发生的费用，包括转销的被处置资产价值，以及在处置过程中发生的相关费用或者处置收入小于相关费用形成的净支出。

（5）上缴上级费用，指医院按照财政部门和主管部门的规定上缴上级单位款项发生的费用。

（6）对附属单位补助费用，指医院用财政拨款收入之外的收入对附属单位补助发生的费用。

（7）所得税费用，指有企业所得税缴纳义务的医院按规定缴纳企业所得税所形成的费用。

（8）其他费用，指医院发生的除业务活动费用、单位管理费用、经营费用、资产处置费用、上缴上级费用、附属单位补助费用、所得税费用以外的各项费用，包括利息费用、坏账损失、罚没支出、现金资产捐赠支出以及相关税费、运输费等。

10.1.3 费用的管理要求

医院从财政部门或主管部门（或举办单位）取得的有指定用途的项目资金应当按照要求定期向财政部门、主管部门（或举办单位）报送项目资金使用情况；项目完成后应报送项目资金支出决算和使用效果的书面报告，接受财政部门、主管部门（或举办单位）的检查验收。

医院的支出应当严格按照国家有关财务规章制度规定的开支范围及开支标准执行；国家有关财务规章制度没有统一规定的，由医院规定。医院应严格控制人员经费和管理费用。对不同的省（自治区、直辖市）应按有关规定并结合管理要求制定具体的工资总额和管理费用支出比率等控制指标。医院应根据本地方的规定和要求严格控制人员经费和管理费用。医院应当严格执行政府采购和国家关于药品采购的有关规定。

10.2 费用的会计核算

10.2.1 业务活动费用的会计核算

医院应设置"业务活动费用"科目，核算医院提供诊疗服务活动及其辅助活动所发生的各项费用。医院应当按照资金性质和政府收支分类要求，设置"财政基本拨款经费""财政项目拨款经费""科教经费""其他经费"一级明细科目核算。参照《政府收支分类科目》中"部门预算支出经济分类科目"在"业务活动费用"下设置"工资福利费用""商品和服务费用""对个人和家庭的补助费用""固定资产折旧费""无形资产摊销费""计提专用基金"等二级明细科目进行核算。其中"商品和服务费用"明细科目下应当设置"专用材料费"三级明细科目,并按照"卫生材料费""药品费"进行四级明细核算。期末,应当按照业务活动费用使用的资金性质和政府收支分类将其分别转入"本期盈余－财政项目盈余""本期盈余－医疗盈余""本期盈余－科教盈余"。年终结转后,本科目应当无余额。业务活动费用的具体账务处理详见表 10-1。

表 10-1 业务活动费用的会计处理

业务活动		财务会计分录	预算会计分录
为开展业务活动人员计提并支付职工薪酬或外部人员劳务费	按照计算的金额计提时	借:业务活动费用 贷:应付职工薪酬/其他应付款	无
	实际支付并代扣个人所得税	借:应付职工薪酬/其他应付款 贷:财政拨款收入/零余额账户用款额度/银行存款 其他应交税费——应交个人所得税	借:事业支出 贷:财政拨款预算收入/资金结存—货币资金等
	实际缴纳税款时	借:其他应交税费——应交个人所得税 贷:银行存款/零余额账户用款额度等	借:事业支出 贷:资金结存—货币资金等
为开展业务活动领用库存物品	按照领用库存物品的成本	借:业务活动费用 贷:库存物品等	无
为开展业务活动购买资产或支付在建工程款等	按照实际支付或应付的价款	借:库存物品/固定资产/无形资产/在建工程等 贷:财政拨款收入/零余额账户用款额度/银行存款/应付账款等	借:事业支出 贷:财政拨款预算收入/资金结存—货币资金等
为开展业务活动计提的固定资产、无形资产的折旧(摊销)	按照计提的折旧、摊销额	借:业务活动费用 贷:固定资产累计折旧/无形资产累计摊销	无
为开展业务活动发生应负担的税金及附加	确认其他应交税费时	借:业务活动费用 贷:其他应交税费	无
	支付其他应交税费时	借:其他应交税费 贷:银行存款等	借:事业支出 贷:资金结存—货币资金等

表10-1(续)

业务活动		财务会计分录	预算会计分录
为开展业务活动发生的其他各项费用		借：业务活动费用 　贷：财政拨款收入/零余额账户用款额度/银行存款/应付账款/其他应付款等	借：事业支出 　贷：资金结存—货币资金等
计提专用基金	从收入中按照一定比例提取基金并计入费用	借：业务活动费用 　贷：专用基金	无
当年已计入本年业务活动费用的购货退回等业务		借：财政拨款收入/零余额账户用款额度/银行存款/应付账款/其他应付款等 　贷：业务活动费用	借：财政拨款预算收入/资金结存—货币资金等 　贷：事业支出
期末结转		借：本期盈余－财政项目盈余/本期盈余－医疗盈余/本期盈余－科教盈余 　贷：业务活动费用	借：财政拨款结转—本年收支结转（财政拨款支出） 非财政拨款结转—本年收支结转（非同级财政专项资金支出） 其他结余（非同级财政、非专项资金支出） 　贷：事业支出

实例：20×9年6月2日，NS医院为医疗部门发放工资300万元，其中内科科室100万元，外科科室120万元，放射、检验、病理等医疗技术辅助科室80万元，按规定应代扣职工的各种社会保险费用30万元（假设为工资的10%），按规定计提由医院为职工负担的各种社会保险费用60万元（假设为工资的20%），月底由银行转账支付。资金均为非财政拨款。财务部门根据有关凭证，应编制财务会计分录：

（1）计算应付职工薪酬：

借：业务活动费用－其他经费－工资福利费用　　　　　　　　　3 000 000

　贷：应付职工薪酬－工资（内科）　　　　　　　　　　　　　1 000 000

　　　　　　　　　　－工资（外科）　　　　　　　　　　　　1 200 000

　　　　　　　　　　－工资（医辅）　　　　　　　　　　　　　800 000

（2）计算代扣的职工各种社会保障费用：

借：应付职工薪酬－工资（内科）　　　　　　　　　　　　　　　100 000

　　　　　　　　　－工资（外科）　　　　　　　　　　　　　　120 000

　　　　　　　　　－工资（医辅）　　　　　　　　　　　　　　　80 000

　贷：其他应付款－代扣社会保险费　　　　　　　　　　　　　　300 000

（3）计算由医院为职工负担的各种社会保障费用：

借：业务活动费用－其他经费－工资福利费用　　　　　　　　　6 000 000

　贷：其他应付款－社会保险费　　　　　　　　　　　　　　　　600 000

（4）发放工资时：

借：应付职工薪酬－工资（内科）　　　　　　　　　　　　　　　900 000

　　　　　　　　－工资（外科）　　　　　　　　　　　　　　1 080 000

　　　　　　　　－工资（医辅）　　　　　　　　　　　　　　　720 000

　　贷：银行存款　　　　　　　　　　　　　　　　　　　　　2 700 000

同时，做预算会计分录：

借：事业支出　　　　　　　　　　　　　　　　　　　　　　　2 700 000

　　贷：资金结存　　　　　　　　　　　　　　　　　　　　　2 700 000

（5）交付社会保障费时：

借：其他应付款－社会保险费　　　　　　　　　　　　　　　　　600 000

　　其他应付款－代扣社会保险费　　　　　　　　　　　　　　　300 000

　　贷：银行存款　　　　　　　　　　　　　　　　　　　　　　900 000

同时，做预算会计分录：

借：事业支出　　　　　　　　　　　　　　　　　　　　　　　　900 000

　　贷：资金结存　　　　　　　　　　　　　　　　　　　　　　900 000

实例：NS 医院药房报来 20×9 年 6 月药品使用表，总额 180 万元，其中内科科室 100 万元，外科科室 80 万元。财务部门核实后，根据有关凭证，应编制财务会计分录：

借：业务活动费用－其他经费－商品和服务费用－专用材料费－药品费（内科）

　　　　　　　　　　　　　　　　　　　　　　　　　　　　　1 000 000

　　　　　　　　　　　　　　　　　　　　　　　　－药品费（外科）

　　　　　　　　　　　　　　　　　　　　　　　　　　　　　　800 000

　　贷：库存物品　　　　　　　　　　　　　　　　　　　　　1 800 000

实例：NS 医院材料库房报来 20×9 年 6 月卫生材料使用表，总额 80 万元，其中内科科室 20 万元，外科科室 60 万元。财务部门核实后，根据有关凭据，应编制财务会计分录：

借：业务活动费用－其他经费－商品和服务费用－专用材料费－卫生材料费用（内科）　　　　　　　　　　　　　　　　　　　　　　　　　　　　200 000

　　　　　　　　　　　　　　　　　　　　　　　　－卫生材料费用（外科）　　　　　　　　　　　　　　　　　　　　　　　　　　　　600 000

　　贷：库存物品　　　　　　　　　　　　　　　　　　　　　　800 000

实例：20×9 年 6 月末，NS 医院根据规定计算应当提取固定资产折旧，共计 40 万元。财务部门根据有关凭证，应编制财务会计分录：

借：业务活动费用－其他经费－固定资产折旧费　　　　　　　　　400 000

　　贷：固定资产累计折旧　　　　　　　　　　　　　　　　　　400 000

实例：NS 医院 20×9 年 6 月末根据规定提取医疗风险专用基金，共计 30 万元。财务部门根据有关凭证，应编制财务会计分录：

借：业务活动费用－其他经费－计提专用基金　　　　　　　　　　300 000

　　贷：专用基金－医疗风险基金　　　　　　　　　　　　　　　300 000

实例：期末，NS医院将本月发生的医疗业务成本690万元结转"本期盈余"科目，假定资金性质均为非财政拨款。财务部门根据有关凭证，应编制财务会计分录：

借：本期盈余－医疗盈余 6 900 000

　贷：业务活动费用－其他经费－有关明细科目 6 900 000

同时，做预算会计分录：

借：非财政拨款结转 6 900 000

　贷：事业支出 6 900 000

10.2.2 单位管理费用的会计核算

医院应设置"单位管理费用"科目，核算医院行政及后勤管理部门开展管理活动发生的各项费用，包括人员经费、公用经费、资产折旧（摊销）费等费用，以及医院统一负担的离退休人员经费、工会经费、诉讼费、中介费等。本科目应当按照资金性质，设置"财政基本拨款经费""财政项目拨款经费""科教经费""其他经费"一级明细科目进行核算；本科目应当按照项目、费用类别、支付对象等设置二级明细核算。为了满足成本核算的需要，本科目下还可参照《政府收支分类科目》中"部门预算支出经济分类科目"，设置"工资福利费用""商品和服务费用""对个人和家庭的补助费用""固定资产折旧费""无形资产摊销费"等三级明细科目，归集能够直接计入单位管理活动或采用一定方法计算后计入医院管理活动的费用。本科目设置的"商品和服务费用"三级明细科目下可设置"专用材料费"四级明细科目，并设置"卫生材料费""药品费"五级明细进行核算。

期末，应当按照单位管理费用使用的资金性质和政府收支分类将其分别转入"本期盈余－财政项目盈余""本期盈余－医疗盈余""本期盈余－科教盈余"。本科目期末结转后应当无余额。单位管理费用的账务处理如表10-2所示。

表10-2 单位管理费用的会计处理

业务活动		财务会计分录	预算会计分录
为管理活动人员计提并支付薪酬或劳务支出	按照计算的金额计提时	借：单位管理费用 　贷：应付职工薪酬/其他应付款	无
	实际支付并代扣个人所得税	借：应付职工薪酬/其他应付款 　贷：财政拨款收入/零余额账户用款额度/银行存款 　　其他应交税费——应交个人所得税	借：事业支出 　贷：财政拨款预算收入/资金结存
	实际缴纳税款时	借：其他应交税费——应交个人所得税 　贷：银行存款/零余额账户用款额度等	借：事业支出 　贷：资金结存等

表10-2(续)

业务活动	财务会计分录	预算会计分录
为开展管理活动发生城市维护建设税、教育费附加、地方教育费附加、车船税、房产税、城镇土地使用税等	借：单位管理费用 　贷：财政拨款收入/零余额账户用款额度/银行存款/应付账款等	借：事业支出 　贷：资金结存等
为开展管理活动领用的内部库存物品	借：单位管理费用 　贷：库存物品	无
为开展管理活动使用固定资产、无形资产计提的折旧（摊销）	借：单位管理费用 　贷：固定资产累计折旧/无形资产累计摊销	无
为开展管理活动发生的其他各项费用	借：单位管理费用 　贷：财政拨款收入/零余额账户用款额度/银行存款/应付账款/其他应付款等	借：事业支出 　贷：资金结存等
当年已计入本年单位管理费用的购货退回等业务	借：财政拨款收入/零余额账户用款额度/银行存款/应付账款/其他应付款等 　贷：单位管理费用	借：财政拨款预算收入/资金结存 　贷：事业支出
期末结转	借：本期盈余－财政项目盈余/本期盈余－医疗盈余/本期盈余－科教盈余 　贷：单位管理费用	借：财政拨款结转——本年收支结转〔财政拨款支出〕 　　非财政拨款结转——本年收支结转〔非同级财政专项资金支出〕 　　其他结余〔非同级财政、非专项资金支出〕 　贷：事业支出

实例：20×9年5月，NS医院根据规定提取行政管理及后勤部门固定资产折旧，共计12万元。财务部门根据有关凭证，应编制会计分录：

借：单位管理费用—其他费用　　　　　　　　　　　　　　　　120 000

贷：固定资产累计折旧　　　　　　　　　　　　　　　　　　　　　120 000

10.2.3　经营费用的会计核算

医院应设置"经营费用"科目，核算医院在专业业务活动及其辅助活动之外开展非独立核算经营活动发生的各项费用。本科目应当按照经营活动类别、项目、支付对象等进行明细核算，科目下可按照"工资福利费用""商品和服务费用""对个人和家庭的补助费用""固定资产折旧费""无形资产摊销费"等成本项目设置明细科目，归集能够直接计入医院经营活动或采用一定方法计算后计入医院经营活动的费用。期末，应当将经营费用科目结转至"本期盈余－医疗盈余"。本科目期末结转后应当无余额。经营费用的账务处理如表 10-3 所示。

表 10-3　经营费用的会计处理

业务活动		财务会计分录	预算会计分录
为经营活动人员计提并支付薪酬或劳务支出	按照计算的金额计提时	借：经营费用 　贷：应付职工薪酬/其他应付款	无
	实际支付并代扣个人所得税	借：应付职工薪酬/其他应付款 　贷：财政拨款收入/零余额账户用款额度/银行存款 　　其他应交税费——应交个人所得税	借：事业支出 　贷：财政拨款预算收入/资金结存—货币资金等
	实际缴纳税款时	借：其他应交税费——应交个人所得税 　贷：银行存款/零余额账户用款额度等	借：事业支出 　贷：资金结存—货币资金等
为开展经营活动发生城市维护建设税、教育费附加、地方教育费附加、车船税、房产税、城镇土地使用税等		借：经营费用 　贷：财政拨款收入/零余额账户用款额度/银行存款/应付账款等	借：事业支出 　贷：资金结存—货币资金等
为开展经营活动领用的内部库存物品		借：经营费用 　贷：库存物品	无
为开展经营活动使用固定资产、无形资产计提的折旧（摊销）		借：经营费用 　贷：固定资产累计折旧/无形资产累计摊销	无
为开展经营活动发生的其他各项费用		借：经营费用 　贷：财政拨款收入/零余额账户用款额度/银行存款/应付账款/其他应付款等	借：事业支出 　贷：资金结存—货币资金等
当年已计入本年经营费用的购货退回等业务		借：财政拨款收入/零余额账户用款额度/银行存款/应付账款/其他应付款等 　贷：经营费用	借：财政拨款预算收入/资金结存—货币资金等 　贷：事业支出
期末结转		借：本期盈余－医疗盈余 　贷：经营费用	借：财政拨款结转—本年收支结转〔财政拨款支出〕 　　非财政拨款结转—本年收支结转〔非同级财政专项资金支出〕 　　其他结余〔非同级财政、非专项资金支出〕 　贷：事业支出

10.2.4 资产处置费用的会计核算

医院应设置"资产处置费用"科目，核算医院经批准处置资产时发生的费用，包括转销的被处置资产价值，以及在处置过程中发生的相关费用或者处置收入小于相关费用形成的净支出。资产处置的形式按照规定包括出售、出让、转让、置换、无偿调拨、对外捐赠、报废、毁损以及货币性资产损失核销等。资产盘亏、毁损以及资产报废等，应当先通过"待处理财产损溢"科目进行核算，再将处理资产价值和处理净支出计入本科目。短期投资、长期股权投资、长期债券投资的处置，按照相关资产科目的规定进行账务处理。本科目应当按照处置资产的类别、资产处置的形式等进行明细核算。本科目期末结转后无余额。

10.2.4.1 不通过"待处理财产损溢"科目核算的资产处置

不通过"待处理财产损溢"科目核算的资产包括固定资产、无形资产、公共基础设施、保障性住房等，详细会计处理见表 10-4。

表 10-4 不通过"待处理财产损溢"科目核算的资产处置

会计事项	财务会计分录	预算会计分录
转销被处置资产账面价值	借：资产处置费用（净值） 　　固定资产累计折旧/无形资产累计摊销 　贷：库存物品/固定资产/无形资产/在建工程等〔原值〕	无
处置资产过程中的相关费用	借：资产处置费用 　贷：银行存款/库存现金等	借：其他支出 　贷：资金结存
处置资产过程中取得的收入	借：库存现金/银行存款等〔取得的价款〕 　贷：银行存款/库存现金等〔支付的相关费用〕 　　应缴财政款	无
期末结转	借：本期盈余 　贷：资产处置费用	无

10.2.4.2 通过"待处理财产损溢"科目核算的资产处置

资产盘亏、毁损以及资产报废等，应当先通过"待处理财产损溢"科目进行核算，详细的会计处理见表 10-5。

表 10-5 通过"待处理财产损溢"科目核算的资产处置

会计事项	财务会计分录	预算会计分录
账款核对中发现的现金短缺、无法查明原因的，报经批准核销时	借：资产处置费用 　贷：待处理财产损溢	无

表10-5(续)

会计事项	财务会计分录	预算会计分录
盘亏、毁损、报废的资产经批准处理时	借：资产处置费用 　贷：待处理财产损溢－待处理财产价值	无
盘亏、毁损、报废的资产处理过程中所发生的费用大于所取得收入的	借：资产处置费用 　贷：待处理财产损溢－处理净收入	借：其他支出〔净支出〕 　贷：资金结存－货币资金
期末结转	借：本期盈余－医疗盈余 　贷：资产处置费用	无

实例：20×9年6月末，NS医院总务部门仓库其他材料盘亏2 000元，经查属非正常损失，经批准保管员赔偿600元，其余列支。财务部门根据有关凭据，应编制财务会计分录：

(1) 将盘亏转入待处理财产损溢

借：待处理财产损溢——待处理流动资产损溢　　　　　　　　　　2 000

　　贷：库存物品——其他材料　　　　　　　　　　　　　　　　2 000

(2) 经批准处理时

借：资产处置费用　　　　　　　　　　　　　　　　　　　　　1 400

　　库存现金　　　　　　　　　　　　　　　　　　　　　　　　600

　　贷：待处理财产损溢　　　　　　　　　　　　　　　　　　2 000

10.2.5　上缴上级费用的会计核算

医院应设置"上缴上级费用"科目，核算按照财政部门和主管部门的规定上缴上级单位款项发生的费用。本科目应当按照收缴款项单位、缴款项目等进行明细核算。医院发生上缴上级支出的，按照实际上缴的金额或者按照规定计算出应当上缴上级单位的金额，借记本科目，贷记"银行存款""其他应付款"等科目；同时做预算会计分录，借记"上缴上级支出"，贷记"资金结存－货币资金"。期末将本科目本期发生额结转至"本期盈余－医疗盈余"后，应无余额，同时，根据预算会计相关科目，借记"其他结余"，贷记"上缴上级支出"。

10.2.6　对附属单位补助费用的会计核算

医院应设置"对附属单位补助费用"科目，核算用财政拨款收入之外的收入对附属单位补助发生的费用。本科目应当按照接受补助单位、补助项目等进行明细核算。医院发生对附属单位补助支出的，按照实际补助的金额或者而按照规定计算出应当对附属单位补助的金额，借记本科目，贷记"银行存款""其他应付款"等科目；同时做预算会计分录借记"对附属单位补助支出"，贷记"资金结存－货币资金"。期末，将本科目本期发生额转入本期盈余，借记"本期盈余－医疗盈余"科目，贷记本科目；同时，根据预算会计相关科目，借记"其他结余"，贷记"对附属单位补助支出"。

10.2.7 所得税费用的会计核算

有企业所得税缴纳义务的医院应设置"所得税费用"科目，核算按规定缴纳企业所得税所形成的费用。发生企业所得税纳税义务时，按照税法规定计算的应交税金数额，借记"所得税费用"，贷记"其他应交税费－单位应交所得税"科目。实际缴纳时，按照缴纳金额，借记"其他应交税费－单位应交所得税"，贷记"银行存款"科目；同时，根据预算会计相关科目，借记"非财政拨款结余—累计结余"，贷记"资金结存—货币资金"。期末，将本科目本期发生额转入"本期盈余－医疗盈余"，结转后无余额。

10.2.8　其他费用的会计核算

医院应设置"其他费用"科目，核算发生的除业务活动费用、单位管理费用、经营费用、资产处置费用、上缴上级费用、附属单位补助费用、所得税费用以外的各项费用，包括政府执行性任务支出、利息费用、坏账损失、罚没支出、现金资产捐赠支出以及相关税费、运输费等。本科目应当按照其他费用的类别等进行明细核算，特别是对政府指令性任务，应设置单独明细进行核算。医院发生的利息费用较多的，可以单独设置"利息费用"科目。期末，将本科目本期发生额转入"本期盈余－医疗盈余"，结转后应无余额。其具体会计核算见表10-6。

表 10-6　其他费用会计核算

费用类别	财务会计分录	预算会计分录
利息费用	借：其他费用/在建工程 　贷：应付利息 　长期借款－应计利息	无
不需上缴财政的应收账款和其他应收款计提坏账损失	借：其他费用 　贷：坏账准备	无
罚没支出	借：其他费用 　贷：银行存款/库存现金/其他应付款	借：其他支出 　贷：资金结存－货币资金
现金资产捐赠	借：其他费用 　贷：银行存款/库存现金/其他应付款	借：其他支出 　贷：资金结存－货币资金
其他相关税费、运输费等	借：其他费用 　贷：零余额账户用款额度/银行存款等	借：其他支出 　贷：资金结存－货币资金
政府指令性任务	借：其他费用－政府指令性任务 　贷：零余额账户用款额度/银行存款等	借：其他支出 　贷：资金结存－货币资金
期末结转	借：本期盈余－医疗盈余 　贷：其他费用	借：其他结余 　非财政资金结转－本年收支结转 　财政资金结转－本年收支结转 　贷：其他支出

11　净资产

学习目标：

1. 掌握：净资产的会计核算。
2. 理解：净资产的概念和分类。

11.1　净资产概述

11.1.1　净资产的概念

医院净资产是指医院资产减去负债后的余额，因此净资产金额取决于资产和负债的计量。医院的净资产是资产减去负债后的资产净值，医院净资产增加时，其表现形式为资产增加或负债减少；医院净资产减少时，表现为资产的减少或负债的增加。医院净资产表明医院目前的资本规模和经济实力，是财务考核的重要指标。医院性质特殊，投资者和所有人为国家，因此净资产反映国家的资产所有权。

11.1.2　净资产的分类

医院净资产包括累计盈余、专用基金、权益法调整、本期盈余、本年盈余分配、无偿调拨净资产、以前年度盈余调整等。各类净资产的详细介绍见表 11-1。

表 11-1　净资产分类及介绍

净资产类型	内容	其他
累计盈余	医院历年实现的盈余扣除盈余分配后滚存的金额，以及因无偿调入调出资产产生的净资产变动额 按照规定上缴、缴回、单位间调剂结转结余资金产生的净资产变动额，以及对以前年度盈余的调整金额	
专用基金	医院按照规定提取或设置的具有专门用途的净资产	
权益法调整	医院持有的长期股权投资采用权益法核算时，按照被投资单位除净损益和利润分配以外的所有者权益变动份额调整长期股权投资账面余额而计入净资产的金额	
本期盈余	医院本期各项收入、费用相抵后的余额	期末无余额
本年盈余分配	医院本年度盈余分配的情况和结果	期末无余额
无偿调拨净资产	医院无偿调入或调出非现金资产所引起的净资产变动金额	期末无余额
以前年度盈余调整	医院本年度发生的调整以前年度盈余的事项，包括本年度发生的重要前期差错更正涉及调整以前年度盈余的事项	期末无余额

11.2 净资产的会计核算

11.2.1 本期盈余的会计核算

本期盈余是指医院本期各项收入、费用相抵后的余额。医院应当在"本期盈余"科目下设置"财政项目盈余""医疗盈余""科教盈余"明细科目进行核算。"本期盈余－财政项目盈余"核算医院本期财政项目拨款相关收入、费用相抵后的余额,"本期盈余－医疗盈余"核算医院本期诊疗活动产生的、除财政项目拨款以外的各项收入、费用相抵后的余额,"本期盈余－科教盈余"核算医院本期科研教学活动产生的、除财政项目拨款以外的各项收入、费用相抵后的余额。

期末,医院应当将财政拨款收入中的财政项目拨款收入的本期发生额转入本期盈余,借记"财政拨款收入－财政项目拨款收入"科目,贷记"本期盈余－财政项目盈余"科目;将业务活动费用、单位管理费用中经费性质为财政项目拨款经费部分的本期发生额转入本期盈余,借记"本期盈余－财政项目盈余"科目,贷记"业务活动费用""单位管理费用"科目的相关明细科目。

期末,医院应当将财政拨款收入中的财政基本拨款收入、事业收入中的医疗收入、上级补助收入、附属单位上缴收入、经营收入、非同级财政拨款收入、投资收益、捐赠收入、利息收入、租金收入、其他收入的本期发生额转入本期盈余,借记"财政拨款收入－财政基本拨款收入""事业收入－医疗收入""上级补助收入""附属单位上缴收入""经营收入""非同级财政拨款收入""投资收益""捐赠收入""利息收入""租金收入""其他收入"科目,贷记"本期盈余－医疗盈余"科目;将业务活动费用、单位管理费用中与医疗活动相关且经费性质为财政基本拨款经费和其他经费的部分,以及经营费用、资产处置费用、上缴上级费用、对附属单位补助费用、所得税费用、其他费用的本期发生额转入本期盈余,借记"本期盈余－医疗盈余"科目,贷记"业务活动费用"和"单位管理费用"科目的相关明细科目、"经营费用""资产处置费用""上缴上级费用""对附属单位补助费用""所得税费用""其他费用"科目。

期末,医院应当将事业收入中的科教收入的本期发生额转入本期盈余,借记"事业收入－科教收入"科目,贷记"本期盈余－科教盈余"科目;将业务活动费用中经费性质为科教经费的部分、单位管理费用中经费性质为科教经费的部分(从科教经费中提取的项目管理费或间接费)的本期发生额转入本期盈余,借记"本期盈余－科教盈余"科目,贷记"业务活动费用""单位管理费用"科目的相关明细科目。

年末,完成上述结转后,医院应当将"本期盈余－财政项目盈余""本期盈余－医疗盈余"科目中财政基本拨款形成的盈余余额和"本期盈余－科教盈余"科目余额转入累计盈余对应明细科目,借记或贷记"本期盈余－财政项目盈余""本期盈余－医疗盈余""本期盈余－科教盈余"科目的相关明细科目,贷记或借记"累计盈余－财政项目盈余""累计盈余－医疗盈余""累计盈余－科教盈余"科目。"本期盈余－医疗盈余"科目扣除财政基本拨款形成的盈余后为贷方余额的，将"本期盈余—医疗盈余"科目对应贷方余额转入"本年盈余分配"科目，借记"本期盈余—医疗盈余"科目，贷记"本年盈余分配"科目；"本期盈余—医疗盈余"科目扣除财政基本拨款形成的盈余后为借方余额的，将"本期盈余—医疗盈余"科目对应借方余额转入"累计盈余"科目，借记"累计盈余—医疗盈余"科目，贷记"本期盈余—医疗盈余"科目。

"本期盈余"科目期末如为贷方余额，反映医院自年初至当期期末累计实现的盈余；如为借方余额，反映医院自年初至当期期末累计发生的亏损。年末，将本科目余额转入"本年盈余分配"科目，借记或贷记本科目，贷记或借记"本年盈余分配"科目，结账后本科目无余额。

实例：NS医院20×9年11月30日各收入费用科目情况如下：

（1）11月30日，财政拨款收入（均为财政项目拨款收入）科目余额200 000元，事业收入科目余额100 000元（其中医疗收入80 000元，科教收入20 000元），上级补助收入科目余额50 000元，附属单位上缴收入科目余额80 000元，经营收入科目余额50 000元，投资收益科目余额30 000元，其他收入科目余额50 000元；

（2）11月30日，业务活动费用科目余额160 000元（其中财政项目拨款费用40 000元），单位管理费用科目余额80 000元，经营费用科目余额40 000元，资产处置费用科目余额10 000元，所得税费用余额50 000元，其他费用科目余额40 000元；

期末医院应做会计分录如下：

（1）期末结转收入：

借：财政拨款收入		200 000
事业收入		100 000
上级补助收入		50 000
附属单位上缴收入		80 000
经营收入		50 000
投资收益		30 000
其他收入		50 000
贷：本期盈余—财政项目盈余		200 000
—医疗盈余		340 000
—科教盈余		20 000

（2）期末结转费用

借：本期盈余—医疗盈余		340 000
—财政项目盈余		40 000
贷：业务活动费		160 000
单位管理费用		80 000
经营费用		40 000
资产处置费用		10 000
所得税费用		50 000
其他费用		40 000

11.2.2 本年盈余分配的会计核算

本年盈余分配指医院本年盈余分配的情况和结果。医院应当在"本年盈余分配"科目下设"提取职工福利基金""转入累计盈余"明细科目进行核算。"本年盈余分配"年末结账后，应无余额。

年末，"本期盈余－医疗盈余"科目扣除财政基本拨款形成的盈余后为贷方余额的，将"本期盈余－医疗盈余"科目对应贷方余额转入"本年盈余分配"科目，借记"本期盈余－医疗盈余"科目，贷记"本年盈余分配"科目。

年末，根据有关规定从本年度非财政拨款结余或经营节余中提取专用基金的，按照预算会计下计算的提取金额，借记"本年盈余分配—提取职工福利基金"，贷记"专用基金—职工福利基金"或"专用基金—医疗风险基金"科目；同时，根据预算会计相关科目，借记"非财政拨款结余分配"，贷记"专用结余"。医院在按照规定提取专用基金后，应当将"本年盈余分配"科目余额转入累计盈余，借记"本年盈余分配—转入累计盈余"科目，贷记"累计盈余－医疗盈余"科目。

实例：NS 医院 20×9 年年末"本期盈余－医疗盈余"科目贷方余额为 250 000 元（扣除财政基本拨款形成的盈余），按预算会计下提取专用基金 225 000 元。其会计分录为：

(1) 转入本期盈余科目余额：

借：本期盈余－医疗盈余	250 000
贷：本年盈余分配	250 000

(2) 提取专用基金时：

借：本年盈余分配	25 000
贷：专用基金	25 000

同时，做预算会计分录：

借：非财政拨款结余分配	25 000
贷：专用结余	25 000

(3) 结转本年盈余分配科目余额时：

借：本年盈余分配－转入累计盈余	225 000
贷：累计盈余－医疗盈余	225 000

11.2.3 累计盈余的会计核算

累计盈余是指医院历年实现的盈余扣除盈余分配后滚存的金额，以及因无偿调入调出资产产生的净资产变动额。按照规定上缴、缴回、单位间调剂结转结余资金产生的净资产变动额，以及对以前年度盈余的调整金额，也通过本科目核算。医院应设置"财政项目盈余"明细科目核算医院财政项目拨款收入减去使用财政项目经费发生的费用后的累计盈余；设置"医疗盈余"明细科目核算医院开展医疗活动形成的、财政项目盈余以外的累计盈余；设置"科教盈余"明细科目核算医院开展科研教学活动形成的、财政项目盈余以外的累计盈余；设置"新旧转换盈余"明细科目核算医院新旧制度衔接时转入新制度下累计盈余中除财政项目盈余、医疗盈余和科教盈余以外的累计盈余。本科目期末余额反映医院未分配盈余（或未弥补亏损）的累计数以及截至上年年末无偿调拨净资产变动的累计数。本科目年末余额反映医院未分配盈余（或未弥补亏损）的累计数以及无偿调拨净资产变动的累计数。"累计盈余"科目会计处理如表11-2所示。

表11-2　累计盈余的会计核算

会计事项	财务会计会计处理	预算会计会计处理
结转"本年盈余分配"科目余额	"本年盈余分配"为贷方余额时： 借：本年盈余分配 　　贷：累计盈余 借方余额时做相反分录	——
结转"无偿调拨净资产"科目余额	"无偿调拨净资产"为贷方余额时： 借：无偿调拨净资产 　　贷：累计盈余 借方余额时做相反分录	——
转入"以前年度盈余调整"科目余额	"以前年度盈余调整"为贷方余额时： 借：以前年度盈余调整 　　贷：累计盈余 借方余额时做相反分录	——
上缴财政拨款结转结余、缴回非财政拨款结转资金、向其他单位调出财政拨款结转资金	借：累计盈余 　　贷：财政应返还额度/零余额账户用款额度等	借：财政拨款结转－归集上缴/归集调出 　　贷：资金结存－财政应返还额度/零余额账户用款额度等
从其他单位调入财政拨款结转资金	借：零余额账户用款额度等 　　贷：累计盈余	借：资金结存－零余额账户用款额度/货币资金等 　　贷：财政拨款结转－归集调入
使用专用基金购置固定资产、无形资产	借：固定资产/无形资产等 　　贷：银行存款 借：专用基金 　　贷：累计盈余	借：事业支出（使用从收入中提取并列入费用的专用基金）/专用结余（使用从非财政拨款结余或经营结余中提取的专用基金） 　　贷：资金结存

年末，医院"累计盈余－医疗盈余"科目为借方余额的，医院应当按照有关规定确定的用于弥补医疗亏损的金额，借记"累计盈余－新旧转换盈余"科目，贷记"累计盈余－医疗盈余"科目。

11.2.4　专用基金的会计核算

专用基金是医院按照规定提取或设置的有专门用途的资金。医院应当设置"职工福利基金"明细科目，核算医院根据有关规定、依据财务会计下医疗盈余（不含财政基本拨款形成的盈余）计算提取的职工福利基金，设置"医疗风险基金"明细科目核算医院根据有关规定、按照财务会计下相关数据计算提取并列入费用的医疗风险基金。本科目期末贷方余额，反映医院累计提取或设置的尚未使用的专用基金。"专用基金"科目的具体会计核算如表 11-3 所示。

表 11-3 专用基金的会计核算

会计事项		财务会计分录	预算会计分录
专用基金的提取或设置	从经营结余中提取专用基金	借：本年盈余分配 　贷：专用基金	借：非财政拨款结余分配 　贷：专用结余
	从收入中提取专用基金并计入费用	借：业务活动费用 　贷：专用基金	——
	按有关规定设置的其他专用基金	借：银行存款 　贷：专用基金	——
专用基金的使用	使用提取的专用基金	借：专用基金 　贷：银行存款	借：事业支出（使用从收入中提取并列入费用的专用基金） 　专用结余（使用从非财政拨款结余或经营结余中提取的专用基金） 　贷：资金结存—货币资金
	使用提取的专用基金购置固定资产、无形资产	借：固定资产/无形资产 　贷：银行存款 借：专用基金 　贷：累计盈余	

11.2.5 权益法调整的会计核算

权益法调整是指采用权益法核算医院持有的长期股权投资时，按照被投资单位除净损益和利润分配以外的所有者权益变动份额调整长期股权投资账面余额而计入净资产的金额。医院应设置"权益法调整"科目，并按照被投资单位进行明细核算。年末，按照被投资单位除净损益和利润分配以外的所有者权益变动的份额，借记或贷记"长期股权投资－其他权益变动"科目，贷记或借记"权益法调整"。处置该项长期股权投资时，按照原计入净资产的相应部分金额，借记或贷记"权益法调整"，贷记或借记"投资收益"科目。本科目期末余额，反映医院在被投资单位除净损益和利润分配以外的所有者权益变动中累积享有（或分担）的份额。

实例：20×9 年 12 月 31 日 NS 医院持有 A 单位 45％股权，该投资系 NS 医院 20×8 年年末以一台固定资产获取，NS 医院采用权益法对该投资进行后续计量。20×9 年 12 月 31 日，A 单位实现净利润 300 000 元，除净损益和利润分配以外的所有者权益变动为 60 000 元；NS 医院 20×9 年 12 月 31 日会计处理如下：

借：长期股权投资－损益调整　　　　　　　　　　　　　　135 000

长期股权投资－其他权益变动	27 000
贷：投资收益	135 000
权益法调整	27 000

实例：第二年 5 月底，NS 医院处置所持该项投资的 20％；截止处置日该投资账面余额为 1 000 000 元，其中成本 600 000 元，损益调整 250 000 元，所有者权益变动为 150 000 元，处置收入 300 000 元。不考虑相关税费，无已宣告尚未发放股利。处置净收入纳入医院预算管理。NS 医院会计处理如下：

借：资产处置费用	200 000
贷：长期股权投资－成本	120 000
－损益调整	50 000
－所有者权益变动	30 000
借：银行存款	300 000
贷：投资收益	100 000
应缴财政款	200 000
借：权益法调整	30 000
贷：投资收益	30 000

同时，做预算会计分录：

借：资金结存—货币资金	100 000
贷：投资预算收入	100 000

11.2.6 无偿调拨净资产的会计核算

医院应设置"无偿调拨净资产"科目，核算无偿调入或调出非现金资产所引起的净资产变动金额。按照规定取得无偿调入的存货、长期股权投资、固定资产、无形资产等，按照确定的成本，借记"库存物品""长期股权投资""固定资产""无形资产"等科目；按照调入过程中发生的归属于调入方的相关费用，贷记"零余额账户用款额度""银行存款"等科目；按照其差额，贷记"无偿调拨净资产"。发生的归属于调入方的相关费用，按预算会计相关科目，借记"其他支出"，贷记"资金结存—货币资金"等。

按照规定经批准无偿调出存货、长期股权投资、固定资产、无形资产等，按照调出资产的账面余额或账面价值，借记"无偿调拨净资产"；按照固定资产累计折旧、无形资产累计摊销金额，借记"固定资产累计折旧""无形资产累计摊销"科目；按照调出资产的账面余额，贷记"库存物品""长期股权投资""固定资产""无形资产"等科目。同时，按照调出过程中发生的归属于调出方的相关费用，借记"资产处置费用"科目，贷记"零余额账户用款额度""银行存款"等科目；根据预算会计相关科目，借记"其他支出"，贷记"资金结存—货币资金"等。

年末，将本科目余额转入累计盈余，借记或贷记"无偿调拨净资产"，贷记或借记"累计盈余"科目。年末结账后，本科目应无余额。

11.2.7　以前年度盈余调整的会计核算

医院应设置"以前年度盈余调整"科目，核算医院本年度发生的调整以前年度盈余的事项，包括本年度发生的重要前期差错更正涉及调整以前年度盈余的事项。调整增加以前年度收入时，按照调整增加的金额，借记有关资产或负债科目，贷记"以前年度盈余调整"；同时，根据预算会计相关科目，借记"资金结存—货币资金"等科目，贷记"财政拨款结转－年初余额调整""财政拨款结余－年初余额调整""非财政拨款结转－年初余额调整""非财政拨款结余－年初余额调整"；调整减少的，做相反会计分录。调整增加以前年度费用时，按照调整增加的金额，借记"以前年度盈余调整"，贷记有关资产或负债科目；同时，根据预算会计相关科目，借记"财政拨款结转－年初余额调整""财政拨款结余－年初余额调整""非财政拨款结转－年初余额调整""非财政拨款结余－年初余额调整"，贷记"资金结存—货币资金"等科目；调整减少的，做相反会计分录。盘盈的各种非流动资产，报经批准处理时，借记"待处理财产损益"科目，贷记"以前年度盈余调整"。经过上述调整后应将本科目余额转入"累计盈余"，借记或贷记"累计盈余"，贷记或借记本科目。年末结账后，本科目无余额。

实例：2010 年 12 月税务局在对 NS 医院进行日常检查时，发现 2009 年 9 月 10 日有一笔预收账款 150 000 元已达到收入确认条件，当年没有确认收入。暂不考虑相关税费。NS 医院应当做如下会计处理：

（1）调整 2009 年收入

借：预收账款　　　　　　　　　　　　　　　　　　　　150 000

　　贷：以前年度损益调整　　　　　　　　　　　　　　　　150 000

（2）结转损益调整：

借：以前年度损益调整　　　　　　　　　　　　　　　　150 000

　　贷：累计盈余　　　　　　　　　　　　　　　　　　　　150 000

12　预算会计核算

学习目标：

1. 掌握：医院预算收入、预算支出和预算结余的会计核算。

2. 理解：医院预算收入、预算支出和预算结余的管理内容和要求。

3. 了解：医院预算会计科目设置的基本要求。

根据财政部 2017 年 10 月 24 日印发的《政府会计制度——行政事业单位会计科目和报表》（财会〔2017〕25 号，以下简称《政府会计制度》）和 2018 年 8 月印发的《关于医院执行〈政府会计制度——行政事业单位会计科目和报表〉的补充规定》（财会〔2018〕24 号）要求，医院会计核算和财务报表需从 2019 年 1 月 1 日起执行新的《政府会计制度》相关规定。新制度构建了"财务会计和预算会计适度分离并相互衔接"的会计核算新模式，体现了"双功能""双基础""双分录""双报告"的特点。预算会计各要素和财务会计要素相互协调、相互补充，共同反映医院会计主体的预算执行信息和财务信息。

在新的制度下，医院预算会计将通过预算收入、预算支出和预算结余结转三个要素进行核算，采用收付实现制，在财务会计核算的同时，将严格依据预算会计科目与规则编制预算会计分录，最终形成预算会计决算报告。因此，本书讲解的医院预算会计核算主要包括预算收入、预算支出和预算结余的会计核算三部分内容。

12.1　预算收入

12.1.1　预算收入的定义与分类

医院预算收入是指医院在预算年度内通过开展诊疗服务及辅助服务、其他活动等方式，依法取得的并纳入预算管理的资金流入。医院的业务活动包括医疗、科研、教学以及与之相关的其他活动。医院在开展上述活动时，需要消耗各种资源，为了使医疗活动不间断地进行，也需要不断地取得补偿，这些补偿包括财政补助收入、上级补助收入、附属单位上缴收入等；同时，在市场经济条件下，医院也可以利用暂时闲置的资产对外进行投资或经营，投资或经营取得的收益也构成医院的预算收入。

医院预算收入按照来源可分为：

（1）财政拨款预算收入，指医院按部门预算隶属管理从同级财政部门取得的各类财政拨款收入，包括基本支出拨款收入和项目支出拨款收入。

（2）非同级财政拨款预算收入，指医院从非同级政府财政部门取得的财政拨款，包括本级横向转拨财政款和非本级财政拨款。

（3）医疗事业预算收入，指医院开展诊疗服务及辅助服务活动取得的收入，包括门诊收入、住院收入等。

（4）上级补助预算收入，指医院从主管部门和上级单位取得的非财政补助性收入。

（5）附属单位上缴预算收入，指医院从附属独立核算单位根据有关规定上缴所取得的现金流入。

（6）经营预算收入，指医院在专业业务活动及其辅助活动之外开展非独立核算经营活动取得的现金流入。

（7）投资预算收入，指医院取得的按照规定纳入部门预算管理的属于投资收益性的现金流入，包括股权投资收益、出售或收回债权投资所取得的收益和债权投资利息收入等。

（8）债务预算收入，指医院按照规定从银行和其他金融机构等借入的、纳入部门预算管理的、不以财政资金作为偿还来源的债务本金。

（9）其他预算收入，指医院除上述各项预算收入之外的需纳入部门预算管理的现金流入，包括捐赠预算收入、利息预算收入、租金预算收入、现金盘盈收入等。

12.1.2 预算收入的确认和管理

12.1.2.1 预算收入的确认

医院预算收入的确认以"收付实现制"为核算计量的基础，一般是在实际收到时予以确认，以实际收到的金额进行计量。

12.1.2.2 预算收入的管理

加强对医院预算收入的管理，对于提高财政资金的使用效益，规范医疗事业收入的管理，保护社会公众的基本权益有着非常重要的意义。根据《事业单位财务规则》等制度的要求，医院预算收入管理的内容主要包括以下几点：

（1）加强收入的预算管理。医院应当将各项收入全部纳入单位预算，统一核算，统一管理。

（2）保证收入的合法性和合理性。医院的各项收入应当依法取得，符合国家有关法律、法规和规章制度的规定。各种收费项目、收费范围和收费标准必须按照法定程序审批，取得收费许可后方可实施。

（3）及时上缴各项财政收入。各省国库集中支付管理制度的不同，有些地方将医院收入纳入国库集中支付管理，有些地方将部分医院收入纳入国库集中支付管理，有些地方暂未将医院收入纳入国库集中支付管理。对于全部或部分医院收入纳入国库集中支付管理的，医院应将依法取得的应当上缴财政的事业性收费、国有资产处置收入、出租出借收入等，严格按照国库集中收缴的相关规定上缴国库或财政专户，不得隐瞒、滞留、截留、挪用和坐支。

12.1.3 预算收入的会计核算

医院预算收入的会计核算主要可以划分为两部分,一是财政性预算收入的核算,包括财政拨款预算收入、非同级财政拨款预算收入的会计核算;二是医院专有预算收入的核算,主要包括事业预算收入、上级补助预算收入、附属单位上缴预算收入、经营预算收入、投资预算收益、债务预算收入和其他预算收入的会计核算。

12.1.3.1 财政性预算收入的会计核算

1. 财政拨款预算收入

医院应设置"财政拨款预算收入"科目,核算医院从同级政府财政部门取得的各类财政拨款。本科目应当设置"基本支出"和"项目支出"两个明细科目,并按照《政府收支分类科目》中"支出功能分类科目"的项级科目进行明细核算;同时,在"基本支出"明细科目下按照"人员经费"和"日常公用经费"进行明细核算,在"项目支出"明细科目下按照具体项目进行明细核算。有一般公共预算财政拨款、政府性基金预算财政拨款等两种或两种以上财政拨款的医院,还应当按照财政拨款的种类进行明细核算。年末结转后,本科目应无余额。

在财政直接支付方式下,医院根据收到的"财政直接支付入账通知书"及相关原始凭证,按照通知书中的直接支付金额,借记"事业支出",贷记"财政拨款预算收入"。年末,根据本年度财政直接支付预算指标数与当年财政直接支付实际支出数的差额,借记"资金结存—财政应返还额度"科目,贷记"财政拨款预算收入"。

在财政授权支付方式下,医院根据收到的"财政授权支付额度到账通知书",按照通知书中的授权支付额度,借记"资金结存—零余额账户用款额度"科目,贷记"财政拨款预算收入"。年末,医院本年度财政授权支付预算指标数大于零余额账户用款额度下达数的,按照两者差额,借记"资金结存—财政应返还额度"科目,贷记"财政拨款预算收入"。

在其他方式下,医院按照本期预算收到财政拨款预算收入时,按照实际收到的金额,借记"资金结存—货币资金"科目,贷记"财政拨款预算收入"。医院收到下期预算的财政预拨款时,应当在下个预算期,按照预收的金额,借记"资金结存—货币资金"科目,贷记"财政拨款预算收入"。

因差错更正、购货退回等发生国库直接支付款项退回的,属于本年度支付的款项,按照退回金额,借记"财政拨款预算收入",贷记"事业支出"。

年末,将本科目本年发生额转入财政拨款结转,借记"财政拨款预算收入",贷记"财政拨款结转—本年收支结转"科目。

实例:NS医院20×9年4月5日收到财政授权支付额度到账通知单,收到同级财政拨款200 000元。其预算会计分录为:

借:资金结存—零余额账户用款额度 200 000

　　贷:财政拨款预算收入 200 000

2. 非同级财政拨款预算收入

医院应设置"非同级财政拨款预算收入"科目核算从非同级政府财政部门取得的财政拨款，包括本级横向转拨财政款和非本级财政拨款。对于因开展科研及其辅助活动从非同级政府财政部门取得的经费拨款，应当通过"事业预算收入—非同级财政拨款"科目进行核算，不通过本科目核算。本科目应当按照非同级财政拨款预算收入的类别、来源、《政府收支分类科目》中"支出功能分类科目"的项级科目等进行明细核算。非同级财政拨款预算收入中如有专项资金收入，还应按照具体项目进行明细核算。年末结转后，本科目应无余额。

取得非同级财政拨款预算收入时，按照实际收到的金额，借记"资金结存—货币资金"科目，贷记"非同级财政拨款预算收入"。

年末，将本科目本年发生额中的专项资金收入转入非财政拨款结转，借记"非同级财政拨款预算收入"下各专项资金收入明细科目，贷记"非财政拨款结转—本年收支结转"科目；将本科目本年发生额中的非专项资金收入转入其他结余，借记"非同级财政拨款预算收入"下各非专项资金收入明细科目，贷记"其他结余"。

实例：NS医院收到非同级财政拨款300 000元，款项已经到账，现确认收入。其预算会计分录为：

借：资金结存—货币资金　　　　　　　　　　　　　　　　300 000
　　贷：非同级财政拨款预算收入　　　　　　　　　　　　　300 000

12.1.3.2　专有预算收入的会计核算

1. 事业预算收入

医院应当设置"事业预算收入"科目核算医院开展专业业务活动及其辅助活动取得的现金流入，包括门诊收入、住院收入等。医院因开展科研及其辅助活动从非同级政府财政部门取得的经费拨款，也通过本科目核算。本科目应当按照医疗事业预算收入类别、项目、来源、《政府收支分类科目》中"支出功能分类科目"项级科目等进行明细核算。对于因开展科研及其辅助活动从非同级政府财政部门取得的经费拨款，应当在本科目下单设"非同级财政拨款"明细科目进行明细核算；医疗事业预算收入中如有专项资金收入，还应按照具体项目进行明细核算。年末结转后，本科目应无余额。

如医院收入需按规定实行国库集中支付、采用财政专户返还方式管理，收到从财政专户返还的医疗事业预算收入时，按照实际收到的返还金额，借记"资金结存—货币资金"科目，贷记"事业预算收入"。

如果医院收入无需纳入国库集中支付管理，有单位实行预算管理，当医院收到事业预算收入时，应按照实际收到的款项金额，借记"资金结存—货币资金"科目，贷记"事业预算收入"。

年末，将本科目本年发生额中的专项资金收入转入非财政拨款结转，借记本科目下各专项资金收入明细科目，贷记"非财政拨款结转—本年收支结转"科目；将本科目本年发生额中的非专项资金收入转入其他结余，借记本科目下各非专项资金收入明细科目，贷记"其他结余"科目。

实例：NS 医院收到住院病人缴纳的住院收入 10 000 元，按规定该医院的款项无须纳入国库集中支付管理，其预算会计分录为：

借：资金结存—货币资金   10 000

    贷：事业预算收入   10 000

2. 上级补助预算收入

医院应当设置"上级补助预算收入"科目核算医院从主管部门和上级单位取得的非财政补助现金流入。"上级补助预算收入"应当按照发放补助单位、补助项目、《政府收支分类科目》中"支出功能分类科目"的项级科目等进行明细核算。上级补助预算收入中如有专项资金收入，还应按照具体项目进行明细核算。年末结转后，本科目应无余额。

在收到上级补助预算收入时，应按照实际收到的金额，借记"资金结存—货币资金"科目，贷记"上级补助预算收入"。

年末，将本科目本年发生额中的专项资金收入转入非财政拨款结转，借记本科目下各专项资金收入明细科目，贷记"非财政拨款结转—本年收支结转"科目；将本科目本年发生额中的非专项资金收入转入其他结余，借记本科目下各非专项资金收入明细科目，贷记"其他结余"科目。

实例：NS 医院收到上级卫生主管部门划转的药改补助资金共计 5 000 000 元，开户行已确认收到该笔款项。其预算会计分录为：

借：资金结存—货币资金   5 000 000

    贷：上级补助预算收入   5 000 000

3. 附属单位上缴预算收入

医院应当设置"附属单位上缴预算收入"核算医院取得附属独立核算单位根据有关规定上缴的现金流入。本科目应当按照附属单位、缴款项目、《政府收支分类科目》中"支出功能分类科目"的项级科目等进行明细核算。附属单位上缴预算收入中如有专项资金收入，还应按照具体项目进行明细核算。年末结转后，本科目应无余额。

当医院收到附属单位缴来款项时，按照实际收到的金额，借记"资金结存—货币资金"科目，贷记"附属单位上缴预算收入"。

年末，将本科目本年发生额中的专项资金收入转入非财政拨款结转，借记本科目下各专项资金收入明细科目，贷记"非财政拨款结转—本年收支结转"科目；将本科目本年发生额中的非专项资金收入转入其他结余，借记本科目下各非专项资金收入明细科目，贷记"其他结余"科目。

实例：12 月 30 日，NS 医院收到下属独立核算的制药单位上缴分成款 8 900 000 元，其预算会计分录为：

借：资金结存—货币资金   8 900 000

    贷：附属单位上缴预算收入—××制药厂   8 900 000

4. 经营预算收入

医院应当设置"经营预算收入"科目核算医院在诊疗业务活动及其辅助活动之外开展非独立核算经营活动取得的现金流入。本科目应当按照经营活动类别、项目、《政府收支分类科目》中"支出功能分类科目"的项级科目等进行明细核算。年末结转后，本科目应无余额。

收到经营预算收入时，按照实际收到的金额，借记"资金结存—货币资金"科目，贷记"经营预算收入"。年末，将本科目本年发生额转入经营结余，借记"经营预算收入"，贷记"经营结余"。

5. 投资预算收益

医院应当设置"投资预算收益"科目核算医院取得的按照规定纳入部门预算管理的属于投资收益性质的现金流入，包括股权投资收益、出售或收回债券投资所取得的收益和债券投资利息收入。一般情况下，我国公立医院未经审批许可，不得利用财政性资金进行对外投资活动。本科目应当按照《政府收支分类科目》中"支出功能分类科目"的项级科目等进行明细核算。年末结转后，本科目应无余额。

持有的短期投资以及分期付息、一次还本的长期债券投资收到利息时，按照实际收到的金额，借记"资金结存—货币资金"科目，贷记"投资预算收益"。持有长期股权投资取得被投资单位分派的现金股利或利润时，按照实际收到的金额，借记"资金结存—货币资金"科目，贷记"投资预算收益"。

出售或到期收回本年度取得的短期、长期债券，按照实际取得的价款或实际收到的本息金额，借记"资金结存—货币资金"科目；按照取得债券时"投资支出"科目的发生额，贷记"投资支出"科目；按照其差额，贷记或借记"投资预算收益"。

出售或到期收回以前年度取得的短期、长期债券，按照实际取得的价款或实际收到的本息金额，借记"资金结存—货币资金"科目；按照取得债券时"投资支出"科目的发生额，贷记"其他结余"科目；按照其差额，贷记或借记本"投资预算收益"。

出售、转让以货币资金取得的长期股权投资的，其账务处理参照出售或到期收回债券投资。出售、转让以非货币性资产取得的长期股权投资时，按照实际取得的价款扣减支付的相关费用和应缴财政款后的余额（按照规定纳入单位预算管理的），借记"资金结存—货币资金"科目，贷记"投资预算收益"。

年末，将本科目本年发生额转入其他结余，借记或贷记"投资预算收益"，贷记或借记"其他结余"科目。

实例：NS 医院发生如下业务，其会计分录是：

（1）4 月 1 日，经批准，该医院将闲置资金 3 000 000 元用于购买三年期国债，该国债每年付息一次，到期还本，准备持有至到期。

其预算会计分录为：

借：投资支出　　　　　　　　　　　　　　　　　　　　　　3 000 000
　　贷：资金结存—货币资金　　　　　　　　　　　　　　　　　3 000 000

（2）次年，4 月 2 日，该医院的全资子公司宣告并发放股息分红 9 000 000 元。

预算会计分录为：

借：资金结存—货币资金　　　　　　　　　　　　　　　　　9 000 000
　　贷：投资预算收益　　　　　　　　　　　　　　　　　　　9 000 000

6. 债务预算收入

医院应当设置"债务预算收入"科目核算医院经批准从银行和其他金融机构等借入的、纳入部门预算管理的、不以财政资金作为偿还来源的债务本金。本科目应当按照贷款单位、贷款种类、《政府收支分类科目》中"支出功能分类科目"的项级科目等进行明细核算。债务预算收入中如有专项资金收入,还应按照具体项目进行明细核算。年末结转后,本科目应无余额。

当借入各项短期或长期借款时,应按照实际借入的金额,借记"资金结存—货币资金"科目,贷记"债务预算收入"。

年末,将本科目本年发生额中的专项资金收入转入非财政拨款结转,借记本科目下各专项资金收入明细科目,贷记"非财政拨款结转—本年收支结转"科目;将本科目本年发生额中的非专项资金收入转入其他结余,借记本科目下各非专项资金收入明细科目,贷记"其他结余"科目。

7. 其他预算收入

医院应当设置"其他预算收入"科目核算医院除财政拨款预算收入、事业预算收入、上级补助预算收入、附属单位上缴预算收入、经营预算收入、债务预算收入、非同级财政拨款预算收入、投资预算收益之外的纳入部门预算管理的现金流入,包括捐赠预算收入、利息预算收入、租金预算收入、现金盘盈收入等。本科目应当按照其他收入类别、《政府收支分类科目》中"支出功能分类科目"的项级科目等进行明细核算。其他预算收入中如有专项资金收入,还应按照具体项目进行明细核算。单位发生的捐赠预算收入、利息预算收入、租金预算收入金额较大或业务较多的,可单独设置"捐赠预算收入""利息预算收入""租金预算收入"等科目。年末结转后,本科目应无余额。

当接受捐赠现金资产、收到银行存款利息、收到资产承租人支付的租金时,按照实际收到的金额,借记"资金结存—货币资金"科目,贷记"其他预算收入"。

每日现金账款核对中如发现现金溢余,按照溢余的现金金额,借记"资金结存—货币资金"科目,贷记"其他预算收入"。经核实,属于应支付给有关个人和单位的部分,按照实际支付的金额,借记"其他预算收入",贷记"资金结存—货币资金"科目。

当收到其他预算收入时,按照收到的金额,借记"资金结存—货币资金"科目,贷记"其他预算收入"。

年末,将本科目本年发生额中的专项资金收入转入非财政拨款结转,借记本科目下各专项资金收入明细科目,贷记"非财政拨款结转—本年收支结转"科目;将本科目本年发生额中的非专项资金收入转入其他结余,借记本科目下各非专项资金收入明细科目,贷记"其他结余"科目。

12.2 预算支出

12.2.1 预算支出的定义与分类

医院预算支出是指医院在预算年度内依法发生并纳入预算管理的资金流出,是医院为了开展诊疗服务及辅助服务、其他业务活动所发生的资金耗费和损失。医院预算支出是对年度的预算收入有计划地分配和使用的过程，应当将各项支出全部纳入单位预算。

医院的预算收入按照来源可分为：

（1）医疗事业支出，指医院开展医业业务活动及其辅助活动实际发生的各项现金流出，包括医院发生的医疗、科研、行政管理、后勤保障等支出。

（2）经营支出，指医院在医业业务活动及其辅助活动之外开展非独立核算经营活动实际发生的各项现金流出。

（3）上缴上级支出，指医院按照财政部门和主管部门的规定上缴上级单位款项发生的现金流出。

（4）对附属单位补助支出，指医院用财政拨款预算收入之外的收入对附属单位补助发生的现金流出。

（5）投资支出，指医院以货币资金对外投资发生的现金流出。

（6）债务还本支出，指医院偿还自身承担的纳入预算管理的银行及非银行金融机构举借的债务本金的现金流出。

（7）其他支出，指医院除上述各项支出以外的各项现金流出，主要包括利息支出、对外捐赠支出、现金盘亏损失、接受捐赠和对外捐赠非现金资产发生的税费支出、资产置换过程中发生的相关税费支出、罚没支出等。

预算支出与财务会计相关科目的对照情况见表 12-1。

表 12-1　预算支出与财务会计相关科目对照表

财务会计		预算支出	
科目编码	科目名称	科目编码	科目名称
5001	业务活动费用	7201	事业支出
5101	单位管理费用		
5201	经营费用	7301	经营支出
5401	上缴上级费用	7401	上缴上级支出
5501	对附属单位补助费用	7501	对附属单位补助费用
5801	所得税费用	7901	其他支出
5901	其他费用		
5301	资产处置费用		
支出"短期投资、长期债券投资、长期股权投资"		7601	投资支出
偿还"短期借款、长期借款"本金		7701	债务还本支出

12.2.2　预算支出的确认和管理

医院预算支出一般在实际支付时予以确认，以实际支付的金额计量。医院应加强对预算支出的管理，主要包括：

（1）医疗事业支出主要包括基本支出和项目支出两部分。基本支出是指医院为了保障自身正常运转、完成日常工作任务而发生的人员支出和公用支出。项目支出是指医院为了完成特定工作任务和事业发展目标，在基本支出之外发生的支出。

（2）医院的支出应严格执行国家有关财务规章制度规定的开支范围及开支标准；国家有关财务制度没有统一规定的，由医院规定，报主管部门和财政部门备案。发生违反法律制度和国家政策的，主管部门和财政部门应当责令其改正。

（3）医院从财政部门和主管部门取得的有指定项目和用途的专项资金，应当专款专用、单独核算，并按规定报送专项资金使用情况；项目完成后，应当报送专项资金支出决算和使用绩效的书面报告，接受检查和验收。

（4）纳入国库集中支付管理的医院，应当严格执行国库集中支付制度。医院支出涉及政府采购的，应当遵守政府采购制度等有关规定。

（5）医院应当加强对各项支出的绩效管理，提高资金使用的有效性。

（6）医院应当依法加强各类票据管理，确保票据来源合法、内容真实、使用正确，不得使用虚假票据。

（7）医院应当加强经济核算，可以根据开展医疗业务活动及其他辅助活动的实际需要，实行内部成本核算办法。

12.2.3 预算支出的会计核算

1. 事业支出

（1）事业支出的科目设置

医院应当设置"事业支出"科目核算医院开展诊疗业务活动及其辅助活动实际发生的各项现金流出。医院应分别按照"财政拨款支出""非财政专项资金支出"和"其他资金支出""基本支出"和"项目支出"等进行明细核算，并按照《政府收支分类科目》中"支出功能分类科目"的项级科目进行明细核算；"基本支出"和"项目支出"明细科目下应当按照《政府收支分类科目》中"部门预算支出经济分类科目"的款级科目进行明细核算，同时在"项目支出"明细科目下按照具体项目进行明细核算。

有一般公共预算财政拨款、政府性基金预算财政拨款等两种或两种以上财政拨款的医院，还应当在"财政拨款支出"明细科目下按照财政拨款的种类进行明细核算。对于预付款项，可通过在本科目下设置"待处理"明细科目进行明细核算，待确认具体支出项目后再转入本科目下相关明细科目。年末结账前，应将本科目"待处理"明细科目余额全部转入本科目下相关明细科目。年末结转后，本科目应无余额。

（2）主要业务的账务处理

向单位职工个人支付薪酬时，按照实际支付的数额，借记"事业支出"，贷记"财政拨款预算收入""资金结存—货币资金"科目。按照规定代扣代缴个人所得税以及代扣代缴或为职工缴纳职工社会保险费、住房公积金等时，按照实际缴纳的金额，借记"事业支出"，贷记"财政拨款预算收入""资金结存—货币资金"。

支付外部人员劳务费。按照实际支付给外部人员个人的金额，借记"事业支出"，贷记"财政拨款预算收入""资金结存—货币资金"等。按照规定代扣代缴个人所得税时，按照实际缴纳的金额，借记"事业支出"，贷记"财政拨款预算收入""资金结存——货币资金"等。

在开展专业业务活动及其辅助活动过程中为购买存货、固定资产、无形资产等以及在建工程支付相关款项时，按照实际支付的金额，借记"事业支出"，贷记"财政拨款预算收入""资金结存——货币资金"等。

在开展专业业务活动及其辅助活动过程中发生预付账款时，按照实际支付的金额，借记"事业支出"，贷记"财政拨款预算收入""资金结存——货币资金"等。对于暂付款项，在支付款项时可不做预算会计处理，待结算或报销时，按照结算或报销的金额，借记"事业支出"，贷记"资金结存——货币资金"等。

在开展专业业务活动及其辅助活动过程中缴纳的相关税费以及发生的其他各项支出，按照实际支付的金额，借记"事业支出"，贷记"财政拨款预算收入""资金结存——货币资金"等。

在开展专业业务活动及其辅助活动过程中因购货退回等发生款项退回，或者发生差错更正的，属于当年支出收回的，按照收回或更正金额，借记"财政拨款预算收入""资金结存——货币资金"等，贷记"事业支出"。

年末，将本科目本年发生额中的财政拨款支出转入财政拨款结转，借记"财政拨款结转——本年收支结转"科目，贷记本科目下各财政拨款支出明细科目；将本科目本年发生额中的非财政专项资金支出转入非财政拨款结转，借记"非财政拨款结转——本年收支结转"科目，贷记本科目下各非财政专项资金支出明细科目；将本科目本年发生额中的其他资金支出（非财政非专项资金支出）转入其他结余，借记"其他结余"科目，贷记本科目下"其他资金支出"明细科目。

2. 经营支出

医院应当设置"经营支出"科目核算医院在专业业务活动及其辅助活动之外开展非独立核算经营活动实际发生的各项现金流出。本科目应当按照经营活动类别、项目、《政府收支分类科目》中"支出功能分类科目"的项级科目和"部门预算支出经济分类科目"的款级科目等进行明细核算。对于预付款项，可通过在本科目下设置"待处理"明细科目进行明细核算，待确认具体支出项目后再转入本科目下相关明细科目。年末结账前，应将本科目"待处理"明细科目余额全部转入本科目下相关明细科目，结转后，科目无余额。

本科目涉及的主要账务处理如下：

支付经营部门职工薪酬。向职工个人支付薪酬时，按照实际的金额，借记"经营支出"，贷记"资金结存——货币资金"。按照规定代扣代缴个人所得税以及代扣代缴或为职工缴纳职工社会保险费、住房公积金时，按照实际缴纳的金额，借记"经营支出"，贷记"资金结存——货币资金"。

为经营活动支付外部人员劳务费。按照实际支付给外部人员个人的金额，借记"经营支出"，贷记"资金结存——货币资金"科目。按照规定代扣代缴个人所得税时，按照实际缴纳的金额，借记"经营支出"，贷记"资金结存——货币资金"科目。

开展经营活动过程中为购买存货、固定资产、无形资产等以及在建工程支付相关款项时，按照实际支付的金额，借记"经营支出"，贷记"资金结存—货币资金"等。

在开展经营活动过程中发生预付账款时，按照实际支付的金额，借记"经营支出"，贷记"资金结存—货币资金"。对于暂付款项，在支付款项时可不做预算会计处理，待结算或报销时，按照结算或报销的金额，借记"经营支出"，贷记"资金结存—货币资金"等。

因开展经营活动缴纳的相关税费以及发生的其他各项支出，按照实际支付的金额，借记"经营支出"，贷记"资金结存—货币资金"等。

在开展经营活动中因购货退回等发生款项退回，或者发生差错更正的，属于当年支出收回的，按照收回或更正金额，借记"资金结存—货币资金"，贷记"经营支出"。

年末，将本科目本年发生额转入经营结余，借记"经营结余"，贷记"经营支出"。

3. 对附属单位补助支出

医院应当设置"对附属单位补助支出"科目核算医院用财政拨款预算收入之外的收入对附属单位补助发生的现金流出。本科目应当按照接受补助单位、补助项目、《政府收支分类科目》中"支出功能分类科目"的项级科目和"部门预算支出经济分类科目"的款级科目等进行明细核算。年末结转后，本科目应无余额。

发生对附属单位补助支出的，按照实际补助的金额，借记"对附属单位补助支出"，贷记"资金结存—货币资金"。年末，将本科目本年发生额转入其他结余，借记"其他结余"科目，贷记"对附属单位补助支出"。

实例：NS医院使用自有资金，对所属的独立核算制药厂补助200 000元，其预算会计分录为：

借：对附属单位补助支出—××制药厂   200 000

   贷：资金结存—货币资金   200 000

4. 上缴上级支出

医院应当设置"上缴上级支出"科目核算医院按照财政部门和主管部门的规定上缴上级单位款项发生的现金流出。本科目应当按照收缴款项单位、缴款项目、《政府收支分类科目》中"支出功能分类科目"的项级科目和"部门预算支出经济分类科目"的款级科目等进行明细核算。

按照规定将款项上缴上级单位的，按照实际上缴的金额，借记"上缴上级支出"，贷记"资金结存—货币资金"等。年末，将本科目本年发生额转入其他结余，借记"其他结余"科目，贷记"上缴上级支出"。

实例：NS医院根据体制安排和本年医疗事业收入的数额，经过计算，本年应上缴上级单位款项1 000 000元。医院通过银行转账上缴了款项。其预算会计分录为：

借：上缴上级支出   1 000 000

   贷：资金结存—货币资金   1 000 000

5. 投资支出

医院应当设置"投资支出"科目核算医院以货币资金对外投资发生的现金流出。本科目应当按照投资类型、投资对象、《政府收支分类科目》中"支出功能分类科目"的项级科目和"部门预算支出经济分类科目"的款级科目等进行明细核算。年末结转后，本科目应无余额。

以货币资金对外投资时，按照投资金额和所支付的相关税费金额的合计数，借记"投资支出"，贷记"资金结存—货币资金"。

出售、对外转让或到期收回本年度以货币资金取得的对外投资的，如果按规定将投资收益纳入单位预算，按照实际收到的金额，借记"资金结存—货币资金"科目；按照取得投资时"投资支出"科目的发生额，贷记"投资支出"；按照其差额，贷记或借记"投资预算收益"科目。如果按规定将投资收益上缴财政，按照取得投资时"投资支出"科目的发生额，借记"资金结存—货币资金"，贷记"投资支出"。

出售、对外转让或到期收回以前年度以货币资金取得的对外投资的，如果按规定将投资收益纳入单位预算，按照实际收到的金额，借记"资金结存—货币资金"；按照取得投资时"投资支出"科目的发生额，贷记"其他结余"科目；按照其差额，贷记或借记"投资预算收益"科目。如果按规定将投资收益上缴财政，按照取得投资时"投资支出"科目的发生额，借记"资金结存—货币资金"，贷记"其他结余"。

年末，将本科目本年发生额转入其他结余，借记"其他结余"，贷记"投资支出"。

6. 债务还本支出

医院应当设置"债务还本支出"科目核算医院偿还自身承担的纳入预算管理的从金融机构举借的债务本金的现金流出。本科目应当按照贷款单位、贷款种类、《政府收支分类科目》中"支出功能分类科目"的项级科目和"部门预算支出经济分类科目"的款级科目等进行明细核算。年末结转后，本科目应无余额。

偿还各项短期或长期借款时，按照偿还的借款本金，借记"债务还本支出"，贷记"资金结存—货币资金"。

年末，将本科目本年发生额转入其他结余，借记"其他结余"科目，贷记"债务还本支出"。

7. 其他支出

医院应当设置"其他支出"科目核算医院除行政支出、事业支出、经营支出、上缴上级支出、对附属单位补助支出、投资支出、债务还本支出以外的各项现金流出，包括利息支出、对外捐赠现金支出、现金盘亏损失、接受捐赠（调入）和对外捐赠（调出）非现金资产发生的税费支出、资产置换过程中发生的相关税费支出、罚没支出等。本科目应当按照其他支出的类别（"财政拨款支出""非财政专项资金支出"和"其他资金支出"）、《政府收支分类科目》中"支出功能分类科目"的项级科目和"部门预算支出经济分类科目"的款级科目等进行明细核算。其他支出中如有专项资金支出，还应按照具体项目进行明细核算。

有一般公共预算财政拨款、政府性基金预算财政拨款等两种或两种以上财政拨款的医院，还应当在"财政拨款支出"明细科目下按照财政拨款的种类进行明细核算。医院发生利息支出、捐赠支出等其他支出金额较大或业务较多的，可单独设置"利息支出""捐赠支出"等科目。年末结转后，本科目应无余额。

本科目涉及主要业务现金流出时的账务处理如下：

（1）利息支出。支付银行借款利息时，按照实际支付金额，借记"其他支出"，贷记"资金结存—货币资金"。

（2）对外捐赠现金资产。对外捐赠现金资产时，按照捐赠金额，借记"其他支出"，贷记"资金结存—货币资金"。

（3）现金盘亏损失。每日现金账款核对中如发现现金短缺，按照短缺的现金金额，借记"其他支出"，贷记"资金结存—货币资金"科目。经核实，属于应当由有关人员赔偿的，按照收到的赔偿金额，借记"资金结存—货币资金"科目，贷记"其他支出"。

（4）接受捐赠（无偿调入）和对外捐赠（无偿调出）非现金资产发生的税费支出。接受捐赠（无偿调入）非现金资产发生的归属于捐入方（调入方）的相关税费、运输费等，以及对外捐赠（无偿调出）非现金资产发生的归属于捐出方（调出方）的相关税费、运输费等，按照实际支付金额，借记"其他支出"，贷记"资金结存—货币资金"。

（5）资产置换过程中发生的相关税费支出。资产置换过程中发生的相关税费，按照实际支付金额，借记"其他支出"，贷记"资金结存—货币资金"。

（6）其他支出。发生罚没等其他支出时，按照实际支出金额，借记"其他支出"，贷记"资金结存—货币资金"。

（7）年末结转。本科目本年发生额中的财政拨款支出转入财政拨款结转，借记"财政拨款结转—本年收支结转"科目，贷记本科目下各财政拨款支出明细科目；将本科目本年发生额中的非财政专项资金支出转入非财政拨款结转，借记"非财政拨款结转—本年收支结转"科目，贷记本科目下各非财政专项资金支出明细科目；将本科目本年发生额中的其他资金支出（非财政非专项资金支出）转入其他结余，借记"其他结余"科目，贷记本科目下各其他资金支出明细科目。

实例：NS医院参与公益事业发展，向某慈善机构捐赠现金150 000元。其预算会计分录是：

借：其他支出—捐赠支出   150 000
 贷：资金结存—货币资金   150 000

12.3　预算结余

医院预算结余是指医院年度内预算收入扣除预算支出后的资金余额，以及历年滚存的资金余额。预算结余包括结余资金和结转资金。结余资金是指年度预算执行终了，预算收入实际完成数扣除预算支出和结转资金后剩余的资金。结转资金是指预算安排项目的支出年终尚未执行完毕或者因故未执行，且在下年度需要按原用途继续使用的资金。

医院预算结余的会计科目主要包括资金结存、财政拨款结转、财政拨款结余、非财政拨款结转、非财政拨款结余和其他结余。另外，医院等事业单位专有的预算结余会计科目有专用结余、经营结余和非财政拨款结余分配。

12.3.1　资金结存的会计核算

12.3.1.1　资金结存的明细科目设置

"资金结存"科目是反映医院纳入部门预算管理的资金流入、流出、调整和滚存等情况。这里所说的资金，仅限于货币资金（包括库存现金、银行存款、其他货币资金以及零余额账户用款额度）和财政应返还额度。根据核算需要，一般需设置"零余额账户用款额度""货币资金""财政应返还额度"等二级科目。凡涉及财务会计科目"库存现金""银行存款""其他货币资金""零余额账户用款额度""财政应返还额度"的经济业务及事项都属于资金结存的核算范围。本科目年末借方余额，反映医院预算资金的累计滚存情况。

"资金结存"下设明细科目的核算内容见表 12-2。

表 12-2　"资金结存"下设明细科目核算内容

明细科目	核算内容
零余额账户用款额度	核算实行国库集中支付的医院根据财政部门批复的用款计划收到和支用的零余额账户用款额度。年末结账后，本明细科目应无余额。
货币资金	核算医院以库存现金、银行存款、其他货币资金形态存在的资金。本明细科目年末借方余额，反映单位尚未使用的货币资金。
财政应返还额度	核算实行国库集中支付的医院可以使用的以前年度财政直接支付资金额度和财政应返还的财政授权支付资金额度。本明细科目下可设置"财政直接支付""财政授权支付"两个明细科目进行明细核算。本明细科目年末借方余额，反映医院应收财政返还的资金额度。

12.3.1.2　资金结存的主要账务处理

在实际的业务处理中，我们可以按照资金变动形式将"资金结存"的会计核算分为三类，分别是资金流入、资金流出、资金形式转换三种会计核算。

1. 资金流入的会计核算

资金流入的业务及事项，一般借记资金结存，贷记相关的预算会计科目。同时按照财务会计分录要求，借记"库存现金""银行存款""其他货币资金""零余额账户用款额度"以及"财政应返还额度"等科目，贷记相关科目。

（1）在取得预算收入时

在财政授权支付方式下，医院根据代理银行转来的财政授权支付额度到账通知书，按照通知书中的授权支付额度，借记"资金结存—零余额账户用款额度"，贷记"财政拨款预算收入"科目。以国库集中支付以外的其他支付方式取得预算收入时，按照实际收到的金额，借记"资金结存—货币资金"，贷记"财政拨款预算收入""事业预算收入""经营预算收入"等科目。

（2）收到调入的财政拨款结转资金时

收到从其他单位调入的财政拨款结转资金的，按照实际调入资金数额，借记"资金结存—财政应返还额度""资金结存—零余额账户用款额度"或"资金结存—货币资金"，贷记"财政拨款结转—归集调入"科目。

（3）购货退回、差错更正退回时

因购货退回、发生差错更正等退回国库直接支付、授权支付款项，或者收回货币资金的，属于本年度支付的，借记"财政拨款预算收入"科目或"资金结存—财政应返还额度""资金结存—零余额账户用款额度"或"资金结存—货币资金"，贷记相关支出科目；属于以前年度支付的，借记"资金结存—财政应返还额度""资金结存—零余额账户用款额度"或"资金结存—货币资金"，贷记"财政拨款结转""财政拨款结余""非财政拨款结转""非财政拨款结余"科目。

（4）年末，确认下达的财政用款额度

医院依据代理银行提供的对账单做注销额度的相关账务处理，借记本科目（财政应返还额度），贷记本科目（零余额账户用款额度）；本年度财政授权支付预算指标数大于零余额账户用款额度下达数的，根据未下达的用款额度，借记本科目（财政应返还额度），贷记"财政拨款预算收入"科目。

2. 资金流出的会计核算

（1）发生预算支出时

在财政授权支付方式下，发生相关支出时，按照实际支付的金额，借记"行政支出""事业支出"等科目，贷记"资金结存—零余额账户用款额度"。从零余额账户提取现金时，借记"资金结存—货币资金"，贷记"资金结存—零余额账户用款额度"。退回现金时，做相反会计分录。使用以前年度财政直接支付额度发生支出时，按照实际支付金额，借记"事业支出"，贷记"资金结存—财政应返还额度"。在国库集中支付以外的其他支付方式下，发生相关支出时，按照实际支付的金额，借记"事业支出""经营支出"等科目，贷记"资金结存—货币资金"。按照规定使用专用基金时，按照实际支付金额，借记"专用结余"科目（从非财政拨款结余中提取的专用基金）或"事业支出"等科目（从预算收入中计提的专用基金），贷记"资金结存—货币资金"。

（2）上缴或缴回财政资金时

按照规定上缴财政拨款结转结余资金或注销财政拨款结转结余资金额度的，按照实际上缴资金数额或注销的资金额度数额，借记"财政拨款结转—归集上缴"或"财政拨款结余—归集上缴"科目，贷记"资金结存—财政应返还额度""资金结存—零余额账户用款额度"或"资金结存—货币资金"。按规定向原资金拨入单位缴回非财政拨款结转资金的，按照实际缴回资金数额，借记"非财政拨款结转—缴回资金"科目，贷记"资金结存—货币资金"。

3. 资金形式转换的会计核算

资金形式转换仅在"资金结存"各明细科目之间进行。

（1）零余额账户用款额度注销时

年末，单位依据代理银行提供的对账单做注销额度的相关账务处理，借记"资金结存—财政应返还额度"，贷记"资金结存—零余额账户用款额度"。

（2）零余额账户用款额度未足额下达时

年度财政授权支付预算指标数大于零余额账户用款额度下达数的，根据未下达的用款额度，借记"资金结存—财政应返还额"，贷记"财政拨款预算收入"科目。

（3）下年年初，零余额账户用款额度恢复或收到未下达的零余额账户用款额时

单位依据代理银行提供的额度恢复到账通知书做恢复额度的相关账务处理，借记"资金结存—零余额账户用款额度"，贷记"资金结存—财政应返还额度"。单位收到财政部门批复的上年年末未下达零余额账户用款额度的，借记"资金结存—零余额账户用款额度"，贷记"资金结存—财政应返还额度"。

实例：NS医院3月1日取得财政授权支付方式下拨付的预算收入15 000 000元并入账。3月10日，该医院使用本年度的财政支付额度购买医用CT机支出3 350 000元，以前年度的财政支付额度发生的管理部门费用支出350 000元，均实现支付。4月1日，该医院按照规定上缴财政拨款结转资金2 300 000元，并按规定缴回非财政拨款结转资金110 000元；从非财政拨款结余中提取的专用基金购置了价值为1 750 000元的检验分析仪。其预算会计分录为：

3月1日：

借：资金结存—零余额账户用款额度　　　　　　　　　　　15 000 000
　　贷：财政拨款预算收入　　　　　　　　　　　　　　　　　　15 000 000

3月10日：

借：事业支出—医疗支出　　　　　　　　　　　　　　　　　3 350 000
　　贷：资金结存—零余额账户用款额度　　　　　　　　　　　　3 350 000

借：事业支出—行政管理支出　　　　　　　　　　　　　　　　350 000
　　贷：资金结存—财政应返还额度　　　　　　　　　　　　　　　350 000

4月1日：

借：财政拨款结转—归集上缴　　　　　　　　　　　　　　　2 300 000
　　贷：资金结存—货币资金　　　　　　　　　　　　　　　　　2 300 000

借：非财政拨款结转—缴回资金　　　　　　　　　　　　　　　110 000
　　贷：资金结存—货币资金　　　　　　　　　　　　　　　　　　110 000

借：专用结余　　　　　　　　　　　　　　　　　　　　　　1 750 000
　　贷：资金结存—货币资金　　　　　　　　　　　　　　　　　1 750 000

12.3.2　结转结余资金的会计核算

12.3.2.1　结转结余资金概述

结转结余资金，是指与财政有缴拨关系的行政单位、事业单位（含企业化管理的事业单位）、社会团体及企业，按照财政部门批复的预算，在年度预算执行结束时，未列支出的一般公共预算和政府性基金预算资金。

结转资金与结余资金的具体区别见表12-3。

表12-3　结转与结余资金的具体区别

比较对象	主要区别
结转资金	主要是指预算未全部执行或未执行，下年需按原用途继续使用的预算资金。

表12-3(续)

比较对象	主要区别
结余资金	主要分三种情况： 一是指项目实施周期已结束、项目目标完成或项目提前终止尚未列支的项目支出预算资金； 二是因项目实施计划调整，不需要继续支出的预算资金； 三是预算批复后连续两年未用完的预算资金。

在新政府会计制度中，预算会计核算涉及医院的结转结余资金核算科目主要有"财政拨款结转""财政拨款结余""非财政拨款结转""非财政拨款结余""专用结余""经营结余"和"其他结余"和"非财政拨款结余"分配。其中，"专用结余"和"经营结余"是医院等事业单位专有的结余资金的预算会计核算科目。

12.3.2.2 财政拨款结转

1. 科目设置

医院应当设置"财政拨款结转"科目核算医院取得的同级财政拨款结转资金的调整、结转和滚存情况。本科目年末贷方余额，反映医院滚存的财政拨款结转资金数额。

本科目应当设置下列明细科目：

(1) 与会计差错更正、以前年度支出收回相关的明细科目

"年初余额调整"：本明细科目核算因发生会计差错更正、以前年度支出收回等原因，需要调整财政拨款结转的金额。年末结账后，本明细科目应无余额。

(2) 与财政拨款调拨业务相关的明细科目

"归集调入"：本明细科目核算按照规定从其他单位调入财政拨款结转资金时，实际调增的额度数额或调入的资金数额。年末结账后，本明细科目应无余额。

"归集调出"：本明细科目核算按照规定向其他单位调出财政拨款结转资金时，实际调减的额度数额或调出的资金数额。年末结账后，本明细科目应无余额。

"归集上缴"：本明细科目核算按照规定上缴财政拨款结转资金时，实际核销的额度数额或上缴的资金数额。年末结账后，本明细科目应无余额。

"单位内部调剂"：本明细科目核算经财政部门批准对财政拨款结余资金改变用途，调整用于本医院其他未完成项目等的调整金额。年末结账后，本明细科目应无余额。

(3) 与年末财政拨款结转业务相关的明细科目

"本年收支结转"：本明细科目核算医院本年度财政拨款收支相抵后的余额。年末结账后，本明细科目应无余额。

"累计结转"：本明细科目核算医院滚存的财政拨款结转资金。本明细科目年末贷方余额，反映单位财政拨款滚存的结转资金数额。本科目还应当设置"基本支出结转""项目支出结转"两个明细科目，并在"基本支出结转"明细科目下按照"人员经费""日常公用经费"进行明细核算，在"项目支出结转"明细科目下按照具体项目进行明细核算；同时，本科目还应按照《政府收支分类科目》中"支出功能分类科目"的相关科目进行明细核算。

有一般公共预算财政拨款、政府性基金预算财政拨款等两种或两种以上财政拨款的，还应当在本科目下按照财政拨款的种类进行明细核算。

2. 主要账务处理

（1）与会计差错更正、以前年度支出收回相关的账务处理

因发生会计差错更正退回以前年度国库直接支付、授权支付款项或财政性货币资金，或者因发生会计差错更正增加以前年度国库直接支付、授权支付支出或财政性货币资金支出，属于以前年度财政拨款结转资金的，借记或贷记"资金结存—财政应返还额度""零余额账户用款额度""货币资金"科目，贷记或借记本科目（年初余额调整）。

因购货退回、预付款项收回等发生以前年度支出又收回国库直接支付、授权支付款项或收回财政性货币资金，属于以前年度财政拨款结转资金的，借记"资金结存—财政应返还额度""零余额账户用款额度""货币资金"科目，贷记本科目（年初余额调整）。

（2）与财政拨款结转结余资金调整业务相关的账务处理

按照规定从其他单位调入财政拨款结转资金的，按照实际调增的额度数额或调入的资金数额，借记"资金结存—财政应返还额度""零余额账户用款额度""货币资金"科目，贷记本科目（归集调入）。

按照规定向其他单位调出财政拨款结转资金的，按照实际调减的额度数额或调出的资金数额，借记本科目（归集调出），贷记"资金结存—财政应返还额度""零余额账户用款额度""货币资金"科目。

按照规定上缴财政拨款结转资金或注销财政拨款结转资金额度的，按照实际上缴资金数额或注销的资金额度数额，借记本科目（归集上缴），贷记"资金结存—财政应返还额度""零余额账户用款额度""货币资金"科目。

经财政部门批准对财政拨款结余资金改变用途，调整用于医院基本支出或其他未完成项目支出的，按照批准调剂的金额，借记"财政拨款结余—单位内部调剂"科目，贷记本科目（单位内部调剂）。

（3）与年末财政拨款结转和结余业务相关的账务处理

年末，将财政拨款预算收入本年发生额转入本科目，借记"财政拨款预算收入"科目，贷记本科目（本年收支结转）；将各项支出中财政拨款支出本年发生额转入本科目，借记本科目（本年收支结转），贷记各项支出（财政拨款支出）科目。

年末冲销有关明细科目余额。将本科目（"本年收支结转""年初余额调整""归集调入""归集调出""归集上缴""单位内部调剂"）余额转入本科目（"累计结转"）。结转后，本科目除"累计结转"明细科目外，其他明细科目应无余额。

年末完成上述结转后，应当对财政拨款结转各明细项目执行情况进行分析，按照有关规定将符合财政拨款结余性质的项目余额转入财政拨款结余，借记本科目（"累计结转"），贷记"财政拨款结余—结转转入"科目。

举例：NS医院本年度从卫生主管部门调入财政授权内拨款结转资金 3 500 000 元。其预算会计分录为：

借：资金结存—零余额账户用款额度   3 500 000

    贷：财政拨款结转—归集调入   3 500 000

12.3.2.3 财政拨款结余

1. 科目设置

医院应当设置"财政拨款结余"科目核算医院取得的同级财政拨款项目支出结余资金的调整、结转和滚存情况。本科目年末贷方余额，反映医院滚存的财政拨款结余资金数额。

本科目应当设置下列明细科目：

（1）与会计差错更正、以前年度支出收回相关的明细科目

"年初余额调整"：本明细科目核算因发生会计差错更正、以前年度支出收回等原因，需要调整财政拨款结余的金额。年末结账后，本明细科目应无余额。

（2）与财政拨款结余资金调整业务相关的明细科目

"归集上缴"：本明细科目核算按照规定上缴财政拨款结余资金时，实际核销的额度数额或上缴的资金数额。年末结账后，本明细科目应无余额。

"单位内部调剂"：本明细科目核算经财政部门批准对财政拨款结余资金改变用途，调整用于医院其他未完成项目等的调整金额。年末结账后，本明细科目应无余额。

（3）与年末财政拨款结余业务相关的明细科目

"结转转入"：本明细科目核算医院按照规定转入财政拨款结余的财政拨款结转资金。年末结账后，本明细科目应无余额。

"累计结余"：本明细科目核算医院滚存的财政拨款结余资金。本明细科目年末贷方余额，反映医院财政拨款滚存的结余资金数额。本科目还应当按照具体项目、《政府收支分类科目》中"支出功能分类科目"的相关科目等进行明细核算。

有一般公共预算财政拨款、政府性基金预算财政拨款等两种或两种以上财政拨款的，还应当在本科目下按照财政拨款的种类进行明细核算。

2. 主要账务处理

（1）与会计差错更正、以前年度支出收回相关的账务处理

因发生会计差错更正退回以前年度国库直接支付、授权支付款项或财政性货币资金，或者因发生会计差错更正增加以前年度国库直接支付、授权支付款项或财政性货币资金支出，属于以前年度财政拨款结余资金的，借记或贷记"资金结存—财政应返还额度/零余额账户用款额度/货币资金"科目，贷记或借记"财政拨款结余—年初余额调整"。

因购货退回、预付款项收回等发生以前年度支出又收回国库直接支付、授权支付款项或收回财政性货币资金，属于以前年度财政拨款结余资金的，借记"资金结存—财政应返还额度""零余额账户用款额度""货币资金"科目，贷记"财政拨款结余—年初余额调整"。

（2）与财政拨款结余资金调整业务相关的账务处理

经财政部门批准对财政拨款结余资金改变用途，调整用于医院基本支出或其他未完成项目支出的，按照批准调剂的金额，借记"财政拨款结余—单位内部调剂"，贷记

"财政拨款结转—单位内部调剂"科目。

按照规定上缴财政拨款结余资金或注销财政拨款结余资金额度的，按照实际上缴资金数额或注销的资金额度数额，借记"财政拨款结余—归集上缴"，贷记"资金结存—财政应返还额度/零余额账户用款额度/货币资金"科目。

（3）与年末财政拨款结转和结余业务相关的账务处理

年末，对财政拨款结转各明细项目执行情况进行分析，按照有关规定将符合财政拨款结余性质的项目余额转入财政拨款结余，借记"财政拨款结转—累计结转"科目，贷记"财政拨款结余—结转转入"。

年末冲销有关明细科目余额。将"财政拨款结余—年初余额调整/归集上缴/单位内部调剂/结转转入"余额转入本科目"财政拨款结余—累计结余"。结转后，本科目除"累计结余"明细科目外，其他明细科目应无余额。

实例：本年年初，NS医院因上年度所购置的医疗设备因故无法送达完成交易，发生了预付账款收回国库授权支付额度630 000元，后该医院注销财政拨款授权支付结余资金25 000 000元。其预算会计分录为：

因该款项属于以前年度结余资金：

借：资金结存—零余额账户用款额度   630 000

 贷：财政拨款结余—年初余额调整   630 000

借：财政拨款结余—归集上缴   25 000 000

 贷：资金结存—零余额账户用款额度   25 000 000

12.3.2.4 非财政拨款结转

1. 科目设置

医院应当设置"非财政拨款结转"科目核算医院除财政拨款收支、经营收支以外各非同级财政拨款专项资金的调整、结转和滚存情况。本科目"年末贷方余额"，反映医院滚存的非同级财政拨款专项结转资金数额。

本科目应当设置下列明细科目：

（1）"年初余额调整"：本明细科目核算因发生会计差错更正、以前年度支出收回等原因，需要调整非财政拨款结转的资金。年末结账后，本明细科目应无余额。

（2）"缴回资金"：本明细科目核算按照规定缴回非财政拨款结转资金时，实际缴回的资金数额。年末结账后，本明细科目应无余额。

（3）"项目间接费用或管理费"：本明细科目核算医院取得的科研项目预算收入中，按照规定计提项目间接费用或管理费的数额。年末结账后，本明细科目应无余额。

（4）"本年收支结转"：本明细科目核算医院本年度非同级财政拨款专项收支相抵后的余额。年末结账后，本明细科目应无余额。

（5）"累计结转"：本明细科目核算医院滚存的非同级财政拨款专项结转资金。本明细科目"年末贷方余额"，反映医院非同级财政拨款滚存的专项结转资金数额。本科目还应当按照具体项目、《政府收支分类科目》中"支出功能分类科目"的相关科目等进行明细核算。

2. 主要账务处理

（1）按照规定从科研项目预算收入中提取项目管理费或间接费时，按照提取金额，借记"非财政拨款结转—项目间接费用或管理费"，贷记"非财政拨款结余—项目间接费用或管理费"科目。

（2）因会计差错更正收到或支出非同级财政拨款货币资金，属于非财政拨款结转资金的，按照收到或支出的金额，借记或贷记"资金结存—货币资金"科目，贷记或借记"非财政拨款结转—年初余额调整"。

因收回以前年度支出等收到非同级财政拨款货币资金，属于非财政拨款结转资金的，按照收到的金额，借记"资金结存—货币资金"科目，贷记"非财政拨款结转—年初余额调整"。

（3）按照规定缴回非财政拨款结转资金的，按照实际缴回资金数额，借记"非财政拨款结转—缴回资金"，贷记"资金结存—货币资金"科目。

（4）年末，将事业预算收入、上级补助预算收入、附属单位上缴预算收入、非同级财政拨款预算收入、债务预算收入、其他预算收入本年发生额中的专项资金收入转入本科目，借记"事业预算收入""上级补助预算收入""附属单位上缴预算收入""非同级财政拨款预算收入""债务预算收入""其他预算收入"科目下各专项资金收入明细科目，贷记"非财政拨款结转—本年收支结转"；将行政支出、事业支出、其他支出本年发生额中的非财政拨款专项资金支出转入本科目，借记"非财政拨款结转—本年收支结转"，贷记"行政支出""事业支出""其他支出"科目下各非财政拨款专项资金支出明细科目。

（5）年末冲销有关明细科目余额。将"非财政拨款结转—年初余额调整/项目间接费用或管理费/缴回资金/本年收支结转"余额转入"非财政拨款结转—累计结转"。结转后，本科目除"累计结转"明细科目外，其他明科目应无余额。

（6）年末完成上述结转后，应当对非财政拨款专项结转资金各项目情况进行分析，将留归本医院使用的非财政拨款专项（项目已完成）剩余资金转入非财政拨款结余，借记"非财政拨款结转—累计结转"，贷记"非财政拨款结余—结转转入"科目。

实例：NS医院从市卫生局取得的科研项目预算收入中提取科研项目管理费50 000元。其预算会计分录是：

借：非财政拨款结转—科研项目管理费　　　　　　　　　　　　　　50 000
　　贷：非财政拨款结余—科研项目管理费　　　　　　　　　　　　50 000

NS医院按照规定缴回非财政拨款结转资金300 000元。其预算会计分录为：

借：非财政拨款结转—缴回资金　　　　　　　　　　　　　　　　300 000
　　贷：资金结存—货币资金　　　　　　　　　　　　　　　　　300 000

12.3.2.5 非财政拨款结余

1. 科目设置

医院应当设置"非财政拨款结余"科目核算医院历年滚存的非限定用途的非同级

财政拨款结余资金，主要为非财政拨款结余扣除结余分配后滚存的金额。本科目年末贷方余额，反映医院非同级财政拨款结余资金的累计滚存数额。

本科目应当设置下列明细科目：

（1）"年初余额调整"：本明细科目核算因发生会计差错更正、以前年度支出收回等原因，需要调整非财政拨款结余的资金。年末结账后，本明细科目应无余额。

（2）"项目间接费用或管理费"：本明细科目核算医院取得的科研项目预算收入中，按照规定计提的项目间接费用或管理费数额。年末结账后，本明细科目应无余额。

（3）"结转转入"：本明细科目核算按照规定留归医院使用，由医院统筹调配，纳入医院非财政拨款结余的非同级财政拨款专项剩余资金。年末结账后，本明细科目应无余额。

（4）"累计结余"：本明细科目核算医院历年滚存的非同级财政拨款、非专项结余资金。本明细科目年末贷方余额，反映医院非同级财政拨款滚存的非专项结余资金数额。本科目还应当按照《政府收支分类科目》中"支出功能分类科目"的相关科目进行明细核算。

2. 主要账务处理

（1）按照规定从科研项目预算收入中提取项目管理费或间接费时，借记"非财政拨款结转—项目间接费用或管理费"科目，贷记"非财政拨款结余—项目间接费用或管理费"。

（2）因会计差错更正收到或支出非同级财政拨款货币资金，属于非财政拨款结余资金的，按照收到或支出的金额，借记或贷记"资金结存—货币资金"科目，贷记或借记"非财政拨款结余—年初余额调整"。

因收回以前年度支出等收到非同级财政拨款货币资金，属于非财政拨款结余资金的，按照收到的金额，借记"资金结存—货币资金"科目，贷记"非财政拨款结余—年初余额调整"。

（3）年末，将留归本医院使用的非财政拨款专项（项目已完成）剩余资金转入本科目，借记"非财政拨款结转—累计结转"科目，贷记"非财政拨款结余—结转转入"。

（4）年末冲销有关明细科目余额。将"非财政拨款结余—年初余额调整/项目间接费用或管理费/结转转入"余额结转入"非财政拨款结余—累计结余"。结转后，本科目除"累计结余"明细科目外，其他明细科目应无余额。

（5）年末，医院将"非财政拨款结余分配"科目余额转入非财政拨款结余。"非财政拨款结余分配"科目为借方余额的，借记"非财政拨款结余—累计结余"，贷记"非财政拨款结余分配"科目；"非财政拨款结余分配"科目为贷方余额的，借记"非财政拨款结余分配"科目，贷记"非财政拨款结余—累计结余"。

年末，"其他结余"科目为借方余额的，借记"非财政拨款结余—累计结余"，贷记"其他结余"科目；"其他结余"科目为贷方余额的，借记"其他结余"科目，贷记"非财政拨款结余—累计结余"。

实例：NS 医院年末非财政拨款结余下明细科目情况为，年初余额调整贷方

450 000元，项目管理费借方100 000元，相应的预算会计分录为：

借：非财政拨款结余—年末余额调整　　　　　　　　　450 000

　　贷：非财政拨款结余—累计结余　　　　　　　　　　450 000

借：非财政拨款结余—累计结余　　　　　　　　　　　100 000

　　贷：非财政拨款结余—项目管理费　　　　　　　　　100 000

12.3.3　医院专用结余资金的会计核算

12.3.3.1　专用结余

1. 科目设置

医院应当设置"专用结余"科目核算医院按照规定从本年度财务会计"本期盈余—医疗盈余"中提取的具有专门用途的资金的变动和滚存情况。本科目应当按照专用结余的类别进行明细核算，年末贷方余额，反映医院从非同级财政拨款结余中提取的专用基金的累计滚存数额。

2. 主要账务处理

（1）根据有关规定从本年度非财政拨款结余或经营结余中提取基金的，按照提取金额，借记"非财政拨款结余分配"科目，贷记"专用结余"。

（2）根据规定使用从非财政拨款结余或经营结余中提取的专用基金时，按照使用金额，借记"专用结余"，贷记"资金结存—货币资金"科目。

12.3.3.2　经营结余

1. 科目设置

医院可以设置"经营结余"科目核算医院本年度经营活动收支相抵后余额弥补以前年度经营亏损后的余额。本科目可以按照经营活动类别进行明细核算。年末结账后，本科目一般无余额；如为借方余额，反映医院累计发生的经营亏损。

2. 主要账务处理

（1）年末，将经营预算收入本年发生额转入本科目，借记"经营预算收入"科目，贷记"经营结余"；将经营支出本年发生额转入本科目，借记"经营结余"，贷记"经营支出"科目。

（2）年末，完成上述步骤（1）结转后，如本科目为贷方余额，将本科目贷方余额转入"非财政拨款结余分配"科目，借记"经营结余"，贷记"非财政拨款结余分配"科目；如本科目为借方余额，为经营亏损，不予结转。

经营结余的会计处理如表12-4所示。

表12-4　经营结余会计处理

事项内容	会计分录
年末经营收支结转	借：经营预算收入 　贷：经营结余 借：经营结余 　贷：经营支出

表12-4(续)

事项内容	会计分录
年末转入结余分配	借：经营结余 　贷：非财政拨款结余分配

12.3.4　其他结余

1. 科目设置

医院应当设置"其他结余"科目核算医院本年度除财政拨款收支、非同级财政专项资金收支和经营收支以外各项收支相抵后的余额。年末结账后，本科目应转入"非财政拨款结余分配"，年末无余额。

2. 主要账务处理

（1）年末，将事业预算收入、上级补助预算收入、附属单位上缴预算收入、非同级财政拨款预算收入、债务预算收入、其他预算收入本年发生额中的非专项资金收入以及投资预算收益本年发生额转入本科目，借记"事业预算收入""上级补助预算收入""附属单位上缴预算收入""非同级财政拨款预算收入""债务预算收入""其他预算收入"科目下各非专项资金收入明细科目和"投资预算收益"科目，贷记"其他结余"。如果"投资预算收益"科目本年发生额为借方净额，借记"其他结余"，贷记"投资预算收益"科目。

将事业支出、其他支出本年发生额中的非同级财政、非专项资金支出，以及上缴上级支出、对附属单位补助支出、投资支出、债务还本支出本年发生额转入本科目，借记"其他结余"，贷记"事业支出""其他支出"科目下各非同级财政、非专项资金支出明细科目和"上缴上级支出""对附属单位补助支出""投资支出""债务还本支出"科目。

（2）年末，完成上述步骤（1）结转后，将本科目余额转入"非财政拨款结余分配"科目。当本科目为贷方余额时，借记"其他结余"，贷记"非财政拨款结余—累计结余"或"非财政拨款结余分配"科目；当本科目为借方余额时，借记"非财政拨款结余—累计结余"或"非财政拨款结余分配"科目，贷记"其他结余"。

12.3.5　非财政拨款结余分配

1. 科目设置

医院应当设置"非财政拨款结余分配"科目核算医院本年度非财政拨款结余分配的情况和结果。年末结账后，本科目应无余额。

2. 主要账务处理

（1）年末，将"其他结余"科目余额转入本科目，当"其他结余"科目为贷方余额时，借记"其他结余"科目，贷记"非财政拨款结余分配"；当"其他结余"科目为借方余额时，借记"非财政拨款结余分配"，贷记"其他结余"科目。

年末，将"经营结余"科目贷方余额转入本科目，借记"经营结余"科目，贷记

"非财政拨款结余分配"。

(2) 根据有关规定提取专用基金的，按照提取的金额，借记"非财政拨款结余分配"，贷记"专用结余"科目。

(3) 年末，按照规定完成上述步骤（1）至（2）处理后，将本科目余额转入非财政拨款结余。当本科目为借方余额时，借记"非财政拨款结余—累计结余"科目，贷记"非财政拨款结余分配"；当本科目为贷方余额时，借记"非财政拨款结余分配"，贷记"非财政拨款结余—累计结余"科目。

13 医院会计报表

学习目标:

掌握:医院主要财务报表(资产负债表、收入费用表、净资产变动表及附注),主要预算会计报表(预算收入支出表、预算结转结余变动表和财政拨款预算收入支出表)和成本报表(各科室直接成本表、临床服务类科室全成本表和临床服务类科室全成本构成分析表)的编制。

理解:医院会计报表的概念、附注的主要内容,能对前述几种报表进行简单的审核和分析。

了解:医院会计报表的编制要求、报表的具体分类以及年终清理事项。

13.1 会计报表的概述

根据新《政府会计制度》的核算要求,医院会计核算实行适度分离的双体系核算规则,即具备财务会计和预算会计"双功能"。相应的医院会计报表体系也具备"双报告"的特点,即通过财务会计核算形成财务报表,通过预算会计核算形成预算会计报表。财务报表和预算会计报表从不同的角度综合、系统、全面地反映出医院的整体状况,更有助于"双报告"的使用者做出决策、进行监督和管理。

13.1.1 医院会计报表的概念

1. 医院财务报表的概念

医院财务报表是由财务报表和其他应当在财务报告中披露的相关信息和资料共同构成的,反映医院一定时期财务状况、收支情况和现金流量等信息,是医院编制下年度财务收支预算的重要依据,也是上级部门了解医院运行情况,指导预算执行工作的重要资料。

财务报表主要包括资产负债表、收入费用表和净资产变动表。医院可以根据实际情况自行选择编制现金流量表。医院财务报表除现金流量表外,主要以权责发生制为基础进行编制,以财务会计核算生成的数据为准,由会计报表及其附注构成。此外,医院还应当根据工作实际,编制医疗活动收入费用明细表。

2. 医院预算会计报表的概念

医院预算会计报表是由决算报表和其他应当在决算报告中披露的相关信息和资料共同构成的,综合反映医院财务状况和预算执行结果,能帮助决算报告使用者对医院年度预算收支执行结果进行监督和管理,并为编制后续年度预算提供参考和依据。

医院预算会计报表一般包括预算收入支出表、预算结转结余变动表和财政拨款预算收入支出表。医院预算会计报表的编制主要以收付实现制为基础，以预算会计核算生成的数据为准，由会计报表和报表说明书组成。

3. 医院成本报表的概念

医院成本报表是用以反映医院运营费用与运营成本的构成及其增减变动情况，考核各项费用与成本计划执行结果的会计报表。医院成本报表主要以科室、诊次和床日为成本核算对象，包括各科室直接成本表、临床服务类科室全成本表和临床服务类科室全成本构成分析表。医院成本报表是一种单位内部报表，是为医院内部管理需要而编制，对加强成本管理、提高经济效益有着非常重要的作用。

13.1.2　会计报表的编制要求

(1) 医院应当至少按照年度编制财务报表和预算会计报表。

(2) 医院必须按规定编制真实、完整的财务报表和预算会计报表，不得随意改变财务报表和预算会计报表的编制基础、编制依据、编制原则和方法，不得随意改变本制度规定的财务报表和预算会计报表有关数据的会计口径。

(3) 财务报表和预算会计报表应当根据登记完整、核对无误的账簿记录和其他有关资料编制，做到数字真实、计算准确、内容完整、编报及时。

(4) 医院预算会计报表必须按照国家或上级机关的时间规定和报送程序要求，在保证报表真实、完整的前提下，在规定的期限内报送上级主管医院。医院会计部门内部与有关部门应加强协作与配合，按时按质编制会计报表，满足主管医院、财政部门乃至国家对预算管理和财务管理的需要。

13.1.3　医院会计报表的分类

1. 按照时间分类

(1) 月报，反映医院月度资金活动和经费收支情况的报表。在一般情况下，月报要求编制资产负债表和支出明细表。

(2) 季报，反映医院季度资金活动和经费收支情况的报表。季报需要在月报的基础上进行编制，能较为详细地反映医院经费收支的中期情况，能开展一定程度的数据分析。在一般情况下，季报要求编报资产负债表、支出明细表和基本数字表。

(3) 年报，也称年度决算，是全面反映医院年度资金活动和经费收支执行结果的报表。年度决算具有报表种类多、要求细的特点，需要严格按照财政主管部门和上级医院下达的决算编制规定组织执行。

2. 按编报层次分类

(1) 本级报表，是反映医院预算执行和资金活动情况的报表。

(2) 汇总报表，是医院对自身及其下属单位的报表进行汇总后编制的报表，需要先编制本级会计报表，然后再编制汇总会计报表。

3. 按照内容分类

(1) 资产负债表，是反映医院在某一特定日期财务总体状况的报表。

（2）收入支出总表，是反映医院年度收支总规模的报表。

（3）支出明细表，是反映医院在一定时期内预算执行情况的报表。

（4）附表，是指根据财政部门或上级主管部门的要求编报的补充性报表。

（5）报表说明书，是指报表编制说明和分析报告等。

13.1.4 医院会计报表具体名称（见表 13-1）

表 13-1　医院会计报表通用编号和名称表

编号	报表名称	编制期
财务报表		
会政财 01 表	资产负债表	月度、年度
会政财 02 表	收入费用表	月度、年度
会政财 02 表附表 01	医疗活动收入费用明细表	月度、年度
会政财 03 表	净资产变动表	年度
会政财 04 表	现金流量表	年度
	报表附注	年度
预算会计报表		
会政预 01 表	预算收入支出表	年度
会政预 02 表	预算结转结余变动表	年度
会政预 03 表	财政拨款预算收入支出表	年度
成本报表		
成本医 01 表	各科室直接成本表	月度、年度
成本医 02 表	临床服务类科室全成本表	月度、年度
成本医 03 表	临床服务类科室全成本构成分析表	月度、年度

13.1.5 年终清理

年终清理是医院编报年度决算的一个基础性环节，也是保证决算报表数字准确、真实、完整的一项重要工作。年终清理是对医院全年预算资金收支进行全面清查、核对、整理和结算的工作，主要包括以下几方面：

1. 清理核对年度预算收支数和预算拨款数

年终，医院应当清理核对全年预算执行情况，核对上级预算拨款数、财政返还资金数以及其他纳入预算管理的资金数，整理预算追加、调整数，确保年度预算拨款、执行、上缴、下达的金额准确一致。

2. 清理核对各项收支情况

年终，医院应当清理各项收入是否及时入账，是否存在应缴未缴的款项。需要严格按照上级部门的要求，办理款项上缴、收入清核入账、支出如实列报。

3. 清理各项往来款

年终，医院应对各种暂存、暂付等往来款项及时分类清理，原则上不跨年挂账。

4. 清查货币资金和财产物资

年终，医院要及时同开户银行对账，做到银行存款账面余额、现金账面余额和有价证券数字要与医院账面数相符。各种财产物资要全面清查盘点，全部入账，做到"账账相符、账实相符"。

13.2 医院财务报表

13.2.1 资产负债表

资产负债表是反映医院某一特定日期全部资产、负债和净资产情况的报表。该报表是会计报表的重要组成部分，能反映医院在会计期末这一时点占有或使用的经济资源和负担的债务情况，以及医院的偿债能力和财务前景。

1. 资产负债表样表

资产负债表由标题和报表主体构成，其中报表主体部分包括编报项目、栏目及金额。见表 13-2。

表 13-2 资产负债表

会政财 01 表

编制单位：　　　　　　　　　　　　　日期：　　　　　　　　　　　　　单位：元

资　　产	期末余额	年初余额	负债和净资产	期末余额	年初余额
流动资产：			**流动负债：**		
货币资金			短期借款		
短期投资			应交增值税		
财政应返还额度			其他应交税费		
应收票据			应缴财政款		
应收账款净额			应付职工薪酬		
预付账款			应付票据		
应收股利			应付账款		
应收利息			应付政府补贴款		
其他应收款净额			应付利息		
存货			预收账款		
待摊费用			其他应付款		
一年内到期的非流动资产			预提费用		
其他流动资产			一年内到期的非流动负债		

表13-2（续）

资　产	期末余额	年初余额	负债和净资产	期末余额	年初余额
流动资产合计			其他流动负债		
非流动资产：			**流动负债合计**		
长期股权投资			**非流动负债：**		
长期债券投资			长期借款		
固定资产原值			长期应付款		
减：固定资产累计折旧			预计负债		
固定资产净值			其他非流动负债		
工程物资			**非流动负债合计**		
在建工程			受托代理负债		
无形资产原值			**负债合计**		
减：无形资产累计摊销					
无形资产净值					
研发支出					
公共基础设施原值					
减：公共基础设施累计折旧（摊销）					
公共基础设施净值			**净资产：**		
政府储备物资			累计盈余		
文物文化资产			其中：财政项目盈余		
保障性住房原值			医疗盈余		
减：保障性住房累计折旧			科教盈余		
保障性住房净值			新旧转换盈余		
长期待摊费用			专用基金		
待处理财产损溢			权益法调整		
其他非流动资产			无偿调拨净资产＊		—
非流动资产合计			本期盈余＊		—
受托代理资产			**净资产合计**		
资产总计			**负债和净资产总计**		

注："＊"标识项目为月报项目，年报中不需列示。

2. 编制说明

本表"年初余额"栏内各项数字，应当根据上年年末资产负债表"期末余额"栏内数字填列。如果本年度资产负债表规定的项目的名称和内容同上年度不一致，应当对上年年末资产负债表项目的名称和数字按照本年度的规定进行调整，将调整后数字填入本表"年初余额"栏内。

如果本年度医院发生了因前期差错更正、会计政策变更等调整以前年度盈余的事项，还应当对"年初余额"栏中的有关项目金额进行相应调整。本表中"资产总计"项目期末（年初）余额应当与"负债和净资产总计"项目期末（年初）余额相等。

本表"期末余额"栏资产类项目的内容和填列：

（1）"货币资金"项目，反映医院期末库存现金、银行存款、零余额账户用款额度、其他货币资金的合计数。本项目应当根据"库存现金""银行存款""零余额账户用款额度""其他货币资金"科目的期末余额的合计数填列；若医院存在通过"库存现金""银行存款"科目核算的受托代理资产，还应当按照前述合计数扣减"库存现金""银行存款"科目下"受托代理资产"明细科目的期末余额后的金额填列。

（2）"短期投资"项目，反映事业医院期末持有的短期投资账面余额。本项目应当根据"短期投资"科目的期末余额填列。

（3）"财政应返还额度"项目，反映医院期末财政应返还额度的金额。本项目应当根据"财政应返还额度"科目的期末余额填列。

（4）"应收票据"项目，反映事业医院期末持有的应收票据的票面金额。本项目应当根据"应收票据"科目的期末余额填列。

（5）"应收账款净额"项目，反映医院期末尚未收回的应收账款减去已计提的坏账准备后的净额。本项目应当根据"应收账款"科目的期末余额，减去"坏账准备"科目中对应收账款计提的坏账准备的期末余额后的金额填列。

（6）"预付账款"项目，反映医院期末预付给商品或者劳务供应医院的款项。本项目应当根据"预付账款"科目的期末余额填列。

（7）"应收股利"项目，反映医院期末因股权投资而应收取的现金股利或应当分得的利润。本项目应当根据"应收股利"科目的期末余额填列。

（8）"应收利息"项目，反映医院期末因债券投资等而应收取的利息。医院购入的到期一次还本付息的长期债券投资持有期间应收的利息，不包括在本项目内。本项目应当根据"应收利息"科目的期末余额填列。

（9）"其他应收款净额"项目，反映医院期末尚未收回的其他应收款减去已计提的坏账准备后的净额。本项目应当根据"其他应收款"科目的期末余额减去"坏账准备"科目中对其他应收款计提的坏账准备的期末余额后的金额填列。

（10）"存货"项目，反映医院期末存货的实际成本。本项目应当根据"在途物品""库存物品""加工物品"科目的期末余额的合计数填列。

（11）"待摊费用"项目，反映医院期末已经支出，但应当由本期和以后各期负担的分摊期在 1 年以内（含 1 年）的各项费用。本项目应当根据"待摊费用"科目的期末余额填列。

（12）"一年内到期的非流动资产"项目，反映医院期末非流动资产项目中将在 1 年内（含 1 年）到期的金额，如医院将在 1 年内（含 1 年）到期的长期债券投资金额。本项目应当根据"长期债券投资"等科目的明细科目的期末余额分析填列。

（13）"其他流动资产"项目，反映医院期末除本表中上述各项之外的其他流动资产的合计金额。本项目应当根据有关科目期末余额的合计数填列。

（14）"流动资产合计"项目，反映医院期末流动资产的合计数。本项目应当根据本表中"货币资金""短期投资""财政应返还额度""应收票据""应收账款净额""预付账款""应收股利""应收利息""其他应收款净额""存货""待摊费用""一年内到期的非流动资产""其他流动资产"项目金额的合计数填列。

（15）"长期股权投资"项目，反映医院期末持有的长期股权投资的账面余额。本项目应当根据"长期股权投资"科目的期末余额填列。

（16）"长期债券投资"项目，反映医院期末持有的长期债券投资的账面余额。本项目应当根据"长期债券投资"科目的期末余额减去其中将于 1 年内（含 1 年）到期的长期债券投资余额后的金额填列。

（17）"固定资产原值"项目，反映医院期末固定资产的原值。本项目应当根据"固定资产"科目的期末余额填列。"固定资产累计折旧"项目，反映医院期末固定资产已计提的累计折旧金额。本项目应当根据"固定资产累计折旧"科目的期末余额填列。"固定资产净值"项目，反映医院期末固定资产的账面价值。本项目应当根据"固定资产"科目期末余额减去"固定资产累计折旧"科目期末余额后的金额填列。

（18）"工程物资"项目，反映医院期末为在建工程准备的各种物资的实际成本。本项目应当根据"工程物资"科目的期末余额填列。

（19）"在建工程"项目，反映医院期末所有的建设项目工程的实际成本。本项目应当根据"在建工程"科目的期末余额填列。

（20）"无形资产原值"项目，反映医院期末无形资产的原值。本项目应当根据"无形资产"科目的期末余额填列。"无形资产累计摊销"项目，反映医院期末无形资产已计提的累计摊销金额。本项目应当根据"无形资产累计摊销"科目的期末余额填列。"无形资产净值"项目，反映医院期末无形资产的账面价值。本项目应当根据"无形资产"科目期末余额减去"无形资产累计摊销"科目期末余额后的金额填列。

（21）"研发支出"项目，反映医院期末正在进行的无形资产开发项目开发阶段发生的累计支出数。本项目应当根据"研发支出"科目的期末余额填列。

（22）"公共基础设施原值"项目，反映医院期末控制的公共基础设施的原值。本项目应当根据"公共基础设施"科目的期末余额填列。"公共基础设施累计折旧（摊销）"项目，反映医院期末控制的公共基础设施已计提的累计折旧和累计摊销金额。本项目应当根据"公共基础设施累计折旧（摊销）"科目的期末余额填列。"公共基础设施净值"项目，反映医院期末控制的公共基础设施的账面价值。本项目应当根据"公共基础设施"科目期末余额减去"公共基础设施累计折旧（摊销）"科目期末余额后的金额填列。

（23）"政府储备物资"项目，反映医院期末控制的政府储备物资的实际成本。本项目应当根据"政府储备物资"科目的期末余额填列。

（24）"文物文化资产"项目，反映医院期末控制的文物文化资产的成本。本项目应当根据"文物文化资产"科目的期末余额填列。

（25）"保障性住房原值"项目，反映医院期末控制的保障性住房的原值。本项目应当根据"保障性住房"科目的期末余额填列。"保障性住房累计折旧"项目，反映医院期末控制的保障性住房已计提的累计折旧金额。本项目应当根据"保障性住房累计折旧"科目的期末余额填列。"保障性住房净值"项目，反映医院期末控制的保障性住房的账面价值。本项目应当根据"保障性住房"科目期末余额减去"保障性住房累计折旧"科目期末余额后的金额填列。

（26）"长期待摊费用"项目，反映医院期末已经支出，但应由本期和以后各期负担的分摊期限在1年以上（不含1年）的各项费用。本项目应当根据"长期待摊费用"科目的期末余额填列。

（27）"待处理财产损溢"项目，反映医院期末尚未处理完毕的各种资产的净损失或净溢余。本项目应当根据"待处理财产损溢"科目的期末借方余额填列；如"待处理财产损溢"科目期末为贷方余额，以"—"号填列。

（28）"其他非流动资产"项目，反映医院期末除本表中上述各项之外的其他非流动资产的合计数。本项目应当根据有关科目的期末余额合计数填列。

（29）"非流动资产合计"项目，反映医院期末非流动资产的合计数。本项目应当根据本表中"长期股权投资""长期债券投资""固定资产净值""工程物资""在建工程""无形资产净值""研发支出""公共基础设施净值""政府储备物资""文物文化资产""保障性住房净值""长期待摊费用""待处理财产损溢""其他非流动资产"项目金额的合计数填列。

（30）"受托代理资产"项目，反映医院期末受托代理资产的价值。本项目应当根据"受托代理资产"科目的期末余额与"库存现金""银行存款"科目下"受托代理资产"明细科目的期末余额的合计数填列。

（31）"资产总计"项目，反映医院期末资产的合计数。本项目应当根据本表中"流动资产合计""非流动资产合计""受托代理资产"项目金额的合计数填列。

本表"期末余额"栏负债类项目的内容和填列：

（32）"短期借款"项目，反映医院期末短期借款的余额。本项目应当根据"短期借款"科目的期末余额填列。

（33）"应交增值税"项目，反映医院期末应缴未缴的增值税税额。本项目应当根据"应交增值税"科目的期末余额填列；如"应交增值税"科目期末为借方余额，以"—"号填列。

（34）"其他应交税费"项目，反映医院期末应缴未缴的除增值税以外的税费金额。本项目应当根据"其他应交税费"科目的期末余额填列；如"其他应交税费"科目期末为借方余额，以"—"号填列。

（35）"应缴财政款"项目，反映医院期末应当上缴财政但尚未缴纳的款项。本项目应当根据"应缴财政款"科目的期末余额填列。

（36）"应付职工薪酬"项目，反映医院期末按有关规定应付给职工及为职工支付的各种薪酬。本项目应当根据"应付职工薪酬"科目的期末余额填列。

（37）"应付票据"项目，反映医院期末应付票据的金额。本项目应当根据"应付票据"科目的期末余额填列。

（38）"应付账款"项目，反映医院期末应当支付但尚未支付的偿还期限在1年以内（含1年）的应付账款的金额。本项目应当根据"应付账款"科目的期末余额填列。

（39）"应付政府补贴款"项目，反映负责发放政府补贴的行政医院期末按照规定应当支付给政府补贴接受者的各种政府补贴款余额。本项目应当根据"应付政府补贴款"科目的期末余额填列。

（40）"应付利息"项目，反映医院期末按照合同约定应支付的借款利息。医院到期一次还本付息的长期借款利息不包括在本项目内。本项目应当根据"应付利息"科目的期末余额填列。

（41）"预收账款"项目，反映医院期末预先收取但尚未确认收入和实际结算的款项余额。本项目应当根据"预收账款"科目的期末余额填列。

（42）"其他应付款"项目，反映医院期末其他各项偿还期限在1年内（含1年）的应付及暂收款项余额。本项目应当根据"其他应付款"科目的期末余额填列。

（43）"预提费用"项目，反映医院期末已预先提取的已经发生但尚未支付的各项费用。本项目应当根据"预提费用"科目的期末余额填列。

（44）"一年内到期的非流动负债"项目，反映医院期末将于1年内（含1年）偿还的非流动负债的余额。本项目应当根据"长期应付款""长期借款"等科目的明细科目的期末余额分析填列。

（45）"其他流动负债"项目，反映医院期末除本表中上述各项之外的其他流动负债的合计数。本项目应当根据有关科目的期末余额的合计数填列。

（46）"流动负债合计"项目，反映医院期末流动负债合计数。本项目应当根据本表"短期借款""应交增值税""其他应交税费""应缴财政款""应付职工薪酬""应付票据""应付账款""应付政府补贴款""应付利息""预收账款""其他应付款""预提费用""一年内到期的非流动负债""其他流动负债"项目金额的合计数填列。

（47）"长期借款"项目，反映医院期末长期借款的余额。本项目应当根据"长期借款"科目的期末余额减去其中将于1年内（含1年）到期的长期借款余额后的金额填列。

（48）"长期应付款"项目，反映医院期末长期应付款的余额。本项目应当根据"长期应付款"科目的期末余额减去其中将于1年内（含年）到期的长期应付款余额后的金额填列。

（49）"预计负债"项目，反映医院期末已确认但尚未偿付的预计负债的余额。本项目应当根据"预计负债"科目的期末余额填列。

（50）"其他非流动负债"项目，反映医院期末除本表中上述各项之外的其他非流动负债的合计数。本项目应当根据有关科目的期末余额合计数填列。

（51）"非流动负债合计"项目，反映医院期末非流动负债合计数。本项目应当根据本表中"长期借款""长期应付款""预计负债""其他非流动负债"项目金额的合计数填列。

（52）"受托代理负债"项目，反映医院期末受托代理负债的金额。本项目应当根据"受托代理负债"科目的期末余额填列。

（53）"负债合计"项目，反映医院期末负债的合计数。本项目应当根据本表中"流动负债合计""非流动负债合计""受托代理负债"项目金额的合计数填列。

本表"期末余额"栏净资产类项目的内容和填列：

（54）"累计盈余"项目，反映医院期末未分配盈余（或未弥补亏损）以及无偿调拨净资产变动的累计数。本项目应当根据"累计盈余"科目的期末余额填列。根据医院补充规定，医院应当在资产负债表"累计盈余"项目下增加列示"其中：财政项目盈余""医疗盈余""科教盈余""新旧转换盈余"项目。

"财政项目盈余"项目反映医院接受财政项目拨款产生的累计盈余，根据"累计盈余—财政项目盈余"科目的期末余额填列；"医疗盈余"项目反映医院开展医疗活动产生的累计盈余，根据"累计盈余—医疗盈余"科目的期末余额填列；"科教盈余"项目反映医院开展科研教学活动产生的累计盈余，根据"累计盈余—科教盈余"科目的期末余额填列；"新旧转换盈余"项目反映医院在新旧制度衔接时形成的转换盈余扣除执行新制度后累计弥补医疗亏损后的金额，根据"累计盈余—新旧转换盈余"科目的期末余额填列。

（55）"专用基金"项目，反映医院期末累计提取或设置但尚未使用的专用基金余额。本项目应当根据"专用基金"科目的期末余额填列。

（56）"权益法调整"项目，反映医院期末在被投资医院除净损益和利润分配以外的所有者权益变动中累积享有的份额。本项目应当根据"权益法调整"科目的期末余额填列。如"权益法调整"科目期末为借方余额，以"－"号填列。

（57）"无偿调拨净资产"项目，反映医院本年度截至报告期期末无偿调入的非现金资产价值扣减无偿调出的非现金资产价值后的净值。本项目仅在月度报表中列示，年度报表中不列示。月度报表中本项目应当根据"无偿调拨净资产"科目的期末余额填列；"无偿调拨净资产"科目期末为借方余额时，以"－"号填列。

（58）"本期盈余"项目，反映医院本年度截至报告期期末实现的累计盈余或亏损。本项目仅在月度报表中列示，年度报表中不列示。月度报表中本项目应当根据"本期盈余"科目的期末余额填列；"本期盈余"科目期末为借方余额时，以"－"号填列。

（59）"净资产合计"项目，反映医院期末净资产合计数。本项目应当根据本表中"累计盈余""专用基金""权益法调整""无偿调拨净资产"〔月度报表〕、"本期盈余"〔月度报表〕项目金额的合计数填列。

（60）"负债和净资产总计"项目，应当按照本表中"负债合计""净资产合计"项目金额的合计数填列。

实例：NS 医院 20×9 年 12 月 31 日结账后，资产、负债和净资产会计科目的科目余额如表 13-3 所示。

表 13-3　科目余额表

20×9 年　　　　　　　　　　　　　　　　　单位：元

资产	借方余额	负债和净资产	贷方余额
库存现金	7 900	短期借款	350 000
银行存款	1 353 000	应交增值税	0
零余额账户用款额度	0	其他应交税费	0
短期投资	350 000	应缴财政款	0
财政应返还额度	752 000	应付职工薪酬	0
应收票据	12 000	应付票据	0
应收账款	210 000	应付账款	890 000
预付账款	13 800	预收账款	35 000
其他应收款	3 700	其他应付款	38 000
存货	135 200	长期借款	359 000
长期股权投资	0	长期应付款	0
固定资产	6 384 000	累计盈余	3 535 300
固定资产累计折旧	−1 390 000	财政项目盈余	35 300
在建工程	0	医疗盈余	3 200 000
无形资产	370 000	科教盈余	300 000
无形资产累计摊销	−75 300	专用基金	2 500 000
待处理财产损益	51 000	权益法调整	470 000
合计	8 177 300		8 177 300

请根据上述资料编制该医院 201×9 年的资产负债表。

编制相关事项：①资产负债表中"年初余额"栏内各值根据上年年末资产负债表"期末余额"填列。②"货币资金"数值由"库存现金""银行存款""零余额账户用款额度"（该科目年末应为 0）的合计数组成。③"固定资产""无形资产"项目需分别扣除"累计折旧""累计摊销"的数值后填列。④"长期借款"有 59 000 元将于 1 年内偿还，应列入"其他流动负债"。

该医院编制后的 20×9 年年末资产负债表如表 13-4 所示。

表 13-4　资产负债表

编制单位：NS 医院　　　　　　日期：20×9 年 12 月 31 日　　　　　　单位：元

资　产	期末余额	年初余额	负债和净资产	期末余额	年初余额
流动资产：	—	—	**流动负债：**	—	—
货币资金	1 360 900	1 280 000	短期借款	350 000	275 000
短期投资	350 000	250 000	应交增值税	0	0

表13-4(续)

资　产	期末余额	年初余额	负债和净资产	期末余额	年初余额
财政应返还额度	752 000	89 000	其他应交税费	0	0
应收票据	12 000	12 000	应缴财政款	0	0
应收账款净额	210 000	60 000	应付职工薪酬	0	0
预付账款	13 800	220 000	应付票据	0	0
应收股利	0	0	应付账款	890 000	121 000
应收股利	0	0	应付政府补贴款		
其他应收款净额	3 700	2 500	应付利息	0	0
存货	135 200	213 500	预收账款	35 000	0
待摊费用	0	0	其他应付款	38 000	5 800
一年内到期的非流动资产	0	0	预提费用	0	0
其他流动资产	0	0	一年内到期的非流动负债	0	0
流动资产合计	2 837 600	2 127 000	其他流动负债	59 000	0
非流动资产:	—	—	流动负债合计	1 372 000	401 800
长期股权投资	0	0	非流动负债:	—	—
长期债券投资	0	0	长期借款	300 000	359 000
固定资产原值	6 384 000	5 379 500	长期应付款	0	0
减：固定资产累计折旧	−1 390 000	−1 125 000	预计负债	0	0
固定资产净值	4 994 000	4 254 500	其他非流动负债	0	0
工程物资	0	0	非流动负债合计	0	0
在建工程	0	0	受托代理负债	0	0
无形资产原值	370 000	370 000	负债合计	1 672 000	760 800
减：无形资产累计摊销	−75 300	−75 300			
无形资产净值	294 700	294 700			
研发支出	0	0			
公共基础设施原值	0	0			
减：公共基础设施累计折旧（摊销）	0	0			
公共基础设施净值	0	0	净资产:		
政府储备物资	0	0	累计盈余	3 535 300	3 427 200

表13-4(续)

资　产	期末余额	年初余额	负债和净资产	期末余额	年初余额
文物文化资产	0	0	其中：财政项目盈余	35 300	195 200
保障性住房原值	0	0	医疗盈余	3 200 000	2 932 000
减：保障性住房累计折旧	0	0	科教盈余	300 000	300 000
保障性住房净值	0	0	新旧转换盈余	0	0
长期待摊费用	0	0	专用基金	2 500 000	2 100 000
待处理财产损溢	51 000	0	权益法调整	470 000	388 200
其他非流动资产	0	0	无偿调拨净资产	—	—
非流动资产合计	5 339 700	4 549 200	本期盈余	—	—
受托代理资产	0	0	**净资产合计**	6 505 300	5 915 400
资产总计	8 177 300	6 676 200	**负债和净资产总计**	8 177 300	6 676 200

13.2.2　收入费用表

收入费用表是记录医院在一定会计期间的事业成果及其分配情况的会计报表，反映医院在某一会计期间内各项收入、费用和结转结余的情况。该报表是医院会计报表的重要组成部分，可以提供一定时期医院收入总额、费用总额及其构成情况，以及盈余及其分配内容的会计信息。

1. 收入费用表样表（见表 13-5）

收入费用表由标题和报表主体构成，报表主体包括编报项目、栏目及金额。

表 13-5　收入费用表

会政财 02 表

编制单位：　　　　　　　　　　日期：　　　　　　　　　　单位：元

项目	本月数	本年累计数
一、本期收入		
（一）财政拨款收入		
其中：政府性基金收入		
其中：财政基本拨款收入		
财政项目拨款收入		
（二）事业收入		
其中：医疗收入		
科教收入		

表13-5(续)

项目	本月数	本年累计数
（三）上级补助收入		
（四）附属单位上缴收入		
（五）经营收入		
（六）非同级财政拨款收入		
（七）投资收益		
（八）捐赠收入		
（九）利息收入		
（十）租金收入		
（十一）其他收入		
二、本期费用		
（一）业务活动费用		
其中：财政基本拨款经费		
财政项目拨款经费		
科教经费		
其他经费		
（二）单位管理费用		
其中：财政基本拨款经费		
财政项目拨款经费		
科教经费		
其他经费		
（三）经营费用		
（四）资产处置费用		
（五）上缴上级费用		
（六）对附属单位补助费用		
（七）所得税费用		
（八）其他费用		
三、本期盈余		
其中：财政项目盈余		
医疗盈余		
科教盈余		

2. 编制说明

本表反映医院在某一会计期间内发生的收入、费用及当期盈余情况。本表"本月数"栏反映各项目的本月实际发生数。编制年度收入费用表时，应当将本栏改为"本年数"，反映本年度各项目的实际发生数。本表"本年累计数"栏反映各项目自年初至报告期期末的累计实际发生数。编制年度收入费用表时，应当将本栏改为"上年数"，反映上年度各项目的实际发生数，"上年数"栏应当根据上年年度收入费用表中"本年数"栏内所列数字填列。如果本年度收入费用表规定的项目的名称和内容同上年度不一致，应当对上年度收入费用表项目的名称和数字按照本年度的规定进行调整，将调整后的金额填入本年度收入费用表的"上年数"栏内。如果本年度医院发生了因前期差错更正、会计政策变更等调整以前年度盈余的事项，还应当对年度收入费用表中"上年数"栏中的有关项目金额进行相应调整。

本表"本月数/本年数"栏，收入类项目的内容和填列方法：

(1)"本期收入"项目，反映医院本期收入总额。本项目应当根据本表中"财政拨款收入""事业收入""上级补助收入""附属医院上缴收入""经营收入""非同级财政拨款收入""投资收益""捐赠收入""利息收入""租金收入""其他收入"项目金额的合计数填列。

(2)"财政拨款收入"项目，反映医院本期从同级政府财政部门取得的各类财政拨款。本项目应当根据"财政拨款收入"科目的本期发生额填列。"政府性基金收入"项目，反映医院本期取得的财政拨款收入中属于政府性基金预算拨款的金额。本项目应当根据"财政拨款收入"相关明细科目的本期发生额填列。医院补充规定要求应当在"政府性基金收入"项目后单独列示"财政基本拨款收入""财政项目拨款收入"项目。"财政基本拨款收入"反映医院本期取得的财政拨款收入中属于财政基本拨款的金额，根据"财政拨款收入—财政基本拨款收入"科目的本期发生额填列；"财政项目拨款收入"反映医院本期取得的财政拨款收入中属于财政项目拨款的金额，根据"财政拨款收入—财政项目拨款收入"科目的本期发生额填列。

(3)"事业收入"项目，反映医院本期开展诊疗服务活动及其辅助活动实现的收入。本项目应当根据"事业收入"科目的本期发生额填列。医院补充规定要求应当在"事业收入"项目下单独列示"医疗收入""科教收入"项目。"医疗收入"反映医院开展诊疗服务及辅助服务取得的医疗收入，根据"事业收入—医疗收入"科目的本期发生额填列；"科教收入"反映医院本期医院取得的除财政补助收入外专门用于科研、教学项目的的科教收入，根据"事业收入—科教收入"科目的本期发生额填列。

(4)"上级补助收入"项目，反映医院本期从主管部门和上级医院收到或应收的非财政拨款收入。本项目应当根据"上级补助收入"科目的本期发生额填列。

(5)"附属单位上缴收入"项目，反映医院本期收到或应收的独立核算的附属单位按照有关规定上缴的收入。本项目应当根据"附属单位上缴收入"科目的本期发生额填列。

(6)"经营收入"项目，反映医院本期在专业业务活动及其辅助活动之外开展非独立核算经营活动实现的收入。本项目应当根据"经营收入"科目的本期发生额填列。

（7）"非同级财政拨款收入"项目，反映医院本期从非同级政府财政部门取得的财政拨款，不包括医院因开展科研及其辅助活动从非同级财政部门取得的经费拨款。本项目应当根据"非同级财政拨款收入"科目的本期发生额填列。

（8）"投资收益"项目，反映医院本期股权投资和债券投资所实现的收益或发生的损失。本项目应当根据"投资收益"科目的本期发生额填列；如为投资净损失，以"—"号填列。

（9）"捐赠收入"项目，反映医院本期接受捐赠取得的收入。本项目应当根据"捐赠收入"科目的本期发生额填列。

（10）"利息收入"项目，反映医院本期取得的银行存款利息收入。本项目应当根据"利息收入"科目的本期发生额填列。

（11）"租金收入"项目，反映医院本期经批准利用国有资产出租取得并按规定纳入本医院预算管理的租金收入。本项目应当根据"租金收入"科目的本期发生额填列。

（12）"其他收入"项目，反映医院本期取得的除以上收入项目外的其他收入的总额。本项目应当根据"其他收入"科目的本期发生额填列。

本表"本月数/本年数"栏，费用类项目的内容和填列方法：

（13）"本期费用"项目，反映医院本期费用总额。本项目应当根据本表中"业务活动费用""医院管理费用""经营费用""资产处置费用""上缴上级费用""对附属医院补助费用""所得税费用"和"其他费用"项目金额的合计数填列。

（14）"业务活动费用"项目，反映医院本期为实现其职能目标，依法履职或开展专业业务活动及其辅助活动所发生的各项费用。本项目应当根据"业务活动费用"科目本期发生额填列。医院补充规定要求应当在收入费用表的"业务活动费用"项目下单独列示"财政基本拨款经费""财政项目拨款经费""科教经费""其他经费"项目。"财政基本拨款经费"反映医院在本期业务活动费用中使用财政基本拨款经费的金额，根据"业务活动费用—财政基本拨款经费"科目的本期发生额填列；"财政项目拨款经费"反映医院在本期业务活动费用中使用财政项目拨款经费的金额，根据"业务活动费用—财政项目拨款经费"科目的本期发生额填列；"科教经费"反映医院在本期业务活动费用中使用科教经费的金额，根据"业务活动费用—科教经费"科目的本期发生额填列；"其他经费"反映医院在本期业务活动费用中使用其他经费的金额，根据"业务活动费用—其他经费"科目的本期发生额填列。

（15）"单位管理费用"项目，反映医院本期本级行政及后勤管理部门开展管理活动发生的各项费用，以及由医院统一负担的离退休人员经费、工会经费、诉讼费、中介费等。本项目应当根据"单位管理费用"科目的本期发生额填列。医院补充规定要求应当在收入费用表的"单位管理费用"项目下单独列示"财政基本拨款经费""财政项目拨款经费""科教经费""其他经费"项目。"财政基本拨款经费"反映医院在本期单位管理费用中使用财政基本拨款经费的金额，根据"单位管理费用—财政基本拨款经费"科目的本期发生额填列；"财政项目拨款经费"反映医院在本期单位管理费用中使用财政项目拨款经费的金额，根据"单位管理费用—财政项目拨款经费"科目的本期发生额填列；"科教经费"反映医院在本期单位管理费用中使用科教经费的金额，根据"单位管理费用—科教经费"科目的本期发生额填列；"其他经费"反映医院在本期单位管理费用中使用其他经费的金额，根据"单位管理费用—其他经费"科目的本期发生额填列。

（16）"经营费用"项目，反映医院本期在专业业务活动及其辅助活动之外开展非独立核算经营活动发生的各项费用。本项目应当根据"经营费用"科目的本期发生额填列。

（17）"资产处置费用"项目，反映医院本期经批准处置资产时转销的资产价值以及在处置过程中发生的相关费用或者处置收入小于处置费用形成的净支出。本项目应当根据"资产处置费用"科目的本期发生额填列。

（18）"上缴上级费用"项目，反映医院按照规定上缴上级医院款项发生的费用。本项目应当根据"上缴上级费用"科目的本期发生额填列。

（19）"对附属医院补助费用"项目，反映医院用财政拨款收入之外的收入对附属医院补助发生的费用。本项目应当根据"对附属医院补助费用"科目的本期发生额填列。

（20）"所得税费用"项目，反映有企业所得税缴纳义务的医院本期计算应交纳的企业所得税。本项目应当根据"所得税费用"科目的本期发生额填列。

（21）"其他费用"项目，反映医院本期发生的除以上费用项目外的其他费用的总额。本项目应当根据"其他费用"科目的本期发生额填列。

本表"本月数/本年数"栏，费用类项目的内容和填列方法：

（22）"本期盈余"项目，反映医院本期收入扣除本期费用后的净额。本项目应当根据本表中"本期收入"项目金额减去"本期费用"项目金额后的金额填列；如为负数，以"—"号填列。根据医院补充规定要求，应当在收入费用表的"本期盈余"项目下增加列示"其中：财政项目盈余""医疗盈余""科教盈余"项目。

"财政项目盈余"项目反映医院本期财政项目拨款收入扣除使用财政项目拨款经费发生的费用后的净额，根据本表中"财政拨款收入"项目下"财政项目拨款收入"项目金额减去"业务活动费用"项目下"财政项目拨款经费"项目与"单位管理费用"项目下"财政项目拨款经费"项目金额合计数后的金额填列。

"医疗盈余"项目反映医院本期医疗活动相关收入扣除医疗活动相关费用后的净额，根据本表中"财政拨款收入"项目下"财政基本拨款收入""事业收入"项目下"医疗收入""上级补助收入""附属单位上缴收入""经营收入""非同级财政拨款收入""投资收益""捐赠收入""利息收入""租金收入""其他收入"项目金额合计数减去"业务活动费用"项目下"财政基本拨款经费"和"其他经费""单位管理费用"项目下"财政基本拨款经费"和"其他经费""经营费用""资产处置费用""上缴上级费用""对附属单位补助费用""所得税费用""其他费用"项目金额合计数后的金额填列；如相减后金额为负数，以"—"号填列。

"科教盈余"项目反映医院本期科研教学活动收入扣除科研教学活动费用后的净

额，根据本表中"事业收入"项目下"科教收入"项目金额减去"业务活动费用"项目下"科教经费"项目与"单位管理费用"项目下"科教经费"项目金额合计数后的金额填列。

实例：NS医院20×9年截至年末收入、费用类科目发生额如表13-6所示。

表13-6 NS医院20×9年收入费用科目发生额汇总表

20×9年 单位：元

费用类	本年累计数	收入类	本年累计数
业务活动费用	15 300 000	财政拨款收入	5 000 000
其中：基本拨款经费	3 200 000	政府性基金收入	0
项目拨款经费	1 000 000	其中：财政基本拨款	4 000 000
科教经费	1 000 000	财政项目拨款	1 000 000
其他经费	10 100 000	事业收入	22 705 000
管理费用	3 630 000	其中：医疗收入	21 700 000
其中：基本拨款经费	800 000	科教收入	1 005 000
项目拨款经费	0	上级补助收入	2 500 000
科教经费	0	附属单位上缴收入	750 000
其他经费	2 830 000	经营收入	0
经营费用	0	非同级财政拨款收入	1 200 000
资产处置费用	35 000	投资收益	
上缴上级支出	5 730 000	捐赠收入	0
对附属单位补助费用	2 200 000	利息收入	25 000
所得税费用	0	租金收入	0
其他费用	350 000	其他收入	350 000
费用合计	27 245 000	收入合计	32 530 000

请根据上述资料编制NS医院20×9年年末收入费用表。

编制相关事项：①本月数在本次编制中省略。②本期盈余为本期收入减去本期支出的余额。

该医院编制的20×9年年末收入费用表如表13-7所示。

表 13-7　收入费用表

编制单位：NS 医院　　　　　　日期：20×9 年 12 月 31 日　　　　　　单位：元

项　目	本月数（略）	本年累计数
一、本期收入		32 530 000
（一）财政拨款收入		5 000 000
其中：政府性基金收入		0
其中：财政基本拨款收入		4 000 000
财政项目拨款收入		1 000 000
（二）事业收入		22 705 000
其中：医疗收入		21 700 000
科教收入		1 005 000
（三）上级补助收入		2 500 000
（四）附属单位上缴收入		750 000
（五）经营收入		0
（六）非同级财政拨款收入		1 200 000
（七）投资收益		0
（八）捐赠收入		0
（九）利息收入		25 000
（十）租金收入		0
（十一）其他收入		350 000
二、本期费用		27 245 000
（一）业务活动费用		15 300 000
其中：财政基本拨款经费		3 200 000
财政项目拨款经费		1 000 000
科教经费		1 000 000
其他经费		10 100 000
（二）单位管理费用		3 630 000
其中：财政基本拨款经费		800 000
财政项目拨款经费		0
科教经费		0
其他经费		2 830 000
（三）经营费用		0
（四）资产处置费用		35 000
（五）上缴上级费用		5 730 000

表13-7(续)

项 目	本月数（略）	本年累计数
（六）对附属单位补助费用		2 200 000
（七）所得税费用		0
（八）其他费用		350 000
三、本期盈余		5 285 000
其中：财政项目盈余		0
医疗盈余		5 280 000
科教盈余		5 000

13.2.3 净资产变动表

净资产变动表是医院会计报表的重要组成部分，可以反映一定时期医院净资产各个组成项目金额的变动情况。医院应当定期编制该表，适时披露资产结存状况。

1. 净资产变动表样表（见表13-8）

净资产变动表由标题和报表主体构成，报表主体包括编报项目、栏目及金额。

表 13-8 净资产变动表

会政财03表

编制单位：_____ _____年 单位：元

项 目	本年数				上年数			
	累计盈余	专用基金	权益法调整	净资产合计	累计盈余	专用基金	权益法调整	净资产合计
一、上年年末余额								
二、以前年度盈余调整（减少以"—"号填列）		—	—			—	—	
三、本年年初余额								
四、本年变动金额（减少以"—"号填列）								
（一）本年盈余		—	—			—	—	
（二）无偿调拨净资产								
（三）归集调整预算结转结余								
（四）提取或设置专用基金								
其中：从财务会计相关收入中提取	—				—			

表13-8(续)

项　目	本年数				上年数			
	累计盈余	专用基金	权益法调整	净资产合计	累计盈余	专用基金	权益法调整	净资产合计
从本期盈余中提取			—					
设置的专用基金	—		—					
（五）使用专用基金			—					
（六）权益法调整	—	—						
五、本年年末余额								

注："—"标识单元格不需填列。

2. 编制说明

本表"本年数"栏反映本年度各项目的实际变动数。本表"上年数"栏反映上年度各项目的实际变动数，应当根据上年度净资产变动表中"本年数"栏内所列数字填列。如果上年度净资产变动表规定的项目的名称和内容与本年度不一致，应对上年度净资产变动表项目的名称和数字按照本年度的规定进行调整，将调整后金额填入本年度净资产变动表"上年数"栏内。

本表"本年数"栏各项目的内容和填列方法：

（1）"上年年末余额"行，反映医院净资产各项目上年年末的余额。本行各项目应当根据"累计盈余""专用基金""权益法调整"科目上年年末余额填列。

（2）"以前年度盈余调整"行，反映医院本年度调整以前年度盈余的事项对累计盈余进行调整的金额。本行"累计盈余"项目应当根据本年度"以前年度盈余调整"科目转入"累计盈余"科目的金额填列；如调整减少累计盈余，以"—"号填列。

（3）"本年年初余额"行，反映经过以前年度盈余调整后，医院净资产各项目的本年年初余额。本行"累计盈余""专用基金""权益法调整"项目应当根据其各自在"上年年末余额"和"以前年度盈余调整"行对应项目金额的合计数填列。

（4）"本年变动金额"行，反映医院净资产各项目本年变动总金额。本行"累计盈余""专用基金""权益法调整"项目应当根据其各自在"本年盈余""无偿调拨净资产""归集调整预算结转结余""提取或设置专用基金""使用专用基金""权益法调整"行对应项目金额的合计数填列。

（5）"本年盈余"行，反映医院本年发生的收入、费用对净资产的影响。本行"累计盈余"项目应当根据年末由"本期盈余"科目转入"本年盈余分配"科目的金额填列；如转入时借记"本年盈余分配"科目，则以"—"号填列。

（6）"无偿调拨净资产"行，反映医院本年无偿调入、调出非现金资产事项对净资产的影响。本行"累计盈余"项目应当根据年末由"无偿调拨净资产"科目转入"累计盈余"科目的金额填列；如转入时借记"累计盈余"科目，则以"—"号填列。

（7）"归集调整预算结转结余"行，反映医院本年财政拨款结转结余资金归集调入、归集上缴或调出，以及非财政拨款结转资金缴回对净资产的影响。本行"累计盈余"项目应当根据"累计盈余"科目明细账记录分析填列；如归集调整减少预算结转结余，则以"－"号填列。

（8）"提取或设置专用基金"行，反映医院本年提取或设置专用基金对净资产的影响。本行"累计盈余"项目应当根据"从本期盈余中提取"行"累计盈余"项目的金额填列。本行"专用基金"项目应当根据"从财务会计相关收入中提取""从本期盈余中提取""设置的专用基金"行"专用基金"项目金额的合计数填列。

"从财务会计相关收入中提取"行，反映医院本年从财务会计相关收入中提取专用基金对净资产的影响。本行"专用基金"项目应当通过对"专用基金"科目明细账记录的分析，根据本年按有关规定从财务会计相关收入中提取专用基金的金额填列。

"从本期盈余中提取"行，反映医院本年根据有关规定从本年度盈余中提取专用基金对净资产的影响。本行"累计盈余""专用基金"项目应当通过对"专用基金"科目明细账记录的分析，根据本年按有关规定从本期盈余中提取专用基金的金额填列；本行"累计盈余"项目以"－"号填列。

"设置的专用基金"行，反映医院本年根据有关规定设置的其他专用基金对净资产的影响。本行"专用基金"项目应当通过对"专用基金"科目明细账记录的分析，根据本年按有关规定设置的其他专用基金的金额填列。

（9）"使用专用基金"行，反映医院本年按规定使用专用基金对净资产的影响。本行"累计盈余""专用基金"项目应当通过对"专用基金"科目明细账记录的分析，根据本年按规定使用专用基金的金额填列；本行"专用基金"项目以"－"号填列。

（10）"权益法调整"行，反映医院本年按照被投资医院除净损益和利润分配以外的所有者权益变动份额而调整长期股权投资账面余额对净资产的影响。本行"权益法调整"项目应当根据"权益法调整"科目本年发生额填列；若本年净发生额为借方时，以"－"号填列。

（11）"本年年末余额"行，反映医院本年各净资产项目的年末余额。本行"累计盈余""专用基金""权益法调整"项目应当根据其各自在"本年年初余额""本年变动金额"行对应项目金额的合计数填列。

（12）本表各行"净资产合计"项目，应当根据所在行"累计盈余""专用基金""权益法调整"项目金额的合计数填列。

13.2.4 现金流量表

现金流量表是反映医院在某一会计年度内现金流入和流出的情况，是医院会计报表的重要组成部分。医院可以根据需要，编制现金流量表，披露一定会计期间的现金流入流出情况。

1. 现金流量表样表（见表 13-9）

现金流量表由标题和报表主体构成，报表主体包括编报项目、栏目和金额。

表 13-9　现金流量表

会政财 04 表

编制单位：_____　　　　　　　_____年　　　　　　　　　单位：元

项目	本年金额	上年金额
一、日常活动产生的现金流量：		
财政基本支出拨款收到的现金		
财政非资本性项目拨款收到的现金		
事业活动收到的除财政拨款以外的现金		
收到的其他与日常活动有关的现金		
日常活动的现金流入小计		
购买商品、接受劳务支付的现金		
支付给职工以及为职工支付的现金		
支付的各项税费		
支付的其他与日常活动有关的现金		
日常活动的现金流出小计		
日常活动产生的现金流量净额		
二、投资活动产生的现金流量：		
收回投资收到的现金		
取得投资收益收到的现金		
处置固定资产、无形资产、公共基础设施等收回的现金净额		
收到的其他与投资活动有关的现金		
投资活动的现金流入小计		
购建固定资产、无形资产、公共基础设施等支付的现金		
对外投资支付的现金		
上缴处置固定资产、无形资产、公共基础设施等净收入支付的现金		
支付的其他与投资活动有关的现金		
投资活动的现金流出小计		
投资活动产生的现金流量净额		
三、筹资活动产生的现金流量：		

表13-9(续)

项目	本年金额	上年金额
财政资本性项目拨款收到的现金		
取得借款收到的现金		
收到的其他与筹资活动有关的现金		
筹资活动的现金流入小计		
偿还借款支付的现金		
偿还利息支付的现金		
支付的其他与筹资活动有关的现金		
筹资活动的现金流出小计		
筹资活动产生的现金流量净额		
四、汇率变动对现金的影响额		
五、现金净增加额		

2. 编制说明

本表所指的现金，是指医院的库存现金以及其他可以随时用于支付的款项，包括库存现金、可以随时用于支付的银行存款、其他货币资金、零余额账户用款额度、财政应返还额度以及通过财政直接支付方式支付的款项。现金流量表应当按照日常活动、投资活动、筹资活动的现金流量分别反映。本表所指的现金流量，是指现金的流入和流出。

本表"本年金额"栏反映各项目的本年实际发生数。本表"上年金额"栏反映各项目的上年实际发生数，应当根据上年现金流量表中"本年金额"栏内所列数字填列。医院应当采用直接法编制现金流量表。

本表"本年金额"栏，日常活动产生的现金流量项目的填列方法：

(1)"财政基本支出拨款收到的现金"项目，反映医院本年接受财政基本支出拨款取得的现金。本项目应当根据"零余额账户用款额度""财政拨款收入""银行存款"等科目及其所属明细科目的记录分析填列。

(2)"财政非资本性项目拨款收到的现金"项目，反映医院本年接受除用于购建固定资产、无形资产、公共基础设施等资本性项目以外的财政项目拨款取得的现金。本项目应当根据"银行存款""零余额账户用款额度""财政拨款收入"等科目及其所属明细科目的记录分析填列。

(3)"事业活动收到的除财政拨款以外的现金"项目，反映医院本年开展专业业务活动及其辅助活动取得的除财政拨款以外的现金。本项目应当根据"库存现金""银行存款""其他货币资金""应收账款""应收票据""预收账款""事业收入"等科目及其所属明细科目的记录分析填列。

(4)"收到的其他与日常活动有关的现金"项目，反映医院本年收到的除以上项目之外的与日常活动有关的现金。本项目应当根据"库存现金""银行存款""其他货币资金""上级补助收入""附属医院上缴收入""经营收入""非同级财政拨款收入""捐赠收入""利息收入""租金收入""其他收入"等科目及其所属明细科目的记录分析填列。

(5)"日常活动的现金流入小计"项目，反映医院本年日常活动产生的现金流入的合计数。本项目应当根据本表中"财政基本支出拨款收到的现金""财政非资本性项目拨款收到的现金""事业活动收到的除财政拨款以外的现金""收到的其他与日常活动有关的现金"项目金额的合计数填列。

(6)"购买商品、接受劳务支付的现金"项目，反映医院本年在日常活动中用于购买商品、接受劳务支付的现金。本项目应当根据"库存现金""银行存款""财政拨款收入""零余额账户用款额度""预付账款""在途物品""库存物品""应付账款""应付票据""业务活动费用""医院管理费用""经营费用"等科目及其所属明细科目的记录分析填列。

(7)"支付给职工以及为职工支付的现金"项目，反映医院本年支付给职工以及为职工支付的现金。本项目应当根据"库存现金""银行存款""零余额账户用款额度""财政拨款收入""应付职工薪酬""业务活动费用""医院管理费用""经营费用"等科目及其所属明细科目的记录分析填列。

(8)"支付的各项税费"项目，反映医院本年用于缴纳日常活动相关税费而支付的现金。本项目应当根据"库存现金""银行存款""零余额账户用款额度""应交增值税""其他应交税费""业务活动费用""医院管理费用""经营费用""所得税费用"等科目及其所属明细科目的记录分析填列。

(9)"支付的其他与日常活动有关的现金"项目，反映医院本年支付的除上述项目之外与日常活动有关的现金。本项目应当根据"库存现金""银行存款""零余额账户用款额度""财政拨款收入""其他应付款""业务活动费用""医院管理费用""经营费用""其他费用"等科目及其所属明细科目的记录分析填列。

(10)"日常活动的现金流出小计"项目，反映医院本年日常活动产生的现金流出的合计数。本项目应当根据本表中"购买商品、接受劳务支付的现金""支付给职工以及为职工支付的现金""支付的各项税费""支付的其他与日常活动有关的现金"项目金额的合计数填列。

(11)"日常活动产生的现金流量净额"项目，应当按照本表中"日常活动的现金流入小计"项目金额减去"日常活动的现金流出小计"项目金额后的金额填列；如为负数，以"一"号填列。

本表"本年金额"栏，投资活动产生的现金流量项目的填列方法：

(12)"收回投资收到的现金"项目，反映医院本年出售、转让或者收回投资收到的现金。本项目应该根据"库存现金""银行存款""短期投资""长期股权投资""长期债券投资"等科目的记录分析填列。

（13）"取得投资收益收到的现金"项目，反映医院本年因对外投资而收到被投资医院分配的股利或利润，以及收到投资利息而取得的现金。本项目应当根据"库存现金""银行存款""应收股利""应收利息""投资收益"等科目的记录分析填列。

（14）"处置固定资产、无形资产、公共基础设施等收回的现金净额"项目，反映医院本年处置固定资产、无形资产、公共基础设施等非流动资产所取得的现金，减去为处置这些资产而支付的有关费用之后的净额。由于自然灾害所造成的固定资产等长期资产损失而收到的保险赔款收入，也在本项目反映。本项目应当根据"库存现金""银行存款""待处理财产损溢"等科目的记录分析填列。

（15）"收到的其他与投资活动有关的现金"项目，反映医院本年收到的除上述项目之外与投资活动有关的现金。对于金额较大的现金流入，应当单列项目反映。本项目应当根据"库存现金""银行存款"等有关科目的记录分析填列。

（16）"投资活动的现金流入小计"项目，反映医院本年投资活动产生的现金流入的合计数。本项目应当根据本表中"收回投资收到的现金""取得投资收益收到的现金""处置固定资产、无形资产、公共基础设施等收回的现金净额""收到的其他与投资活动有关的现金"项目金额的合计数填列。

（17）"购建固定资产、无形资产、公共基础设施等支付的现金"项目，反映医院本年购买和建造固定资产、无形资产、公共基础设施等非流动资产所支付的现金；融资租入固定资产支付的租赁费不在本项目反映，在筹资活动的现金流量中反映。本项目应当根据"库存现金""银行存款""固定资产""工程物资""在建工程""无形资产""研发支出""公共基础设施""保障性住房"等科目的记录分析填列。

（18）"对外投资支付的现金"项目，反映医院本年为取得短期投资、长期股权投资、长期债券投资而支付的现金。本项目应当根据"库存现金""银行存款""短期投资""长期股权投资""长期债券投资"等科目的记录分析填列。

（19）"上缴处置固定资产、无形资产、公共基础设施等净收入支付的现金"项目，反映本年医院将处置固定资产、无形资产、公共基础设施等非流动资产所收回的现金净额予以上缴财政所支付的现金。本项目应当根据"库存现金""银行存款""应缴财政款"等科目的记录分析填列。

（20）"支付的其他与投资活动有关的现金"项目，反映医院本年支付的除上述项目之外与投资活动有关的现金。对于金额较大的现金流出，应当单列项目反映。本项目应当根据"库存现金""银行存款"等有关科目的记录分析填列。

（21）"投资活动的现金流出小计"项目，反映医院本年投资活动产生的现金流出的合计数。本项目应当根据本表中"购建固定资产、无形资产、公共基础设施等支付的现金""对外投资支付的现金""上缴处置固定资产、无形资产、公共基础设施等净收入支付的现金""支付的其他与投资活动有关的现金"项目金额的合计数填列。

（22）"投资活动产生的现金流量净额"项目，应当按照本表中"投资活动的现金流入小计"项目金额减去"投资活动的现金流出小计"项目金额后的金额填列；如为负数，以"一"号填列。

本表"本年金额"栏，筹资活动产生的现金流量项目的填列方法：

（23）"财政资本性项目拨款收到的现金"项目，反映医院本年接受用于购建固定资产、无形资产、公共基础设施等资本性项目的财政项目拨款取得的现金。本项目应当根据"银行存款""零余额账户用款额度""财政拨款收入"等科目及其所属明细科目的记录分析填列。

（24）"取得借款收到的现金"项目，反映医院本年举借短期、长期借款所收到的现金。本项目应当根据"库存现金""银行存款""短期借款""长期借款"等科目记录分析填列。

（25）"收到的其他与筹资活动有关的现金"项目，反映医院本年收到的除上述项目之外与筹资活动有关的现金。对于金额较大的现金流入，应当单列项目反映。本项目应当根据"库存现金""银行存款"等有关科目的记录分析填列。

（26）"筹资活动的现金流入小计"项目，反映医院本年筹资活动产生的现金流入的合计数。本项目应当根据本表中"财政资本性项目拨款收到的现金""取得借款收到的现金""收到的其他与筹资活动有关的现金"项目金额的合计数填列。

（27）"偿还借款支付的现金"项目，反映医院本年偿还借款本金所支付的现金。本项目应当根据"库存现金""银行存款""短期借款""长期借款"等科目的记录分析填列。

（28）"偿付利息支付的现金"项目，反映医院本年支付的借款利息等。本项目应当根据"库存现金""银行存款""应付利息""长期借款"等科目的记录分析填列。

（29）"支付的其他与筹资活动有关的现金"项目，反映医院本年支付的除上述项目之外与筹资活动有关的现金，如融资租入固定资产所支付的租赁费。本项目应当根据"库存现金""银行存款""长期应付款"等科目的记录分析填列。

（30）"筹资活动的现金流出小计"项目，反映医院本年筹资活动产生的现金流出的合计数。本项目应当根据本表中"偿还借款支付的现金""偿付利息支付的现金""支付的其他与筹资活动有关的现金"项目金额的合计数填列。

（31）"筹资活动产生的现金流量净额"项目，应当按照本表中"筹资活动的现金流入小计"项目金额减去"筹资活动的现金流出小计"金额后的金额填列；如为负数，以"一"号填列。

本表"本年金额"栏中，"汇率变动对现金的影响额"项目反映医院本年外币现金流量折算为人民币时，所采用的现金流量发生日的汇率折算的人民币金额与外币现金流量净额按期末汇率折算的人民币金额之间的差额。

本表"本年金额"栏中，"现金净增加额"项目反映医院本年现金变动的净额。本项目应当根据本表中"日常活动产生的现金流量净额""投资活动产生的现金流量净额""筹资活动产生的现金流量净额"和"汇率变动对现金的影响额"项目金额的合计数填列；如为负数，以"一"号填列。

13.2.5　医疗活动收入费用明细表

医疗活动收入费用明细表反映医院在某一会计期间内医疗活动相关收入、费用及其所属明细项目的详细情况。

1. 医疗活动收入费用明细表样表（见表 13-10）

医疗活动收入费用明细表由标题和报表主体构成，报表主体包括编报项目、金额。

表 13-10　医疗活动收入费用明细表

会政财 02 表附表 01

编制单位：　　　　　　　　　　　　年　　月　　　　　　　　　　　单位：元

项目	本月数	本年累计数	项目	本月数	本年累计数
医疗活动收入合计			医疗活动费用合计		
财政基本拨款收入			业务活动费用		
医疗收入			人员经费		
门急诊收入			其中：工资福利费用		
挂号收入			对个人和家庭的补助费用		
诊察收入			商品和服务费用		
检查收入			固定资产折旧费		
化验收入			无形资产摊销费		
治疗收入			计提专用基金		
手术收入			单位管理费用		
卫生材料收入			人员经费		
药品收入			其中：工资福利费用		
其他门急诊收入			对个人和家庭的补助费用		
住院收入			商品和服务费用		
床位收入			固定资产折旧费		
诊察收入			无形资产摊销费		
检查收入			经营费用		
化验收入			资产处置费用		
治疗收入			上缴上级费用		
手术收入			对附属单位补助费用		
护理收入			所得税费用		
卫生材料收入			其他费用		
药品收入					
其他住院收入					
结算差额					
上级补助收入					
附属单位上缴收入					

表13-10（续）

项目	本月数	本年累计数	项目	本月数	本年累计数
经营收入					
非同级财政拨款收入					
投资收益					
捐赠收入					
利息收入					
租金收入					
其他收入					

2. 编报说明

本表"本月数"栏反映各项目的本月实际发生数。编制年度医疗活动收入费用明细表时，应当将本栏改为"本年数"，反映本年度各项目的实际发生数。本表"本年累计数"栏反映各项目自年初至报告期期末的累计实际发生数。编制年度医疗活动收入费用明细表时，应当将本栏改为"上年数"，反映上年度各项目的实际发生数，"上年数"栏应当根据上年年度医疗活动收入费用明细表中"本年累计数"栏内所列数字填列。如果本年度医疗活动收入费用明细表规定的项目名称和内容同上年度不一致，应当对上年度医疗活动收入费用明细表项目名称和数字按照本年度的规定进行调整，将调整后的金额填入本年度医疗活动收入费用明细表的"上年数"栏内。各项目的填列方法如下：

（1）医疗活动收入

"医疗活动收入合计"项目，反映医院本期医疗活动收入总额。本项目应当根据本表中"财政基本拨款收入""医疗收入""上级补助收入""附属单位上缴收入""经营收入""非同级财政拨款收入""投资收益""捐赠收入""利息收入""租金收入""其他收入"项目金额的合计数填列。

"财政基本拨款收入"项目应根据"财政拨款收入—基本支出"明细科目本期发生额填列。

"医疗收入"项目及其所属明细项目应根据"事业收入—医疗收入"科目及其所属明细科目的本期发生额填列。

"上级补助收入""附属单位上缴收入""经营收入""非同级财政拨款收入""投资收益""捐赠收入""利息收入""租金收入""其他收入"项目应根据所对应科目的本期发生额填列。

（2）医疗活动费用

"医疗活动费用合计"项目，反映医院本期医疗活动费用总额。本项目应当根据本表中"业务活动费用""单位管理费用""经营费用""资产处置费用""上缴上级费用""对附属单位补助费用""所得税费用""其他费用"项目金额的合计数填列。

"业务活动费用""单位管理费用"项目及其所属明细项目应根据"业务活动费用""单位管理费用"科目及其所属明细科目中经费性质为财政基本拨款经费和其他经费的本期发生额填列。

"经营费用""资产处置费用""上缴上级费用""对附属单位补助费用""所得税费用""其他费用"项目应根据所对应科目的本期发生额填列。

13.3 预算会计报表

13.3.1 预算收入支出表

预算收入支出表是反映医院在某一会计年度内各项预算收入、预算支出和预算收支差额的报表,是医院预算会计报表的重要组成部分,可以提供一定时期医院预算收入总额及构成情况、预算支出总额及构成情况以及预算收支差额的数额等会计信息。

1. 预算收入支出表样表(见表 13-11)

预算收入支出表由标题和报表主体构成,报表主体包括编报项目、栏目及金额。

表 13-11 预算收入支出表

会政预 01 表

编制单位: 年 月 单位:元

项 目	本年数	上年数
一、本年预算收入		
(一)财政拨款预算收入		
其中:政府性基金收入		
其中:财政基本拨款预算收入		
财政项目拨款预算收入		
(二)事业预算收入		
其中:医疗预算收入		
科教预算收入		
(三)上级补助预算收入		
(四)附属单位上缴预算收入		
(五)经营预算收入		
(六)债务预算收入		

表13-11(续)

项　目	本年数	上年数
（七）非同级财政拨款预算收入		
（八）投资预算收益		
（九）其他预算收入		
其中：利息预算收入		
捐赠预算收入		
租金预算收入		
二、本年预算支出		
（一）行政支出		
（二）事业支出		
其中：财政基本拨款支出		
财政项目拨款支出		
科教资金支出		
其他资金支出		
（三）经营支出		
（四）上缴上级支出		
（五）对附属单位补助支出		
（六）投资支出		
（七）债务还本支出		
（八）其他支出		
其中：利息支出		
捐赠支出		
三、本年预算收支差额		
其中：财政项目拨款收支差额		
医疗收支差额		
科教收支差额		

2. 编制说明

本表反映医院在某一会计年度内各项预算收入、预算支出和预算收支差额的情况。本表"本年数"栏反映各项目的本年实际发生数。本表"上年数"栏反映各项目上年度的实际发生数，应当根据上年度预算收入支出表中"本年数"栏内所列数字填列。

如果本年度预算收入支出表规定的项目的名称和内容同上年度不一致，应当对上年度预算收入支出表项目的名称和数字按照本年度的规定进行调整，将调整后金额填入本年度预算收入支出表的"上年数"栏。

本表"本年数"栏，本年预算收入项目的内容和填列方法：

(1)"本年预算收入"项目，反映医院本年预算收入总额。本项目应当根据本表中"财政拨款预算收入""事业预算收入""上级补助预算收入""附属医院上缴预算收入""经营预算收入""债务预算收入""非同级财政拨款预算收入""投资预算收益""其他预算收入"项目金额的合计数填列。

(2)"财政拨款预算收入"项目，反映医院本年从同级政府财政部门取得的各类财政拨款。本项目应当根据"财政拨款预算收入"科目的本年发生额填列。"政府性基金收入"项目，反映医院本年取得的财政拨款收入中属于政府性基金预算拨款的金额。本项目应当根据"财政拨款预算收入"相关明细科目的本年发生额填列。根据医院补充规定要求，应当在预算收入支出表的"其中：政府性基金收入"项目后增加列示"其中：财政基本拨款预算收入""财政项目拨款预算收入"。"财政基本拨款预算收入"项目反映医院本期取得的财政拨款预算收入中属于财政基本支出拨款的金额，根据"财政拨款预算收入—基本支出"科目的本期发生额填列；"财政项目拨款预算收入"项目反映医院本期取得的财政拨款收入中属于财政项目支出拨款的金额，根据"财政拨款预算收入—项目支出"科目的本期发生额填列。

(3)"事业预算收入"项目，反映医院本年开展专业业务活动及其辅助活动取得的预算收入。本项目应当根据"事业预算收入"科目的本年发生额填列。根据医院补充规定要求，医院应在"事业预算收入"项目下增加列示"其中：医疗预算收入""科教预算收入"项目。"医疗预算收入"项目反映医院本期开展医疗活动取得的预算收入，根据"事业预算收入—医疗预算收入"科目的本期发生额填列；"科教预算收入"项目反映医院本期开展科研教学活动取得的预算收入，根据"事业预算收入—科教预算收入"科目的本期发生额填列。

(4)"上级补助预算收入"项目，反映医院本年从主管部门和上级医院取得的非财政补助预算收入。本项目应当根据"上级补助预算收入"科目的本年发生额填列。

(5)"附属单位上缴预算收入"项目，反映医院本年收到的独立核算的附属单位按照有关规定上缴的预算收入。本项目应当根据"附属单位上缴预算收入"科目的本年发生额填列。

(6)"经营预算收入"项目，反映医院本年在专业业务活动及其辅助活动之外开展非独立核算经营活动取得的预算收入。本项目应当根据"经营预算收入"科目的本年发生额填列。

(7)"债务预算收入"项目，反映医院本年按照规定从金融机构等借入的、纳入部门预算管理的债务预算收入。本项目应当根据"债务预算收入"的本年发生额填列。

(8)"非同级财政拨款预算收入"项目,反映医院本年从非同级政府财政部门取得的财政拨款。本项目应当根据"非同级财政拨款预算收入"科目的本年发生额填列。

(9)"投资预算收益"项目,反映医院本年取得的按规定纳入医院预算管理的投资收益。本项目应当根据"投资预算收益"科目的本年发生额填列。

(10)"其他预算收入"项目,反映医院本年取得的除上述收入以外的纳入医院预算管理的各项预算收入。本项目应当根据"其他预算收入"科目的本年发生额填列。

"利息预算收入"项目,反映医院本年取得的利息预算收入。本项目应当根据"其他预算收入"科目的明细记录分析填列。医院单设"利息预算收入"科目的,应当根据"利息预算收入"科目的本年发生额填列。

"捐赠预算收入"项目,反映医院本年取得的捐赠预算收入。本项目应当根据"其他预算收入"科目明细账记录分析填列。医院单设"捐赠预算收入"科目的,应当根据"捐赠预算收入"科目的本年发生额填列。

"租金预算收入"项目,反映医院本年取得的租金预算收入。本项目应当根据"其他预算收入"科目明细账记录分析填列。医院单设"租金预算收入"科目的,应当根据"租金预算收入"科目的本年发生额填列。

本表"本年数"栏,本年预算支出项目的内容和填列方法:

(11)"本年预算支出"项目,反映医院本年预算支出总额。本项目应当根据本表中"行政支出""事业支出""经营支出""上缴上级支出""对附属医院补助支出""投资支出""债务还本支出"和"其他支出"项目金额的合计数填列。

(12)"行政支出"项目,反映行政医院本年履行职责实际发生的支出。本项目应当根据"行政支出"科目的本年发生额填列。

(13)"事业支出"项目,反映医院本年开展专业业务活动及其辅助活动发生的支出。本项目应当根据"事业支出"科目的本年发生额填列。根据医院补充规定的要求,医院应在"事业支出"项目下增加列示"其中:财政基本拨款支出""财政项目拨款支出""科教资金支出""其他资金支出"项目。"财政基本拨款支出"项目反映医院本期使用财政基本拨款发生的事业支出,根据"事业支出"科目中资金性质为财政基本拨款部分的本期发生额填列;"财政项目拨款支出"项目反映医院本期使用财政项目拨款发生的事业支出,根据"事业支出"科目中资金性质为财政项目拨款部分的本期发生额填列;"科教资金支出"项目反映医院本期开展科研教学活动所发生的事业支出,根据"事业支出"科目中资金性质为科教资金部分的本期发生额填列;"其他资金支出"项目反映医院本期开展医疗活动所发生的事业支出,根据"事业支出"科目中资金性质为其他资金部分的本期发生额填列。

(14)"经营支出"项目,反映医院本年在专业业务活动及其辅助活动之外开展非独立核算经营活动发生的支出。本项目应当根据"经营支出"科目的本年发生额填列。

(15)"上缴上级支出"项目,反映医院本年按照财政部门和主管部门的规定上缴上级医院的支出。本项目应当根据"上缴上级支出"科目的本年发生额填列。

(16)"对附属医院补助支出"项目,反映医院本年用财政拨款收入之外的收入对附属医院补助发生的支出。本项目应当根据"对附属医院补助支出"科目的本年发生额填列。

（17）"投资支出"项目，反映医院本年以货币资金对外投资发生的支出。本项目应当根据"投资支出"科目的本年发生额填列。

（18）"债务还本支出"项目，反映医院本年偿还自身承担的纳入预算管理的从金融机构举借的债务本金的支出。本项目应当根据"债务还本支出"科目的本年发生额填列。

（19）"其他支出"项目，反映医院本年除以上支出以外的各项支出。本项目应当根据"其他支出"科目的本年发生额填列。

"利息支出"项目，反映医院本年发生的利息支出。本项目应当根据"其他支出"科目明细账记录分析填列。医院单设"利息支出"科目的，应当根据"利息支出"科目的本年发生额填列。

"捐赠支出"项目，反映医院本年发生的捐赠支出。本项目应当根据"其他支出"科目明细账记录分析填列。医院单设"捐赠支出"科目的，应当根据"捐赠支出"科目的本年发生额填列。

本表"本年数"栏，本年预算收支差额项目的内容和填列方法：

（20）"本年预算收支差额"项目，反映医院本年各项预算收支相抵后的差额。本项目应当根据本表中"本期预算收入"项目金额减去"本期预算支出"项目金额后的金额填列，如相减后金额为负数，以"－"号填列。根据医院补充规定的要求，医院应"本年预算收支差额"项目下增加列示"其中：财政项目拨款收支差额""医疗收支差额""科教收支差额"项目。

"财政项目拨款收支差额"项目反映医院本期财政项目拨款预算收入扣除财政项目拨款支出后的差额，根据本表中"财政拨款预算收入"项目下"财政项目拨款预算收入"项目金额减去本表中"事业支出"项目下"财政项目拨款支出"项目金额后的金额填列。

"医疗收支差额"项目反映医院本期医疗活动相关的预算收入扣除相关预算支出后的差额，根据本表中"财政拨款预算收入"项目下"财政基本拨款预算收入"项目金额以及本表中"事业预算收入—医疗预算收入""上级补助预算收入""附属单位上缴预算收入""经营预算收入""债务预算收入""非同级财政拨款预算收入""投资预算收益""其他预算收入"项目金额合计数减去"事业支出"项目下"财政基本拨款支出""事业支出"项目下"其他资金支出""经营支出""上缴上级支出""对附属单位补助支出""投资支出""债务还本支出""其他支出"项目金额合计数后的金额填列；如相减后金额为负数，以"－"号填列。

"科教收支差额"项目反映医院本期开展科研教学活动相关预算收入扣除相关预算支出后的差额，根据本表中"事业预算收入"项目下"科教预算收入"项目金额减去"事业支出"项目下"科教资金支出"项目金额后的金额填列。

13.3.2　预算结转结余变动表

预算结转结余变动表是反映医院在某一会计年度内预算结转结余的变动情况的报表，是预算会计报表的重要组成部分，可以反映医院预算结转结余各个组成项目金额的变动情况。

1. 预算结转结余变动表样表（见表 13-12）

预算结转结余变动表由标题和报表主体构成，报表主体包括编报项目、栏目及金额。

表 13-12　预算结转结余变动表

会政预 02 表

编制单位：＿＿＿＿＿＿＿　　　　　＿＿＿＿＿年　　　　　单位：元

项目	本年数	上年数
一、年初预算结转结余		
（一）财政拨款结转结余		
（二）其他资金结转结余		
二、年初余额调整（减少以"－"号填列）		
（一）财政拨款结转结余		
（二）其他资金结转结余		
三、本年变动金额（减少以"－"号填列）		
（一）财政拨款结转结余		
1. 本年收支差额		
2. 归集调入		
3. 归集上缴或调出		
（二）其他资金结转结余		
1. 本年收支差额		
2. 缴回资金		
3. 使用专用结余		
4. 支付所得税		
四、年末预算结转结余		
（一）财政拨款结转结余		
1. 财政拨款结转		
2. 财政拨款结余		
（二）其他资金结转结余		
1. 非财政拨款结转		

表13-12(续)

项目	本年数	上年数
2. 非财政拨款结余		
3. 专用结余		
4. 经营结余（如有余额，以"一"号填列		

2. 编制说明

本表反映医院在某一会计年度内预算结转结余的变动情况。本表"本年数"栏反映各项目的本年实际发生数。本表"上年数"栏反映各项目的上年实际发生数，应当根据上年度预算结转结余变动表中"本年数"栏内所列数字填列。如果本年度预算结转结余变动表规定的项目的名称和内容同上年度不一致，应当对上年度预算结转结余变动表项目的名称和数字按照本年度的规定进行调整，将调整后金额填入本年度预算结转结余变动表的"上年数"栏。本表中"年末预算结转结余"项目金额等于"年初预算结转结余""年初余额调整""本年变动金额"三个项目的合计数。

本表"本年数"栏各项目的内容和填列方法：

"年初预算结转结余"项目，反映医院本年预算结转结余的年初余额。本项目应当根据本项目下"财政拨款结转结余""其他资金结转结余"项目金额的合计数填列。

（1）"财政拨款结转结余"项目，反映医院本年财政拨款结转结余资金的年初余额。本项目应当根据"财政拨款结转""财政拨款结余"科目本年年初余额合计数填列。

（2）"其他资金结转结余"项目，反映医院本年其他资金结转结余的年初余额。本项目应当根据"非财政拨款结转""非财政拨款结余""专用结余""经营结余"科目本年年初余额的合计数填列。

"年初余额调整"项目，反映医院本年预算结转结余年初余额调整的金额。本项目应当根据本项目下"财政拨款结转结余""其他资金结转结余"项目金额的合计数填列。

（1）"财政拨款结转结余"项目，反映医院本年财政拨款结转结余资金的年初余额调整金额。本项目应当根据"财政拨款结转""财政拨款结余"科目下"年初余额调整"明细科目的本年发生额的合计数填列；如调整减少年初财政拨款结转结余，以"一"号填列。

（2）"其他资金结转结余"项目，反映医院本年其他资金结转结余的年初余额调整金额。本项目应当根据"非财政拨款结转""非财政拨款结余"科目下"年初余额调整"明细科目的本年发生额的合计数填列；如调整减少年初其他资金结转结余，以"一"号填列。

"本年变动金额"项目，反映医院本年预算结转结余变动的金额。本项目应当根据本项目下"财政拨款结转结余""其他资金结转结余"项目金额的合计数填列。

（1）"财政拨款结转结余"项目，反映医院本年财政拨款结转结余资金的变动。本项目应当根据本项目下"本年收支差额""归集调入""归集上缴或调出"项目金额的合计数填列。

①"本年收支差额"项目，反映医院本年财政拨款资金收支相抵后的差额。本项目应当根据"财政拨款结转"科目下"本年收支结转"明细科目本年转入的预算收入与预算支出的差额填列；差额为负数的，以"一"号填列。

②"归集调入"项目，反映医院本年按照规定从其他医院归集调入的财政拨款结转资金。本项目应当根据"财政拨款结转"科目下"归集调入"明细科目的本年发生额填列。

③"归集上缴或调出"项目，反映医院本年按照规定上缴的财政拨款结转结余资金及按照规定向其他医院调出的财政拨款结转资金。本项目应当根据"财政拨款结转""财政拨款结余"科目下"归集上缴"明细科目，以及"财政拨款结转"科目下"归集调出"明细科目本年发生额的合计数填列，以"一"号填列。

(2)"其他资金结转结余"项目，反映医院本年其他资金结转结余的变动。本项目应当根据本项目下"本年收支差额""缴回资金""使用专用结余""支付所得税"项目金额的合计数填列。

①"本年收支差额"项目，反映医院本年除财政拨款外的其他资金收支相抵后的差额。本项目应当根据"非财政拨款结转"科目下"本年收支结转"明细科目、"其他结余"科目、"经营结余"科目本年转入的预算收入与预算支出的差额的合计数填列；如为负数，以"一"号填列。

②"缴回资金"项目，反映医院本年按照规定缴回的非财政拨款结转资金。本项目应当根据"非财政拨款结转"科目下"缴回资金"明细科目本年发生额的合计数填列，以"一"号填列。

③"使用专用结余"项目，反映本年医院根据规定使用从非财政拨款结余或经营结余中提取的专用基金的金额。本项目应当根据"专用结余"科目明细账中本年使用专用结余业务的发生额填列，以"一"号填列。

④"支付所得税"项目，反映有企业所得税缴纳义务的医院本年实际缴纳的企业所得税金额。本项目应当根据"非财政拨款结余"明细账中本年实际缴纳企业所得税业务的发生额填列，以"一"号填列。

"年末预算结转结余"项目，反映医院本年预算结转结余的年末余额。本项目应当根据本项目下"财政拨款结转结余""其他资金结转结余"项目金额的合计数填列。

(1)"财政拨款结转结余"项目，反映医院本年财政拨款结转结余的年末余额。本项目应当根据本项目下"财政拨款结转""财政拨款结余"项目金额的合计数填列。本项目下"财政拨款结转""财政拨款结余"项目，应当分别根据"财政拨款结转""财政拨款结余"科目的本年年末余额填列。

(2)"其他资金结转结余"项目，反映医院本年其他资金结转结余的年末余额。本项目应当根据本项目下"非财政拨款结转""非财政拨款结余""专用结余""经营结余"项目金额的合计数填列。本项目下"非财政拨款结转""非财政拨款结余""专用结余""经营结余"项目，应当分别根据"非财政拨款结转""非财政拨款结余""专用结余""经营结余"科目的本年年末余额填列。

实例：NS医院20×9年12月31日结账后，资产、负债和净资产类会计科目如表13-13所示。

表 13-13　会计科目余额表

20*9年12月31日　　　　　　　　　　　　　　　　单位：元

会计科目	年初数	年末数	本年变动数
财政拨款结转	600 000	1 100 000	500 000
一年初余额调整	0	0	0
一归集调入	0	0	550 000
一归集调出	0	0	20 000
一归集上缴	0	0	30 000
一单位内部调剂	0	0	0
一本年收支结转	0	0	0
一累计结转	600 000	1 100 000	500 000
财政拨款结余	800 000	1 000 000	200 000
一年初余额调整	0	0	200 000
一归集上缴	0	0	0
一单位内部调剂	0	0	0
一结转转入	0	0	0
一累计结转	800 000	1 000 000	200 000
非财政拨款结转	100 000	150 000	50 000
一年初余额调整	0	0	10 000
一缴回资金	0	0	10 000
一项目间接费用或管理费	0	0	0
一本年收支结转	0	0	50 000
一累计结转	100 000	150 000	50 000
非财政拨款结余	250 000	380 000	130 000
一年初余额调整	0	0	130 000
一项目间接费用或管理费	0	0	0
一结转转入	0	0	0
一累计结转	250 000	380 000	130 000
专用结余	110 000	120 000	10 000
经营结余	400 000	200 000	200 000
其他结余	100 000	110 000	10 000

请根据上述资料编制 NS 医院预算结转结余变动表。

编制说明事项：①科目余额表中，"本年变动数"依据本年明细科目发生数取数。②科目余额表中，"专用结余""经营结余""其他结余"的本年变动额均未涉及转入预算收入与预算支出的差额。③科目余额表中，各项目均可根据各账户的期末余额、发生额分析填列。④预算结转结余变动表中，"上年数"略。

该医院编制后的 20×9 年预算结转结余变动如表 13-14 所示。

表 13-14　预算结转结余变动表

编制单位：NS 医院　　　　　　　　　20×9 年　　　　　　　　　　单位：元

项目	本年数	上年数
一、年初预算结转结余	1 750 000	—
（一）财政拨款结转结余	1 400 000	—
（二）其他资金结转结余	350 000	—
二、年初余额调整（减少以"—"号填列）	340 000	—
（一）财政拨款结转结余	200 000	—
（二）其他资金结转结余	140 000	—
三、本年变动金额（减少以"—"号填列）	540 000	—
（一）财政拨款结转结余	500 000	—
1. 本年收支差额	0	—
2. 归集调入	550 000	—
3. 归集上缴或调出	−50 000	—
（二）其他资金结转结余	40 000	—
1. 本年收支差额	50 000	—
2. 缴回资金	−10 000	—
3. 使用专业结余	0	—
4. 支付所得税	0	—
四、年末预算结转结余	2 630 000	—
（一）财政拨款结转结余	2 100 000	—
1. 财政拨款结转	1 100 000	—
2. 财政拨款结余	1 000 000	—
（二）其他资金结转结余	530 000	—
1. 非财政拨款结转	150 000	—
2. 非财政拨款结余	380 000	—
3. 专用结余	0	—
4. 经营结余（如有余额，以"—"号填列）	0	—

13.3.3 财政拨款预算收入支出表

财政拨款预算收入支出表是反映医院本年度财政拨款预算资金收入、支出及相关变动的具体情况的报表，是医院预算会计报表的重要组成部分，可以反映一定时期内医院财政拨款收入支出各个组成项目金额的变动情况。

1. 财政拨款预算收入支出表样表（见表 13-15）

财政拨款预算收入支出表由标题和报表主体构成，报表主体部分包括编报项目、栏目和金额。

表 13-15　财政拨款预算收入支出表

会政预 03 表

编制单位：_____　　　　　　　_____年　　　　　　单位：元

项目	年初财政拨款结转结余		调整年初财政拨款结转结余	本年归集调入	本年归集上缴或调出	单位内部调剂		本年财政拨款收入	本年财政拨款支出	年末财政拨款结转结余	
	结转	结余				结转	结余			结转	结余
一、一般公共预算财政拨款											
（一）基本支出											
1. 人员经费											
2. 日常公用经费											
（二）项目支出											
1. ××项目											
2. ××项目											
……											
二、政府性基金预算											
（一）基本支出											
1. 人员经费											
2. 日常公用经费											
（二）项目支出											
1. ××项目											
2. ××项目											
……											
总计											

2. 编制说明

本表反映医院本年财政拨款预算资金收入、支出及相关变动的具体情况。本表"项目"栏内各项目，应当根据医院取得的财政拨款种类分项设置。其中"项目支出"项目下，根据每个项目设置；医院取得除一般公共财政预算拨款和政府性基金预算拨款以外的其他财政拨款的，应当按照财政拨款种类增加相应的资金项目及其明细项目。

本表各栏及其对应项目的内容和填列方法：

（1）"年初财政拨款结转结余"栏中各项目，反映医院年初各项财政拨款结转结余的金额。各项目应当根据"财政拨款结转""财政拨款结余"及其明细科目的年初余额填列。本栏中各项目的数额应当与上年度财政拨款预算收入支出表中"年末财政拨款结转结余"栏中各项目的数额相等。

（2）"调整年初财政拨款结转结余"栏中各项目，反映医院对年初财政拨款结转结余的调整金额。各项目应当根据"财政拨款结转""财政拨款结余"科目下"年初余额调整"明细科目及其所属明细科目的本年发生额填列；如调整减少年初财政拨款结转结余，以"－"号填列。

（3）"本年归集调入"栏中各项目，反映医院本年按规定从其他医院调入的财政拨款结转资金金额。各项目应当根据"财政拨款结转"科目下"归集调入"明细科目及其所属明细科目的本年发生额填列。

（4）"本年归集上缴或调出"栏中各项目，反映医院本年按规定实际上缴的财政拨款结转结余资金，及按照规定向其他医院调出的财政拨款结转资金金额。各项目应当根据"财政拨款结转""财政拨款结余"科目下"归集上缴"科目和"财政拨款结转"科目下"归集调出"明细科目，及其所属明细科目的本年发生额填列，以"－"号填列。

（5）"单位内部调剂"栏中各项目，反映医院本年财政拨款结转结余资金在单位内部不同项目等之间的调剂金额。各项目应当根据"财政拨款结转"和"财政拨款结余"科目下的"单位内部调剂"明细科目及其所属明细科目的本年发生额填列；对单位内部调剂减少的财政拨款结余金额，以"－"号填列。

（6）"本年财政拨款收入"栏中各项目，反映医院本年从同级财政部门取得的各类财政预算拨款金额。各项目应当根据"财政拨款预算收入"科目及其所属明细科目的本年发生额填列。

（7）"本年财政拨款支出"栏中各项目，反映医院本年发生的财政拨款支出金额。各项目应当根据"行政支出""事业支出"等科目及其所属明细科目本年发生额中的财政拨款支出数的合计数填列。

（8）"年末财政拨款结转结余"栏中各项目，反映医院年末财政拨款结转结余的金额。各项目应当根据"财政拨款结转""财政拨款结余"科目及其所属明细科目的年末余额填列。

13.4　附注

附注是对在会计报表中列示的项目所做的进一步说明，以及对未能在会计报表中列示项目的说明。附注是财务报表的重要组成部分。凡是可能对报表使用者的决策有重要影响的会计信息，不论制度上是否有明确规定，医院均应当充分披露。

13.4.1　附注的主要内容

1. 医院的基本情况

医院应当简要披露其基本情况，包括医院主要职能、主要业务活动、所在地、预算管理关系等。

2. 会计报表的编制基础

（略）

3. 遵循政府会计准则、制度的声明

（略）

4. 重要的会计政策和会计估计

医院应当采用与其业务特点相适应的具体会计政策，并充分披露报告期内采用的重要会计政策和会计估计。主要包括以下内容：①会计期间；②记账本位币，外币折算汇率；③坏账准备的计提方法；④存货类别、发出存货的计价方法、存货的盘存制度，以及低值易耗品和包装物的摊销方法；⑤长期股权投资的核算方法；⑥固定资产分类、折旧方法、折旧年限和年折旧率，融资租入固定资产的计价和折旧方法；⑦无形资产的计价方法；使用寿命有限的无形资产，其使用寿命估计情况；使用寿命不确定的无形资产，其使用寿命不确定的判断依据；医院内部研究开发项目划分研究阶段和开发阶段的具体标准；⑧公共基础设施的分类、折旧（摊销）方法、折旧（摊销）年限，以及其确定依据；⑨政府储备物资分类，以及确定其发出成本所采用的方法；⑩保障性住房的分类、折旧方法、折旧年限；⑪其他重要的会计政策和会计估计；⑫本期发生重要会计政策和会计估计变更的，变更的内容和原因、受其重要影响的报表项目名称和金额、相关审批程序，以及会计估计变更开始适用的时点。

13.4.2　会计报表重要项目的说明

医院应当按照资产负债表和收入费用表项目列示顺序，采用文字和数据描述相结合的方式披露重要项目的明细信息。报表重要项目的明细金额合计，应当与报表项目金额相衔接。报表重要项目说明应包括但不限于下列内容：

1. 货币资金

货币资金的披露格式如表 13-16 所示。

表 13-16　货币资金的批露格式

项目	期末余额	年初余额
库存现金		
银行存款		
其他货币资金		
合计		

2. 应收账款

应收账款按照债务人类别披露的格式如表 13-17 所示。

表 13-17　应收账表按债务人类别批露格式

债务人类别	期末余额	年初余额
政府会计主体：		
部门内部单位		
单位 1		
………		
部门外部单位		
单位 1		
………		
其他：		
单位 1		
………		
合计		

注 1："部门内部单位"是指纳入单位所属部门财务报告合并范围的单位（下同）。

注 2：有应收票据、预付账款、其他应收款的，可比照应收账款进行披露。

3. 存货

存货的披露格式如表 13-18 所示。

表 13-18　存货的批露格式

存货种类	期末余额	年初余额
1.		
………		
合计		

4. 其他流动资产

其他流动资产的披露格式如表 13-19 所示。

表 13-19　其他流动资产的披露格式

项目	期末余额	年初余额
1.		
……		
合计		

注：有长期待摊费用、其他非流动资产的，可比照其他流动资产进行披露。

5. 长期投资（含长期债券投资、长期股权投资、当期发生的重大投资净损益项目、金额及原因）

（1）长期债券投资的披露格式如表 13-20 所示。

表 13-20　长期债券投资的披露格式

债券发行主体	年初余额	本期增加额	本期减少额	期末余额
1.				
……				
合计				

注：有短期投资的，可比照长期债券投资进行披露。

（2）长期股权投资的披露格式如表 13-21 所示。

表 13-21　长期股权投资的披露格式

被投资单位	核算方法	年初余额	本期增加额	本期减少额	期末余额
1.					
……					
合计					

（3）当期发生的重大投资净损益项目、金额及原因。

6. 固定资产（含原值、累计折旧、账目价值，已提足折旧的固定资产名称、数量，出租、出借固定资产以及固定资产对外投资等情况）

（1）固定资产的披露格式如表 13-22 所示。

表 13-22　固定资产的披露格式

项目	年初余额	本期增加额	本期减少额	期末余额
一、原值合计				
其中：房屋及构筑物				
通用设备				
专用设备				

表13-22(续)

项目	年初余额	本期增加额	本期减少额	期末余额
文物及陈列品				
图书、档案				
家具、用具、装具及动植物				
二、累计折旧合计				
其中：房屋及构筑物				
通用设备				
专用设备				
家具、用具、装具				
三、账面价值合计				
其中：房屋及构筑物				
通用设备				
专用设备				
文物和陈列品				
图书、档案				
家具、用具、装具及动植物				

（2）已提足折旧的固定资产名称、数量等情况。

（3）出租、出借固定资产以及固定资产对外投资等情况。

7. 在建工程

在建工程的披露格式如表 13-23 所示。

表 13-23　在建工程的披露格式

项目	年初余额	本期增加额	本期减少额	期末余额
1.				
……				
合计				

8. 无形资产（含计入当期损益的研发支出金额、确认为无形资产的研发支出金额，无形资产出售、对外投资等处置情况）

（1）各类无形资产的披露格式如表 13-24 所示。

表 13-24　各类无形资产的披露格式

项目	年初余额	本期增加额	本期减少额	期末余额
一、原值合计				

表13-24(续)

项目	年初余额	本期增加额	本期减少额	期末余额
1.				
……				
二、累计摊销合计				
1.				
……				
三、账面价值合计				
1.				
……				

（2）计入当期损益的研发支出金额、确认为无形资产的研发支出金额。

（3）无形资产出售、对外投资等处置情况。

9. 公共基础设施

（1）公共基础设施的披露格式如表 13-25 所示。

表 13-25 公共基础设施的披露格式

项目	年初余额	本期增加额	本期减少额	期末余额
一、原值合计				
市政基础设施				
1.				
……				
交通基础设施				
1.				
……				
水利基础设施				
1.				
……				
其他				
……				
二、累计折旧合计				
市政基础设施				
1.				
……				

表13-25（续）

项目	年初余额	本期增加额	本期减少额	期末余额
交通基础设施				
1.				
……				
水利基础设施				
1.				
……				
其他				
……				
三、账面价值合计				
市政基础设施				
1.				
……				
交通基础设施				
1.				
……				
水利基础设施				
1.				
……				
四、其他				
……				

（2）确认为公共基础设施的单独计价入账的土地使用权的账面余额、累计摊销额及变动情况。

（3）已提取折旧继续使用的公共基础设施的名称、数量等。

10. 政府储备物资

政府储备物资的披露格式如表 13-26 所示。

表 13-26　政府储备物资的披露格式

物资类别	年初余额	本期增加额	本期减少额	期末余额
1.				
……				
合计				

注：如单位有因动用而发出需要收回或者预期可能收回、期末尚未收回的政府储备物资，应当单独披露其期末账面余额。

11. 受托代理资产

受托代理资产的披露格式如表 13-27 所示。

表 13-27　受托代理资产的披露格式

资产类别	年初余额	本期增加额	本期减少额	期末余额
货币资金				
受托转赠物资				
受托存储保管物资				
罚没物资				
其他				
合计				

12. 应付账款按照债权人类别

应付账款按照债权人类别披露的格式如表 13-28 所示。

表 13-28　应付账款按照债权人类别披露的格式

债权人类别	期末余额	年初余额
一、政府会计主体		
部门内部单位		
单位 1		
……		
部门外部单位		
单位 1		
……		
二、其他		
单位 1		
……		
合计		

注：有应付票据、预收账款、其他应付款、长期应付款的，可比照应付账款格式进行披露。

13. 其他流动负债

其他流动负债的披露格式如表 13-29 所示。

表 13-29　其他流动负债的披露格式

项目	期末余额	年初余额
1.		
……		
合计		

注：有预计负债、其他非流动负债的，可比照其他流动负债格式进行披露。

14. 长期借款（含医院基建借款的相关情况）

（1）长期借款按照债权人披露的格式如表 13-30 所示。

表 13-30　长期借款按照债权人披露的格式

债权人	期末余额	年初余额
1.		
……		
合计		

注：有短期借款的，可比照长期借款格式进行披露。

（2）单位有基建借款的，应当分基建项目披露长期借款年初数、本年变动数、年末数及到期期限。

15. 事业收入

事业收入按照收入来源的披露格式如表 13-31 所示。

表 13-31　事业收入按照收入来源的披露格式

收入来源	本期发生额	上期发生额
一、来自财政专户管理资金		
本部门内部单位		
单位 1		
……		
本部门以外同级政府单位		
单位 1		
……		
二、其他		
单位 1		
……		
合计		

16. 非同级财政拨款

非同级财政拨款收入按收入来源的披露格式如表 13-32 所示。

表 13-32　非同级财政拨款收入按收入来源的披露格式

收入来源	本期发生额	上期发生额
一、本部门以外同级政府单位		
单位 1		
……		

表13-32（续）

收入来源	本期发生额	上期发生额
二、本部门以外非同级政府单位		
单位1		
......		
合计		

17. 其他收入

其他收入按照收入来源的披露格式如表13-33所示。

表 13-33　其他收入按照收入来源的披露格式

收入来源	本期发生额	上期发生额
一、本部门内部单位		
单位1		
......		
二、本部门以外同级政府单位		
单位1		
......		
三、本部门以外非同级政府单位		
单位1		
......		
四、其他		
单位1		
......		
合计		

18. 业务活动费用（按照经济分类和支付对象分类说明）

（1）按经济分类的披露格式如表13-34所示。

表 13-34　按经济分类的披露格式

项目	本期发生额	上期发生额
工资福利费用		
商品和服务费用		
对个人和家庭的补助费用		
对企业的补助费用		

表13-34(续)

项目	本期发生额	上期发生额
固定资产折旧费		
无形资产摊销费		
公共基础设施折旧（摊销）费		
保障性住房折旧费		
计提专用基金		
……		
合计		

注：有单位管理费用、经营费用的，可比照表13-33进行披露。

（2）按支付对象的披露格式如表13-35所示。

表13-35　按支付对象的披露格式

支付对象	本期发生额	上期发生额
一、本部门内部单位		
单位1		
……		
二、本部门以外同级政府单位		
单位1		
……		
三、其他		
单位1		
……		
合计		

注：有单位管理费用、经营费用的，可比照表13-35进行披露。

19. 其他费用（见表13-36）

表13-36　其他费用的披露格式

费用类别	本期发生额	上期发生额
利息费用		
坏账损失		
罚没支出		
……		
合计		

20. 本期费用

本期费用按照经济分类的披露格式如表 13-37 所示。

表 13-37　本期费用按照经济分类的披露格式

项目	本年数	上年数
工资福利费用		
商品和服务费用		
对个人和家庭的补助费用		
对企业的补助费用		
固定资产折旧费		
无形资产摊销费		
公共基础设施折旧（摊销）费		
保障性住房折旧费		
计提专用基金		
所得税费用		
资产处置费用		
上缴上级费用		
对附属单位的补助费用		
其他费用		
本期费用合计		

注：单位在按照本制度规定编制收入费用表的基础上，可以根据需要按照此表披露的内容编制收入费用表

21. 政府性指令任务相关费用

医院应当在财务报表附注中披露所承担的政府指令性任务的相关费用信息，披露格式如表 13-38 所示。

表 13-38　政府性指令任务相关费用披露格式

政府指令性任务	业务活动费用	其他费用	合计
任务 1			
……			
其他			
合计			

13.4.3　本年盈余与预算结余的差异情况说明

为了反映医院财务会计和预算会计因核算基础和核算范围不同所产生的本年盈余数与本年预算结余数之间的差异，医院应当按照重要性原则，对本年度发生的各类影

响收入（预算收入）和费用（预算支出）的业务进行适度归并和分析，披露将年度预算收入支出表中"本年预算收支差额"调节为年度收入费用表中"本期盈余"的信息。

有关披露格式如表 13-39 所示。

表 13-39 本年盈余与预算结余的差异情况披露格式

项　　目	金额
一、本年预算结余（本年预算收支差额）	
二、差异调节一	
（一）重要事项的差异	
加：1. 当期确认为收入但没有确认为预算收入	
（1）应收款项、预收账款确认的收入	
（2）接受非货币性资产捐赠确认的收入	
2. 当期确认为预算支出但没有确认为费用	
（1）支付应付款项、预付账款的支出	
（2）为取得存货、政府储备物资等计入物资成本的支出	
（3）为购建固定资产等的资本性支出	
（4）偿还借款本息支出	
减：1. 当期确认为预算收入但没有确认为收入	
（1）收到应收款项、预收账款确认的预算收入	
（2）取得借款确认的预算收入	
2. 当期确认为费用但没有确认为预算支出	
（1）发出存货、政府储备物资等确认的费用	
（2）计提的折旧费用和摊销费用	
（3）确认的资产处置费用（处置资产价值）	
（4）应付款项、预付账款确认的费用	
（二）其他事项差异	
三、本年盈余（本年收入与费用的差额）	

13.4.4　其他重要事项说明

（1）资产负债表日存在的重要或有事项说明。没有重要或有事项的，也应说明。

（2）以名义金额计量的资产名称、数量等情况，以及以名义金额计量理由的说明。

（3）通过债务资金形成的固定资产、公共基础设施、保障性住房等资产的账面价值、使用情况、收益情况及与此相关的债务偿还情况等的说明。

（4）重要资产置换、无偿调入（出）、捐入（出）、报废、重大毁损等情况的说明。

（5）医院将医院内部独立核算医院的会计信息纳入本医院财务报表情况的说明。

（6）政府会计具体准则中要求附注披露的其他内容。

（7）有助于理解和分析医院财务报表需要说明的其他事项。

13.5　医院成本报表

成本报表主要以科室、诊次和床日为成本核算对象，所反映的成本均不包括财政项目拨款经费、科教经费形成的各项费用。

13.5.1　医院各科室直接成本表

医院各科室直接成本表反映在将医院的单位管理费用（行政后勤类科室成本）和医疗技术、医疗辅助科室成本分摊至临床服务类科室成本前各科室的直接成本情况。直接成本是指科室开展医疗服务活动发生的能够直接计入或采用一定方法计算后直接计入科室成本的各种费用。

各科室直接成本需要按成本项目，即人员经费、卫生材料费、药品费、固定资产折旧费、无形资产摊销费、提取医疗风险基金和其他费用分别列示。

1. 医院各科室直接成本表样表（见表13-40）

表13-40　医院各科室直接成本表
成本医01表

编制单位：_____　　　　　____年____月　　　　　　　单位：元

科室名称	成本项目							
	人员经费(1)	卫生材料费(2)	药品费(3)	固定资产折旧费(4)	无形资产摊销费(5)	提取医疗风险基金(6)	其他费用(7)	合计(8) (8)=(1)+(2)+(3)+(4)+(5)+(6)+(7)
临床服务类科室1 临床服务类科室2 … 小计								

表13-40（续）

科室名称	成本项目							
	人员经费（1）	卫生材料费（2）	药品费（3）	固定资产折旧费（4）	无形资产摊销费（5）	提取医疗风险基金（6）	其他费用（7）	合计（8） （8）＝（1）＋（2）＋（3）＋（4）＋（5）＋（6）＋（7）
医疗技术类科室1 医疗技术类科室2 … 小计								
医疗辅助类科室1 医疗辅助类科室2 … 小计								
医疗业务成本合计								
管理费用								
本月总计								

2. 编制说明

（1）医院各科室直接成本表的各栏目应根据"业务活动费用""单位管理费用"科目所属明细科目的记录直接或分析填列。

"人员经费"项目应当根据"工资福利费用"和"对个人和家庭的补助费用"明细科目的本期发生额分析填列，"卫生材料费"项目应当根据"商品和服务费用—专用材料费—卫生材料费"明细科目的本期发生额分析填列，"药品费"项目应当根据"商品和服务费用—专用材料费—药品费"明细科目的本期发生额分析填列，"固定资产折旧费"项目应当根据"固定资产折旧费"明细科目的本期发生额分析填列，"无形资产摊销费"项目应当根据"无形资产摊销费"明细科目的本期发生额分析填列，"提取医疗风险基金"项目应当根据"计提专用基金—医疗风险基金"明细科目的本期发生额分析填列，"其他费用"应当根据"业务活动费用""单位管理费用"科目除以上明细科目外其他明细科目的本期发生额分析填列。

（2）医疗业务成本合计＝临床服务类科室成本小计＋医疗技术类科室成本小计＋医疗辅助类科室成本小计

（3）本月总计＝医疗业务成本合计＋管理费用

13.5.2 医院临床服务类科室全成本表

医院临床服务类科室全成本表反映医院根据《医院财务制度》规定的原则和程序，

将单位管理费用、医疗辅助类科室直接成本、医疗技术类科室直接成本逐步分摊转移到临床服务类科室后，各临床服务类科室的全成本情况。临床服务类科室全成本包括科室直接成本和分摊转移的间接成本。

各临床服务类科室的直接成本、间接成本和全成本应当按照人员经费、卫生材料费、药品费、固定资产折旧费、无形资产摊销费、提取医疗风险基金和其他费用等成本项目分别列示。

1. 医院临床服务类科室全成本表样表（见表 13-41）

表 13-41　医院临床服务类科室全成本表

成本医 02 表

编制单位：＿＿＿＿＿＿　　　　　＿＿年＿＿月　　　　　　单位：元

科室名称	成本项目																							
	人员经费(1)			卫生材料费(2)			药品费(3)			固定资产折旧费(4)			无形资产摊销费(5)			提取医疗风险基金(6)			其他费用(7)			合计(8)＝(1)＋(2)＋(3)＋(4)＋(5)＋(6)＋(7)		
	直接成本	间接成本	全成本	直接成本	间接成本	全成本	直接成本	间接成本	全成本	直接成本	间接成本	全成本	直接成本	间接成本	全成本	直接成本	间接成本	全成本	直接成本	间接成本	全成本	直接成本	间接成本	全成本
临床服务类科室 1 临床服务类科室 2 …																								
科室全成本合计																								

2. 编制说明

医院临床服务类科室全成本表中的"直接成本"栏应当根据"业务活动费用""单位管理费用"科目及其所属明细科目记录直接或分析填列。该栏目金额应当与"医院各科室直接成本表"中对应栏目金额保持一致

本表中"间接成本"栏应当根据《医院财务制度》规定的方法计算填列。

本表中"全成本"栏应当根据本表中"直接成本"栏金额和"间接成本"栏金额合计数填列。

13.5.3　医院临床服务类科室全成本构成分析表

医院临床服务类科室全成本构成分析表反映各临床服务类科室的全成本中各项成本所占的比例情况，以及各临床服务类科室的床日成本、诊次成本情况。

诊次和床日成本核算是以诊次、床日为核算对象，将科室成本进一步分摊到门急诊人次、住院床日中，计算出诊次成本、床日成本。

1. 医院临床服务类科室全成本构成分析表样表（见表 13-42）

表 13-42　医院临床服务类科室全成本构成分析表

成本医 03 表

编制单位：＿＿＿＿＿＿＿＿　　　　　＿＿＿年＿＿＿月　　　　　单位：元

成本项目	科室名称				
	内科		…	各临床服务类科室合计	
	金额	%		金额	%
人员经费 卫生材料费 药品费 固定资产折旧 无形资产摊销 提取医疗风险基金 其他费用	（＃＃）			（＊＊）	
科室全成本合计	（100%）			（100%）	
科室收入					
收入—成本					
床日成本					
诊次成本					

2. 编制说明

（1）医院临床服务类科室全成本构成分析表各项目应当依据医院临床服务类科室全成本表的数据计算填列，其中，床日成本、诊次成本应当根据《医院财务制度》计算填列。

（2）医院临床服务类科室全成本构成分析表用于对医院临床服务类科室全成本要素及其结构进行分析与监测。"＃＃"为某一临床服务类科室不同成本项目的构成比，用于分析各临床服务类科室的成本结构，确定各科室内部成本管理的重点成本项目。

例：人员经费比（＃＃）＝（某一临床服务类科室人员经费金额/该科室全成本合计）×100%

人员经费金额合计（＊＊）＝各临床服务类科室人员经费之和

人员经费比合计＝（各临床服务类科室人员经费之和/各临床服务类科室全成本合计）×100%

13.6 会计报表的审核与分析

13.6.1 会计报表的审核

医院应对编制完毕的会计报表进行审核并按要求上报。会计报表的审核主要包括技术性审核和政策性审核。

1. 技术性审核

技术性审核是指审核会计报表的数字是否正确，表内填列项目是否完整，表间钩稽关系是否正确等。在具体审核中，应重点关注以下几个一致：上下年度有关数字是否一致，上下级单位之间的上缴、下拨数是否一致，报表中有关数字和业务部门提供数字是否一致，会计报表之间的关联数字是否一致。

2. 政策性审核

政策性审核主要是指审核会计报表中反映的各项资金收支是否符合政策、制度要求，有无违反财经法规、纪律的情况发生，主要包括对收入和支出两个方面的审核：

1. 对各项收入的审核。在实际工作中，应着重审核各项收入是否符合政策性规定，预算资金的取得是否符合预算要求和用款计划，其他收入的来源渠道标准等是否符合有关规定，应缴款项是否及时足额上缴等问题。

2. 对各项支出的审核。在实际工作中，应着重审核各项支出是否按预算安排和计划执行，是否违反国家规定及相关财经制度，是否出现超预算支出、无预算支出，是否存在挪用专项资金等问题。

13.6.2 会计报表分析

医院会计报表分析是指以会计报表为根据，对医院各种财务状况、经营成果、发展能力的分析、比较、评价和解释，是会计报表编制工作的延续，能揭示医院在运行过程中存在的矛盾和问题，为上级部门和医院管理者的统计和决策提供科学有效的帮助。

会计报表是根据历史数据编制而成的，是对过去事项的再现，对医院的反映具有历史性；同时，会计报表还要服务于众多使用者，而不同的使用者的使用目的不尽相同，因此，会计报表又具有多种的目的性。对会计报表的分析，可以进一步厘清预算执行的具体情况，分析存在的问题，改进财务管理和优化医院的运行管理工作，也为编制下年度预算提供线索和依据，为医院事业发展的规划提供重要的参考价值。

医院会计报表分析主要通过各种分析指标和分析方法，针对具体的分析内容开展财务管理综合研究，通过分析进一步优化医院的综合运营管理。分析内容一般包括编制计划的完成情况分析、预算收支的具体情况分析和财务状况分析。

分析的指标包含反映预算执行情况的、财政保障水平的、医疗费用控制水平的、盈余和风险管理能力的、资产运营能力的、成本管理能力的、发展能力的和收支结构的各类指标。常用指标有卫生材料收入占医疗收入（不含药品收入）比例、速动比例、医疗收入成本率、管理费用率等。这些指标能帮助信息使用者梳理一家医院的过去、现在和未来，它为我们持续改进财务管理工作和优化经济决策提供了重要信号，为提升管理水平找到了切入点。在本节中，我们不做具体详细的讲解，相关内容可以参考有关财务管理的教材的相关章节的知识。

除了利用分析指标外，我们在实际工作中还会采用很多不同的分析方法对医院各种会计报表进行分析，主要的分析方法有比较分析法、结构分析法、因素分析法等。在实际工作中，运用比较广泛的是比较分析法。下文将主要介绍比较分析法的内容和步骤。

（1）资料收集和整理

医院会计报表服务对象众多，因此具有多种使用目的。对于某一具体的使用者而言，他需要根据自身需要，确定分析目的，并根据分析目的，整理报表数据，在一定的统一口径下，收集需求数据。

（2）进行对比分析

比较分析法的比较数据既可以是绝对数，也可以是相对数。不同的取数分析的对象有差异。绝对数可以进行金额变动分析，相对数可以进行比例变动分析。分析者可以根据自身需要开展具体分析工作。

（3）分析存在问题

通过对比分析，分析者可以得出数据的差异表现，包括好的差异或坏的差异。前者说明可以通过挖掘潜力进一步增收节支，后者则表现为可能存在需进一步优化的问题。

（4）分析可挖掘的潜力

根据前面分析的数据差异表现，研究可能产生的原因，比如是外部政策性原因还是单位内部治理原因。进而，通过分析找出关键点，进一步挖掘潜力，研究对策。

（5）总结并提出建议

完成了前述分析，最后总结经验，提出改进措施。